U0221700

岳桂华　范丽丽　岳　进　主编

700种
中草药
野外识别
速查图鉴

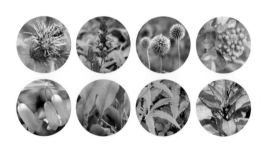

化学工业出版社
·北京·

本书收录了野外较常见、常用的中草药700多种。本书内容按照野外观察植物的感官认识的层层深入进行编排，首先按照植物的大小、直立或匍匐、草本或木本、水生或陆生等进行大体分类，再根据叶的形态进一步分类，从而一步步缩小识别范围，最后读者可以通过查阅本书中每一种植物的特征性图片及植物特征文字描述对植物进一步鉴别。本书配有植株、叶、花、果、茎干等具有识别特征的彩色图片，并对植物的识别特征、分布、药用进行了简要的文字描述。本书适合中医药专业医师、学生、教师、基层医师及中医药爱好者参考阅读。

图书在版编目（CIP）数据

　　700种中草药野外识别速查图鉴/岳桂华，范丽丽，岳进主编．—北京：化学工业出版社，2016.9（2024.10重印）
　　ISBN 978-7-122-27627-8

　　Ⅰ．①7… Ⅱ．①岳… ②范… ③岳… Ⅲ．①中草药-图谱 Ⅳ．①R282-64

　　中国版本图书馆CIP数据核字（2016）第164587号

责任编辑：赵兰江　　　　　　　　　　装帧设计：关　飞
责任校对：宋　玮

出版发行：化学工业出版社
　　　　　（北京市东城区青年湖南街13号　邮政编码100011）
印　　装：河北京平诚乾印刷有限公司
710mm×1000mm　1/32　印张23　字数613千字
2024年10月北京第1版第12次印刷

购书咨询：010-64518888　　　　　　售后服务：010-64518899
网　　址：http://www.cip.com.cn
凡购买本书，如有缺损质量问题，本社销售中心负责调换。

定　　价：88.00元　　　　　　　　　　版权所有　违者必究

编写人员名单

主　　编　岳桂华　范丽丽　岳　进

副主编　郑景辉　张爱珍　施学丽　朱志华　马晓聪

编　　者　于爱华　马晓聪　邓学秋　卢双双　朱志华

　　　　　范丽丽　李建橡　杨　靖　杨高华　张　琢

　　　　　张进进　张爱珍　岳　进　岳桂华　郑景辉

　　　　　施学丽

摄　　影　杨高华　于爱华

　　中国幅员辽阔，植物种类多，药用本草多达万种。如何能够在野外尽快地识别看到的植物，不同的学者有不同的方法。本书主要是通过叶来识别药用植物，植物叶的形态变异度较小，且在生长期及枯萎期均存在，所以本书选择从植物叶的形态上入手进一步对植物进行分类，从而进一步缩小识别范围，最后读者可以通过查阅本书中每一种植物的特征性图片及植物特征文字描述对植物进一步鉴别。这也是编者多年来野外识别植物的经验总结，这只是一种大体形态上的分类，没有严格按照植物学形态特征来分，主要特点是能快速、有效的缩小识别范围。有些植物叶的形态变化较大或者介于两种分类之间，编者根据自己的认识对这些品种进行了分类，存在一定的主观性，如姜科、禾本科、鸢尾科植物的叶子较宽，可以归为卵圆形，但姜科、禾本科、鸢尾科植物的总体特征明显，编者将他们大多数归入了条形叶中。本书药用植物文字部分分〔科属〕、〔识别〕、〔药用〕三个栏目。〔识别〕栏目下所叙及的植物分布地是仅限于中国而其在世界其它地区的分布没有涉及，〔药用〕栏目下药物采集及用法仅供医药专业人士参考，因为有些植物和药材具有毒性，所以编者不建议非专业人士私自采集和使用。由于编者知识水平有限，书中会存在疏漏或不足之处，敬请广大读者不吝指正。

编　者
2016年5月

目录

使·用·说·明

　　本书植物形态分类并非严格按照植物学植物形态分类，主要是按照植物肉眼观大体形态进行分类。通过本书快速查找要识别的植物可以通过以下几种方法。①通过目录查找：主要适用于植物学、中医药学专业人士；②通过检索图查找：主要适用于非专业人士及对植物识别不是特别熟悉者，需要先学习植物分类术语图解，然后按照检索图一步步查找；③通过索引查找：如果您知道植物名称，想了解植物形态特征，可以通过这一方法查找。

一、植物分类术语图解及本书分类方法

（一）茎

　　1.直立草本植物：本书将茎直立、茎斜生的草本植物归类为直立草本植物，该分类植物的主要特征为植物茎自根部与地面脱离向上生长。

　　2.无茎植物：有些植物的茎完全隐藏在地下，地面上只能看到其叶和花梗，这种植物称为无茎植物。本书将无茎植物及地上

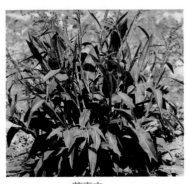

茎直立

茎不明显或茎生叶不明显者归类为
无地上茎和茎生叶不明显植物。

  3.匍匐草本植物：本书将茎
匍匐、茎平卧、茎斜倚的植物归
类为匍匐草本植物，该分类植物
的主要特征为植物茎与地面有较多
接触或与地面平行，仅有小部分
脱离地面向上生长。

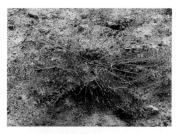

茎斜生

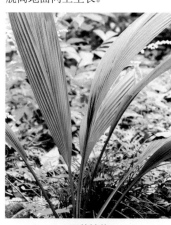

无茎植物

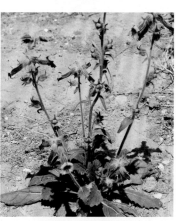

茎生叶不明显

  4.藤本植物：藤本植物是指一切具有长而细弱的茎，不能直立，
只能倚附其他植物或有其他物支持向上攀升的植物。藤本植物包括
缠绕藤本和攀援藤本两种，缠绕藤本的特点是以茎藤缠绕于其他物
体上生长，攀援藤本则多以卷须、小根、吸盘等攀登于其他物体上
生长。本书将部分攀援灌木归入木质藤本中。

  5.灌木与乔木

  （1）灌木：是没有明显主干的木本植物，植株一般不会超过6
米，从近地面的地方就开始丛生出横生的枝干。半灌木指在木本与

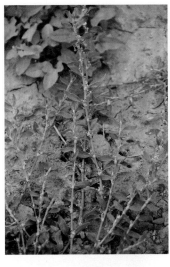

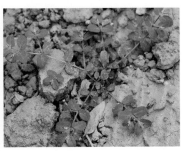

茎平卧

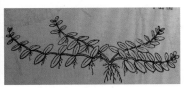

茎斜倚

茎匍匐

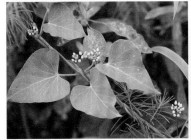

缠绕藤本

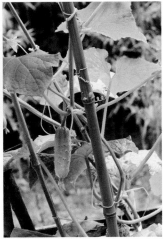

攀援藤本

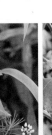

草本之间没有明显区别，仅在基部木质化的植物，本书将这类植物归类为直立草本植物。

（2）乔木：乔木是指树身高大的树木，有一个独立明显主干，高通常在6米以上，树干和树冠有明显区分。该书将有如下特征的树木归类为小乔木：有明显的茎干，树干与树冠有明显的区分，但是树干的高度小于树冠的高度或植株高度多低于6米。乔木状是一种中间类型，指形状如乔木的灌木。

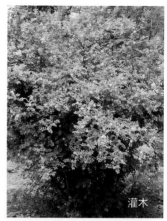

灌木

因为木本植物为多年生植物，低龄乔木与高龄灌木难以从高度上区别开来，且在人工修剪的情况下，有些高龄灌木也会有明显的主干，因此本书没有按灌木、乔木分类，而是将其统一归为灌木与乔木类。

（二）叶

1.叶的形状

（1）长条形：本书将条形、带形、部分细长的披针形叶归类为长条形，长条形的主要特征是叶的宽度较小、长度明显大于宽度，长度多为宽度的4倍以上。

（2）卵圆形：本书将除条形、带形、针形叶、剑形外的叶形归为卵圆形，包括长圆形、椭圆形、卵形、心形、肾形、圆形、三角形、匙形、菱形、扇形、提琴形等。该形叶的特点是长度多为宽度的4倍以下。

2.叶的边缘

（1）叶缘整齐：本书将叶缘整齐无锯齿、无分裂、无缺刻的统一归类为叶缘整齐，包括全缘和波状。

（2）叶缘有齿：本书将叶缘有锯齿的统一归类为叶缘有齿。叶缘有齿的特征为齿较浅、较规则、排列整齐。

（3）叶分裂：本书将叶边缘有缺刻、分裂的归类为叶分裂。叶

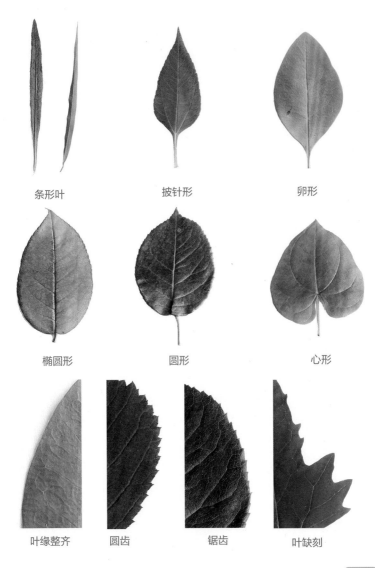

条形叶

披针形

卵形

椭圆形

圆形

心形

叶缘整齐

圆齿

锯齿

叶缺刻

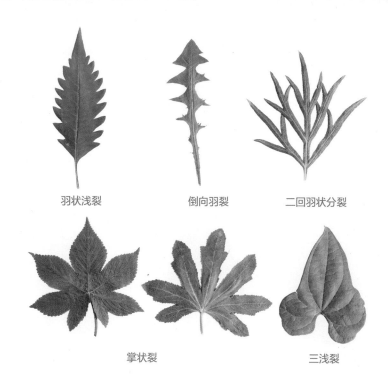

羽状浅裂　　　　　　　倒向羽裂　　　　　二回羽状分裂

掌状裂　　　　　　　　　　三浅裂

分裂的特征为裂较深、欠规则、排列欠整齐。本书将羽状分裂归为羽状裂叶，三裂以上的掌状分裂归为掌状裂叶，有三裂者归为三裂叶，将缺刻、其他不规则分裂归为其他形裂叶。有些裂叶，如半夏、天南星等，看似为由多个单叶组成的复叶，本书将这些品种归到了复叶中，有些叶为多回分裂，看似复叶，本书将这些品种归为了复叶、叶分裂类。

　　3.复叶：有两片以上分离的叶片生在一个总的叶柄上，这种叶子称为复叶。复叶分为羽状复叶、掌状复叶、三出复叶、二出复叶、单身复叶等，小叶数为单数的羽状复叶为奇数羽状复叶，小叶数为双数的复叶为偶数羽状复叶。本书将单身复叶归为单叶。

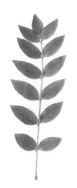

羽状复叶

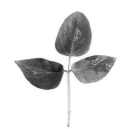

羽状三出复叶

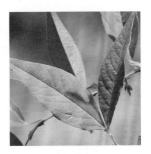

二出复叶

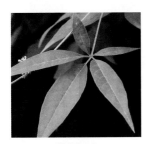

掌状复叶

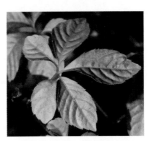

鸟足状复叶

4.叶序：指叶在茎或枝上的排列方式，包括对生、互生、轮生等。本书将轮生、对生分为一类，有的植物既有对生又有互生，本书以植株上部叶的生长方式来确定归类。

（三）花

1.花冠：花冠是花的最明显部分，由花瓣构成，花瓣合生的叫合瓣花冠，在合瓣花冠中其连合部分称为花冠筒，

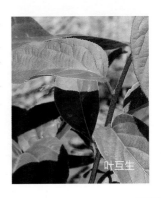

叶互生

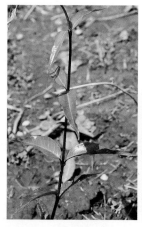

叶对生

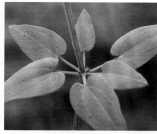

轮生

其分离部分称为花冠裂片。按花冠形状分为筒状、漏斗状、钟状、高脚碟状、辐状、蝶状、唇形、舌状。

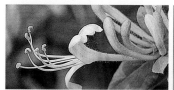

唇形花

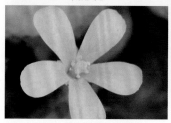

辐状花

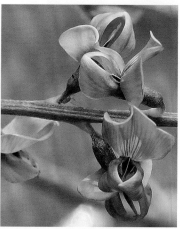

蝶形花

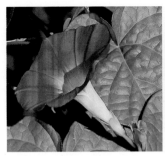
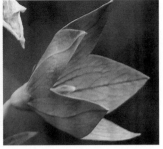

漏斗状花 钟状花

2.**花序**：花序是指花排列于花枝上的情况，按照花序结构形式，可分为穗状花序、总状花序、葇荑花序、肉穗花序、圆锥花序、头状花序、伞形花序、伞房花序、隐头花序、聚伞花序、聚伞圆锥花序等。

（四）果实

果实可分为聚合果、聚花果、单果。单果分为干燥而少汁的干果和肉质而多汁的肉果两大类。

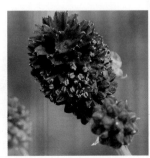
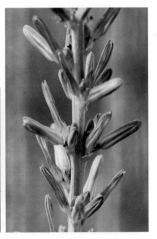

穗状花序 总状花序

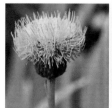 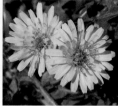 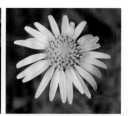

头状花序

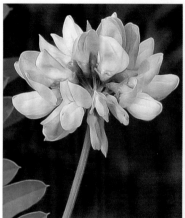

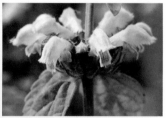

轮伞花序

伞形花序

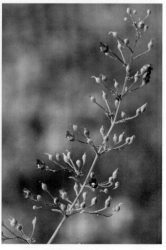

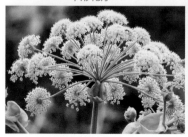

复伞花序

聚伞圆锥花序

1.干果

（1）开裂的干果：蓇葖果、荚果、蒴果。

（2）不开裂的干果：瘦果、颖果、翅果、坚果。

2.肉果：浆果、柑果、瓠果、梨果、核果。

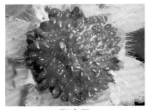

聚合果

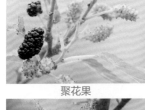

聚花果

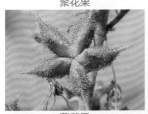

蓇葖果

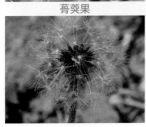

瘦果

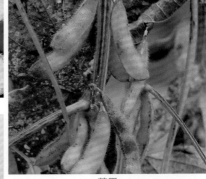

荚果

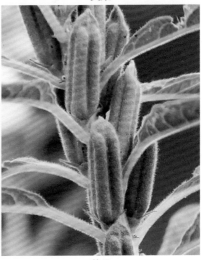

蒴果

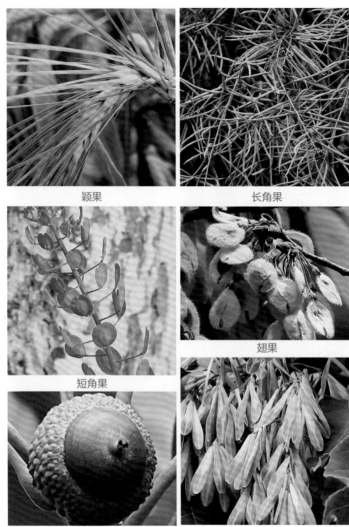

颖果

长角果

短角果

翅果

坚果

翅果

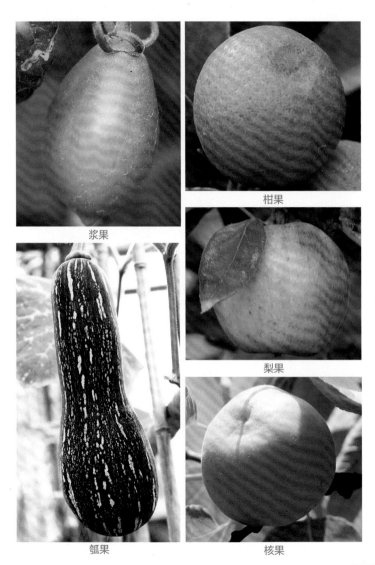

浆果

柑果

瓠果

梨果

核果

二、如何通过本书快速识别植物

本书通过以下几个检索图引导你一步步观察植物和缩小鉴别植物范围。该方法只适用于本书。

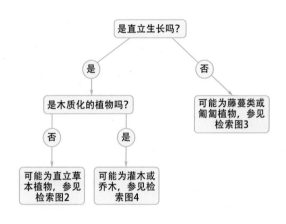

检索图1　植物形态分类

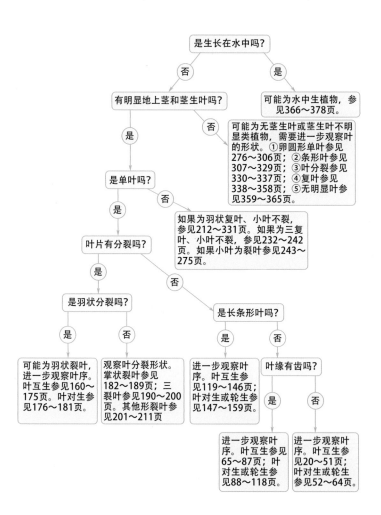

是生长在水中吗?

否 — 有明显地上茎和茎生叶吗?
是 — 可能为水中生植物,参见366~378页。

有明显地上茎和茎生叶吗?
是 — 是单叶吗?
否 — 可能为无茎生叶或茎生叶不明显类植物,需要进一步观察叶的形状。①卵圆形单叶参见276~306页;②条形叶参见307~329页;③叶分裂参见330~337页;④复叶参见338~358页;⑤无明显叶参见359~365页。

是单叶吗?
是 — 叶片有分裂吗?
否 — 如果为羽状复叶、小叶不裂,参见212~331页。如果为三复叶、小叶不裂,参见232~242页。如果小叶为裂叶参见243~275页。

叶片有分裂吗?
是 — 是羽状分裂吗?
否 — 是长条形叶吗?

是羽状分裂吗?
是 — 可能为羽状裂叶,进一步观察叶序。叶互生参见160~175页。叶对生参见176~181页。
否 — 观察叶分裂形状。掌状裂叶参见182~189页;三裂叶参见190~200页;其他形裂叶参见201~211页

是长条形叶吗?
是 — 进一步观察叶序。叶互生参见119~146页;叶对生或轮生参见147~159页。
否 — 叶缘有齿吗?

叶缘有齿吗?
是 — 进一步观察叶序。叶互生参见65~87页;叶对生或轮生参见88~118页。
否 — 进一步观察叶序。叶互生参见20~51页;叶对生或轮生参见52~64页。

检索图2　直立草本植物

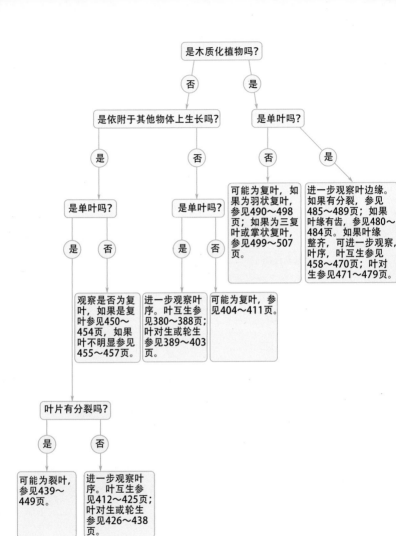

检索图3　藤蔓类和匍匐植物

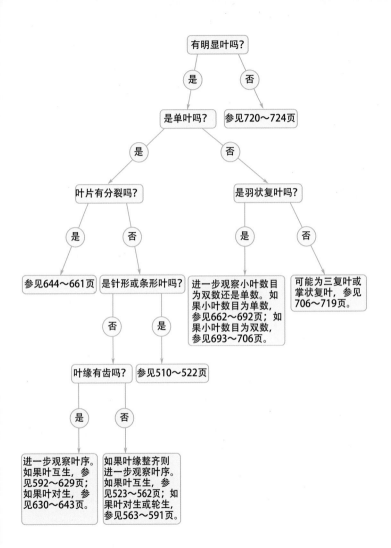

检索图4　灌木与乔木

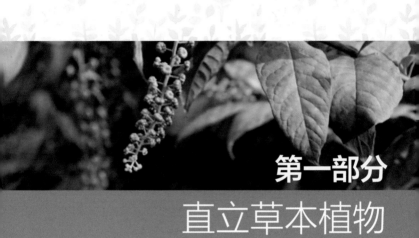

第一部分
直立草本植物

- 🌿 陆地生植物
- 🌿 水中生植物

（一）茎生叶明显

① 单叶、叶卵圆形

（1）叶缘整齐、叶互生

瓜子金

【科属】远志科。

【识别】多年生草本，高约15cm。茎被灰褐色细柔毛，叶互生，卵形至卵状披针形，全缘。总状花序腋生，花瓣3，紫白色，背面近顶端处有流苏状附属物。蒴果广卵形而扁，先端凹，具膜状宽翅。花期4～5月，果期5～6月。生长于山坡或荒野。分布于东北、华北、西北、华东、中南、西南和台湾等地。

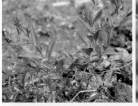
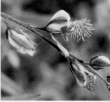

【药用】春末花开时采挖全草，除去泥沙，晒干。有祛痰止咳、活血消肿、解毒止痛的功效。主治咳嗽痰多、咽喉肿痛；外治跌打损伤、疔疮疖肿、蛇虫咬伤。煎服，15～30g。外用鲜品适量，捣烂敷患处。

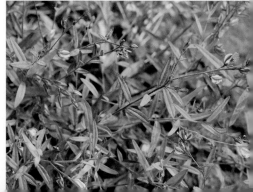

田紫草

【科属】紫草科。

【识别】一年生或二年生直立草本，高20～40cm，全株被白色刚毛。叶互生，披针形或倒卵状椭圆形，全缘。花白色，单生于茎上部叶腋；花冠漏斗状，喉部具突起。小坚果灰色、稍有光泽，具轻微的疣状皱缩及微细的小疣。夏季开花，9月果熟。生于山坡、荒野草地或田间潮湿地带。分布于东北、陕西、河北、江苏等地区。

【药用】7～9月果熟时采收果实，晒干。有温中散寒、消肿止痛的功效。主治胃脘冷痛作胀、泛吐酸水、跌打肿痛、骨折。煎服，3～6g。外用适量，捣敷。

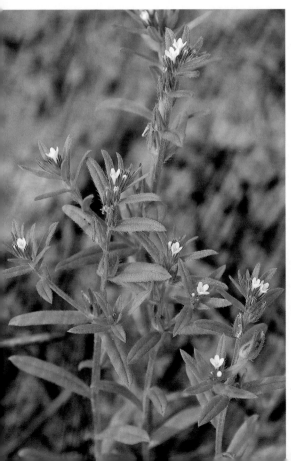

梓木草

【科属】紫草科。

【识别】多年生草本，高15～25cm。茎基部平卧，伸长，被粗毛，新枝自老枝叶腋生出，直立。单叶互生；长椭圆形、狭长椭圆形或倒卵状披针形，先端圆钝，基部窄楔形，无柄或具短柄，表面具粗毛。花单生于上部叶腋，紫蓝色，很少白色；萼5裂，裂片线状披针形，先端锐尖；花冠管喉部有5白线射出，5裂。小坚果白色，平滑。花期4～5月。生于向阳山地或林下。分布于陕西、江苏、福建、浙江、安徽、湖北等地。

【药用】同田紫草。

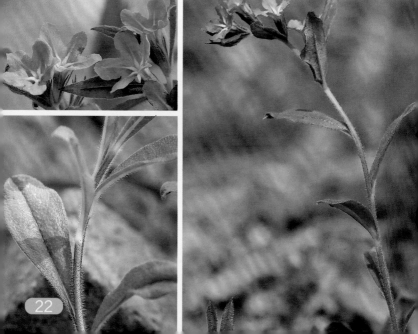

宝铎草

【科属】百合科。

【识别】多年生草本，高30～80cm。茎直立，上部具叉状斜生的分枝。叶互生，薄纸质至纸质，椭圆形、卵形至披针形，全缘。花钟状，黄色、淡黄色、白色或绿黄色，生于分枝顶端；花被片6，倒卵状披针形。浆果椭圆形或球形，黑色。花期3～6月，果期6～11月。生于林下或灌木丛中。分布于华东、中南、西南及河北、陕西、台湾等地。

【药用】夏、秋季采挖根及根茎，洗净，鲜用或晒干。有润肺止咳、健胃消食、舒筋活络、清热解毒的功效。主治肺热咳嗽、肺痨咯血、食积胀满、风湿痹痛、腰腿痛、骨折、烧烫伤。煎汤，9～15g。外用适量，鲜品捣敷。

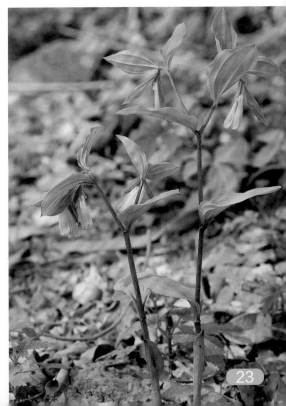

玉 竹

【科属】百合科。

【识别】多年生草本。茎单一，高20～60cm。叶互生，无柄；叶片椭圆形至卵状长圆形。花腋生，通常1～3朵簇生，花被筒状，黄绿色至白色，先端6裂，裂片卵圆形。浆果球形，熟时蓝黑色。花期4～6月，果期7～9月。生于林下及山坡阴湿处。分布于东北、华北、华东及陕西、甘肃、青海、台湾、河南、湖北、湖南、广东等地。

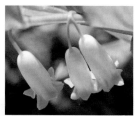

【药用】秋季采挖根茎，除去须根，洗净，晒至柔软后反复揉搓，晾晒至无硬心，晒干。有养阴润燥、生津止渴的功效。主治肺胃阴伤、燥热咳嗽、咽干口渴、内热消渴。煎服，6～12g。

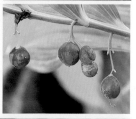

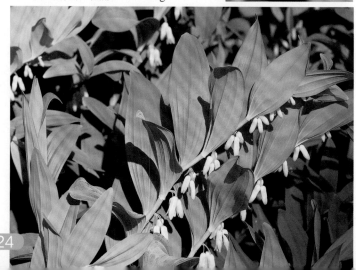

多花黄精

【科属】百合科。

【识别】根状茎肥厚，通常连珠状或结节成块。茎高50～100cm，通常具10～15枚叶。叶互生，椭圆形、卵状披针形至矩圆状披针形。花序具2～7花，伞形；花被黄绿色。浆果黑色。花期5～6月，果期8～10月。生于林下、山坡草地。分布于东北及河北、山东等地。

【药用】春、秋季采挖根茎，除去须根，洗净，置沸水中略烫或蒸至透心，干燥。有补气养阴、健脾、润肺、益肾的功效。主治脾胃气虚、体倦乏力、胃阴不足、口干食少、肺虚燥咳、劳嗽咳血、精血不足、腰膝酸软、须发早白、内热消渴。煎服，9～15g。

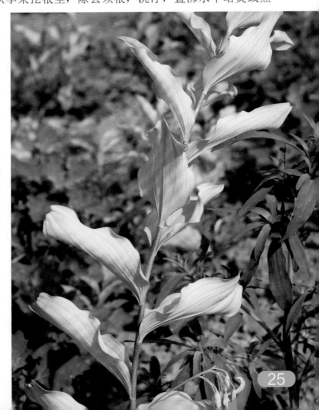

鸭跖草

【科属】鸭跖草科。

【识别】一年生草本，高15～60cm。茎圆柱形，肉质，表面呈绿色或暗紫色。单叶互生，无柄或近无柄；叶片卵圆状披针形或披针形，全缘。总状花序，花3、4朵，花瓣3，深蓝色，较小的1片卵形，较大的2片近圆形，有长爪。蒴果椭圆形。花期7～9月，果期9～10月。生田野间。全国大部分地区有分布。

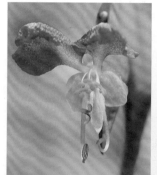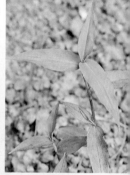

【药用】夏、秋季采收地上部分，晒干。有清热泻火、解毒、利水消肿的功效。主治感冒发热、热病烦渴、咽喉肿痛、水肿尿少、热淋涩痛、痈肿疗毒。煎服，15～30g，鲜品60～90g。

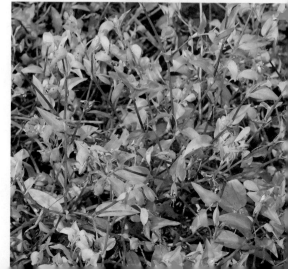

饭包草

【科属】鸭跖草科。

【识别】多年生草本。叶互生，椭圆状卵形或卵形，全缘，边缘有毛。聚伞花序数朵，几不伸出苞片，花梗短；花蓝色，花瓣3。蒴果椭圆形。种子5颗，肾形，黑褐色。花期6～7月，果期11～12月。生于田边、沟内或林下阴湿处。分布于河北、陕西、江苏、安徽、浙江、江西、福建、广东、海南、广西、贵州、云南等地。

【药用】夏、秋季采收全草，洗净，鲜用或晒干。有清热解毒、利水消肿的功效。主治热病发热、烦渴、咽喉肿痛、热痢、热淋、痔疮、疔疮痈肿、蛇虫咬伤。煎汤，15～30g，鲜品30～60g。外用适量，鲜品捣敷或煎水洗。

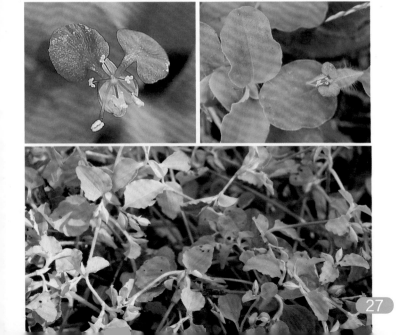

土人参

【科属】马齿苋科。

【识别】一年生草本，高达60cm。茎肉质，直立，圆柱形。叶互生，倒卵形或倒卵状长圆形，全缘，基部渐狭而成短柄。圆锥花序顶生或侧生；二歧状分枝；花小，淡紫红色；花瓣5，倒卵形或椭圆形。蒴果近球形，3瓣裂，熟时灰褐色。花期6～7月，果期9～10月。生于田野、山坡、沟边等阴湿处。分布于江苏、安徽、浙江、福建、河南、广东、广西、四川、贵州、云南等地。

【药用】8～9月采挖根，晒干或蒸熟晒干。有补气润肺、止咳、调经的功效。主治气虚疲倦、食少、眩晕、潮热、盗汗、自汗、月经不调、带下、产妇乳汁不足。煎服，30～60g。

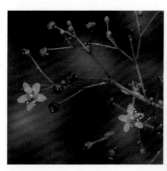
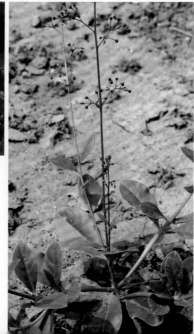

瑞香狼毒

【科属】瑞香科。

【识别】多年生草本，高20～40cm。茎丛生，基部木质化。单叶互生；无柄或几无柄；叶片椭圆状披针形，先端渐尖，基部楔形，两面无毛，全缘。头状花序，多数聚生枝顶，具总苞；花萼花瓣状，黄色或白色，先端5裂，裂片倒卵形，其上有紫红色网纹；萼筒圆柱状，有明显纵脉纹。果实圆锥形，包藏于宿存萼筒基部。花期5～6月，果期6～8月。分布于东北、华北、西北、西南及西藏等地。

【药用】秋季挖根，洗净，鲜用或切片晒干。有泻水逐饮、破积杀虫的功效。主治水肿腹胀、痰食虫积、心腹疼痛、癥瘕积聚、结核、疥癣。煎服，1～3g。外用适量，取鲜根去皮捣烂敷。

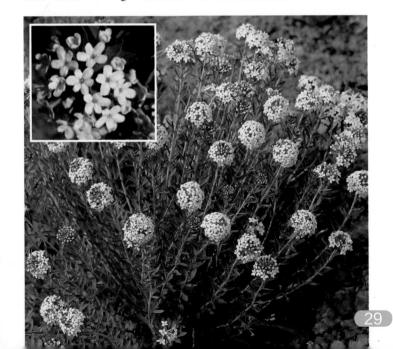

叶下珠

【科属】大戟科。

【识别】一年生草本，高10～40cm。茎直立，分枝常呈赤色。单叶互生，排成2列，形似复叶；叶片长椭圆形。花腋生，细小，赤褐色。蒴果无柄，扁圆形，赤褐色，表面有鳞状凸起物。花期7～8月。分布江苏、安徽、浙江、江西、福建、广东、广西、四川、贵州、云南等地。

【药用】夏、秋季采集地上部分或带根全草，洗净泥土，除去杂质，鲜用捣汁或捣敷。或晒干，切段，生用。有利湿退黄、清热解毒、明目、消积的功效。用于湿热黄疸、泻痢、淋证、疮疡肿毒、蛇犬咬伤、目赤肿痛、小儿疳积。煎服，15～30g，鲜品30～60g。外用适量。

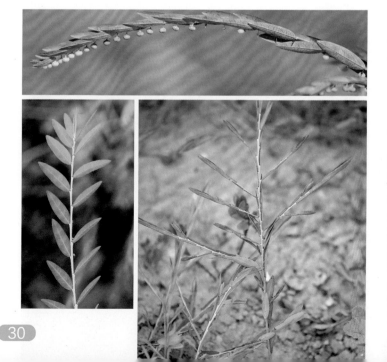

大　戟

【科属】大戟科。

【识别】多年生草本。茎直立，上部分枝。单叶互生，长圆状披针形至披针形，全缘。聚伞花序顶生，通常有5伞梗，伞梗顶生1杯状聚伞花序，其基部轮生卵形或卵状披针形苞片5，杯状聚伞花序总苞坛形，顶端4裂，腺体椭圆形。蒴果三棱状球形，表面有疣状突起。花期4～5月，果期6～7月。主要分布于江苏、四川、江西、广西等地。

【药用】秋、冬季采挖根，洗净，晒干。有泻水逐饮、消肿散结的功效。主治水肿胀满、胸腹积水、痰饮积聚、气逆咳喘、二便不利、痈肿疮毒、瘰疬痰核。煎服，1.5～3g。外用适量，生用。内服醋制用，以降低毒性。

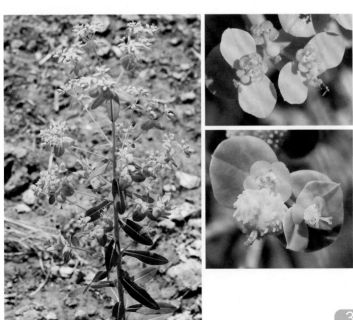

青 葙

【科属】苋科。

【识别】一年生草本，高30～90cm，茎直立。单叶互生，叶披针形或长圆状披针形，全缘。穗状花序单生于茎顶，呈圆柱形或圆锥形，花被片5，白色或粉红色，披针形。种子扁圆形，黑色，光亮。花期5～8月，果期6～10月。我国大部分地区有分布或栽培。

【药用】秋季果实成熟时采割植株或摘取果穗，晒干，收集种子。有清肝泻火、明目退翳的功效。主治肝热目赤、目生翳膜、视物昏花、肝火眩晕。煎服，10～15g。青光眼患者禁用。

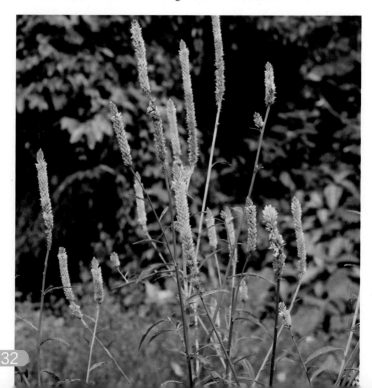

鸡冠花

【科属】苋科。

【识别】一年生直立草本，高30～80cm。单叶互生，具柄，叶片长椭圆形至卵状披针形，全缘。穗状花序顶生，成扁平肉质鸡冠状、卷冠状或羽毛状；花被片淡红色至紫红色、黄白或黄色。花期5～8月。胞果卵形，种子肾形，黑色，有光泽。果期8～11月。我国大部分地区有栽培。

【药用】秋季花盛开时采收花序，晒干。有收敛止血、止带、止痢的功效。主治吐血、崩漏、便血、痔血、赤白带下、久痢不止。煎服，6～15g。

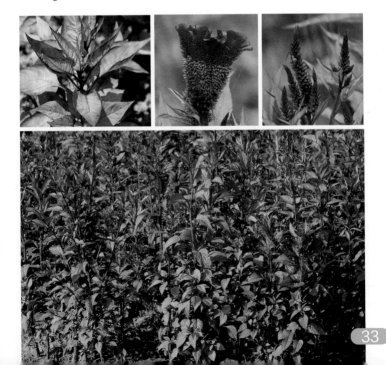

刺苋

【科属】苋科。

【识别】多年生直立草本，高0.3～1m。茎直立，多分枝，有纵条纹。叶互生；叶柄长1～8cm，在其旁有2刺；叶片卵状披针形或菱状卵形，全缘或微波状，中脉背面隆起，先端有细刺。圆锥花序腋生及顶生，花小，苞片常变形成2锐刺，花被片绿色。胞果长圆形，种子近球形，黑色。花期5～9月，果期8～11月。分布于华东、中南、西南及陕西等地。

【药用】春、夏、秋季均可采收全草或根，鲜用或晒干。有凉血止血、清利湿热、解毒消痈的功效。主治胃出血、便血、痔血、胆囊炎、胆石症、湿热泄泻、小便涩痛、咽喉肿痛、湿疹、牙龈糜烂。煎服，9～15g，鲜品30～60g。外用适量，捣敷或煎汤熏洗。

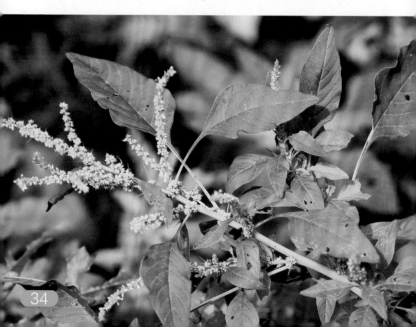

三白草

【科属】三白草科。

【识别】多年生湿生直立草本，高达1m。单叶互生，纸质，密生腺点，基部与托叶合生成鞘状，略抱茎；叶片阔卵状披针形，全缘；花序下的2～3片叶常于夏初变为白色，呈花瓣状。总状花序生于茎上端与叶对生，白色。蒴果近球形，表面多疣状凸起，熟后顶端开裂。花期5～8月，果期6～9月。生长在沟边、池塘边等近水处。分布于河北、河南、山东和长江流域及其以南各地。

【药用】全年均可采地上部分，以夏秋季为宜，洗净，晒干。有清热利水、解毒消肿的功效。主治热淋、血淋、水肿、脚气、黄疸、带下、痈肿疮毒、湿疹、蛇咬伤煎服，10～30g；鲜品倍量。外用鲜品适量，捣烂外敷或捣汁饮。

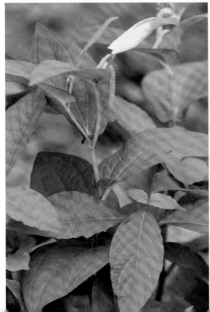
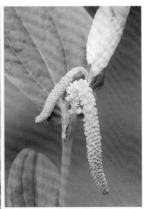

菘 蓝

【科属】十字花科。

【识别】二年生草本，高50～100cm。茎直立，光滑被粉霜。基生叶莲座状，叶片长圆形至宽倒披针形，全缘；茎生叶互生，长圆形至长圆状倒披针形，茎顶部叶宽条形，全缘，无柄。总状花序顶生或腋生，在枝顶组成圆锥状，花瓣4，黄色，倒卵形。角果长圆形，扁平翅状。花期4～5月，果期5～6月。各地均有栽培。

【药用】夏、秋季分2～3次采收叶，除去杂质，晒干。有清热解毒、凉血消斑的功效。主治温病高热、神昏、发斑发疹、痄腮、喉痹、丹毒、痈肿。煎服，9～15g，鲜品30～60g。外用适量。

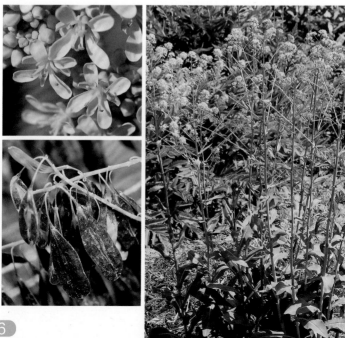

千年健

【科属】天南星科。

【识别】多年生草本。有高30～50cm的直立地上茎。叶互生，具长柄，柄长18～25cm，肉质，绿色，平滑无毛，基部扩大成淡黄色叶鞘，包着根茎；叶片卵状箭形，长11～15cm，宽7～11cm，先端渐尖，基部箭形而圆，开展，全缘。肉穗花序，佛焰苞绿白色，长圆形至椭圆形。果实为浆果。花期3～4月。生于林中水沟附近的阴湿地。分布于广东、海南、广西、云南等地。

【药用】春、秋季采挖根茎，洗净，除去外皮，晒干。有祛风湿、壮筋骨的功效。主治风寒湿痹、腰膝冷痛、拘挛麻木、筋骨痿软。煎服，5～10g。

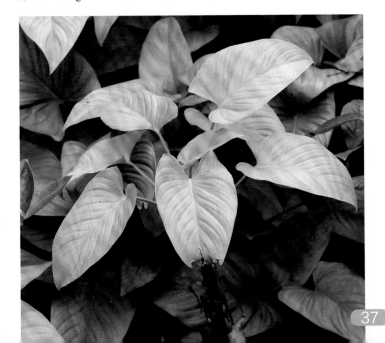

箭叶蓼

【科属】蓼科。

【识别】一年生草本。茎基部外倾，上部近直立，四棱形，沿棱具倒生皮刺。单叶互生，宽披针形或长圆形，顶端急尖，基部箭形，上面绿色，下面淡绿色，下面沿中脉具倒生短皮刺，边缘全缘；叶柄长1～2cm，具倒生皮刺。头状花序顶生或腋生，花序梗细长，疏生短皮刺；花被5深裂，白色或淡紫红色，花被片长圆形。瘦果宽卵形，具3棱，黑色，包于宿存花被内。花期6～9月，果期8～10月。生于山谷、沟旁、水边。分布于东北、华北、陕西、甘肃、华东、华中、四川、贵州、云南。

【药用】夏秋采收全草，晒干。有祛风除湿、清热解毒的功效。主治风湿关节痛、毒蛇咬伤。全草捣烂取汁，每服1小杯，每日3次。外用适量，捣烂敷患处。

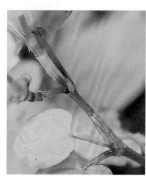
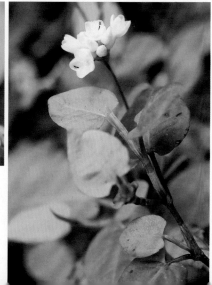

火炭母

【科属】蓼科。

【识别】多年生草本，长达1m。茎近直立或蜿蜒。叶互生，有柄，叶片卵形或长圆状卵形，全缘。头状花序排成伞房花序或圆锥花序，花白色或淡红色，花被5裂，花期7～9月。瘦果卵形，有3棱，黑色，光亮，果期8～10月。生于山谷、水边、湿地。分布于华东、华中、华南、西南等地。

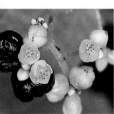
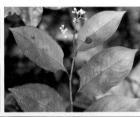

【药用】夏、秋间采收地上部分，鲜用或晒干。有清热利湿、凉血解毒、平肝明目、活血舒筋的功效。主治痢疾、泄泻、咽喉肿痛、肺热咳嗽、带下、癌肿、中耳炎、湿疹等。煎服，9～15g，鲜品30～60g。外用适量，捣敷或煎水洗。

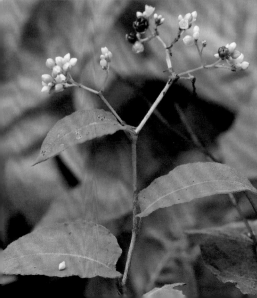

羊 蹄

【科属】蓼科。

【识别】多年生草本，高1m，茎直立。根生叶丛生，有长柄，叶片长椭圆形，边缘呈波状；茎生叶较小，有短柄。总状花序顶生，花被6，淡绿色，外轮3片展开，内轮3片成果被；果被广卵形，有明显的网纹，背面各具一卵形疣状突起，其表有细网纹，边缘具不整齐的微齿。花期4月。瘦果三角形，先端尖，角棱锐利，果熟期5月。分布于我国东北、华北、华东、华中、华南各地。

【药用】秋季8～9月采挖根，晒干，切片生用。有凉血止血、解毒杀虫、泻下的功效。主治血热出血证、疥癣、疮疡、烫伤、大便秘结。煎服，10～15g；鲜品30～50g。外用适量。

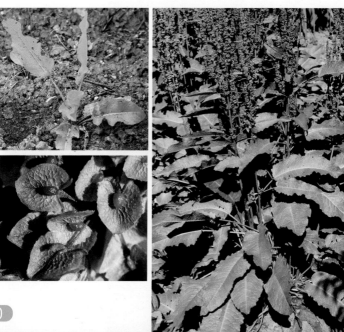

红 蓼

【科属】蓼科。

【识别】一年生草本，高1～3m。茎直立，中空，多分枝，密生长毛。叶互生，托叶鞘筒状，下部膜质，褐色，上部草质，被长毛，上部常展开成环状翅；叶片卵形或宽卵形，长10～20cm，宽6～12cm，全缘，两面疏生软毛。总状花序由多数小花穗组成，花淡红色或白色，花被5深裂，裂片椭圆形，花期7～8月。瘦果近圆形，扁平，黑色，有光泽，果期8～10月。生于路旁和水边湿地；分布于全国大部分地区。

【药用】秋季果实成熟时割取果穗，晒干，打下果实。具有散血消瘀、消积止痛的功效。主治癥瘕痞块、瘿瘤肿痛、食积不消、胃脘胀痛。煎服，15～30g。

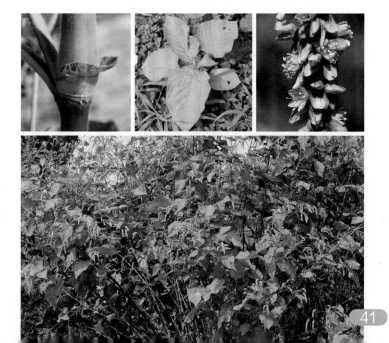

葫芦茶

【科属】豆科。

【识别】半灌木，高1m左右，直立。枝四棱。单叶互生，卵状矩圆形、矩圆形至披针形；叶柄有阔翅。总状花序顶生或腋生，花多数，淡紫色；花冠蝶形。荚果有荚节5～8个，荚节近四方形。花期7月，果期8～10月。生于荒坡、低丘陵地草丛中。分布于广东、广西、福建、云南、贵州等地。

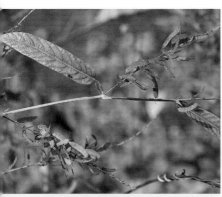

【药用】夏、秋季割取地上部分，除去粗枝，晒干。有清热解毒、利湿退黄、消积杀虫的功效。主治中暑烦渴、感冒发热、咽喉肿痛、肺痈咳血、肾炎、黄疸、泄泻、痢疾、风湿关节痛、小儿疳积、钩虫病、疥疮。煎汤，15～60g。外用适量，捣汁涂或煎水洗。

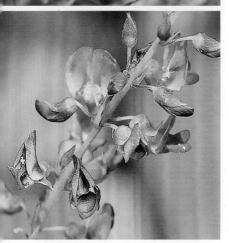

刺儿菜

【科属】菊科。

【识别】多年生草本。茎直立，高30～80cm。茎生叶互生，长椭圆形或长圆状披针形，两面均被蛛丝状绵毛，叶缘有细密的针刺或刺齿。头状花序单生于茎顶或枝端，花冠紫红色。瘦果长椭圆形，冠毛羽毛状。花期5～7月，果期8～9月。全国大部分地区均有分布。

【药用】夏、秋季花开时采割地上部分，晒干。有凉血止血、散瘀解毒、消痈的功效。主治衄血、吐血、尿血、血淋、便血、崩漏、外伤出血、痈肿疮毒。煎服，10～15g，鲜品加倍。外用适量，捣敷患处。

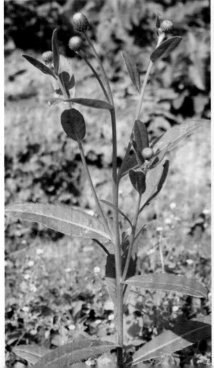
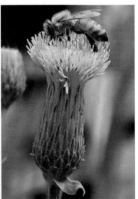
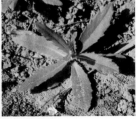

天名精

【科属】菊科。

【识别】多年生草本，高30～100cm，有臭味。茎直立，上部多分枝。茎下部叶互生，叶片广椭圆形或长椭圆形，全缘；茎上部叶近于无柄，长椭圆形，向上逐渐变小。头状花序多数，腋生；总苞钟形或稍带圆形，花序中全为管状花，黄色；花序外围为雌花，花冠先端3～5齿裂，花后柱头外露；中央数层为两性花，花冠先端4～5齿裂。瘦果长3～5mm，有纵沟多条，顶端有线形短喙，无冠毛。花期6～8月，果期9～10月。分布于河南、湖南、湖北、四川、云南、江苏、浙江、福建、台湾、江西、贵州、陕西等地。

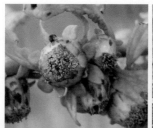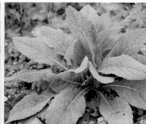

【药用】秋季果实成熟时采收果实，晒干，除去杂质。有杀虫消积的功效。主治蛔虫、蛲虫、绦虫病、虫积腹痛、小儿疳积。煎服，3～9g。

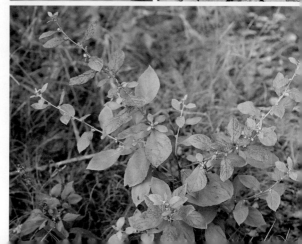

旋覆花

【科属】菊科。

【识别】多年生直立草本，高30～80cm。基部叶较小，茎中部叶长圆形或长圆状披针形，常有圆形半抱茎的小耳，无柄，全缘或有疏齿；上部叶渐小，线状披针形。头状花序，多数或少数排列成疏散的伞房花序；舌状花黄色，舌片线形。瘦果圆柱形。花期6～10月，果期9～11月。广布于东北、华北、华东、华中及广西等地。

【药用】夏、秋季花开放时采收头状花序，阴干或晒干。有降气、消痰、行水、止呕的功效。主治风寒咳嗽、痰饮蓄结、胸膈痞闷、喘咳痰多、呕吐噫气、心下痞硬。煎服，3～10g。

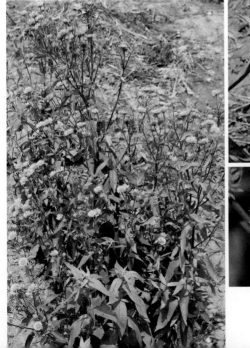
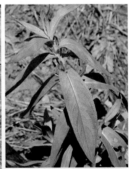
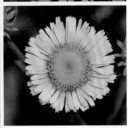

牛 蒡

【科属】菊科。

【识别】二年生直立草本，高1～2m。茎上部多分枝，带紫褐色，有纵条棱。根生叶丛生，茎生叶互生；叶片长卵形或广卵形，全缘，边缘稍带波状。头状花序簇生于茎顶或排列成伞房状；总苞球形，由多数覆瓦状排列之苞片组成，先端成针状，末端钩曲；管状花红紫色。瘦果长圆形或长圆状倒卵形，灰褐色，具纵棱。花期6～8月，果期8～10月。分布全国各地。

【药用】秋季果实成熟时采收果序，晒干，打下果实，除去杂质，再晒干。味辛、苦。有疏散风热、宣肺透疹、解毒利咽的功效。主治风热感冒、咳嗽痰多、麻疹、风疹、咽喉肿痛、疟腮、丹毒、痈肿疮毒。煎服，6～12g。

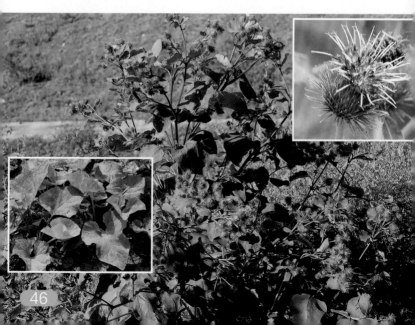

商 陆

【科属】商陆科。

【识别】多年生草本，高达1.5m，茎绿色或紫红色。单叶互生，叶片卵状椭圆形或椭圆形，长12～15cm，宽5～8cm，全缘。总状花序直立于枝端或茎上；花被片5，初白色后渐变为淡红色。浆果扁球形，由多个分果组成，熟时紫黑色。花、果期5～10月。我国大部分地区有分布。

【药用】秋季至次春采挖根，切成块或片，晒干。有逐水消肿、通利二便、解毒散结的功效。主治水肿胀满、二便不通；外用治痈肿疮毒。煎服，5～10g。外用适量。

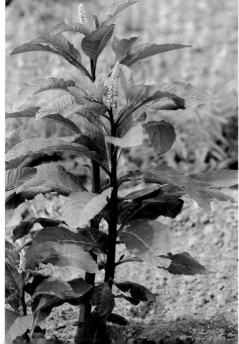
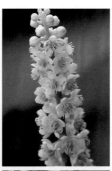
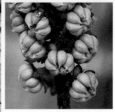

美洲商陆

【科属】商陆科。

【识别】多年生草本，高1.5～2m。光滑无毛，分枝很多，嫩枝绿色，老枝带红色。叶互生，叶片卵状长椭圆形或长椭圆状披针形。总状花序顶生或侧生，长达20cm，花梗粉红色；花着生于鳞片状的苞片腋内，覆瓦状排列，白色或淡粉红色；无花瓣。总状果序下垂，分果间分离不明显。我国大部分地区有分布。

【药用】秋季至次春采挖根，切成块或片，晒干。有逐水消肿、通利二便、解毒散结的功效。主治水肿胀满、二便不通；外用治痈肿疮毒。煎服，5～10g。外用适量。

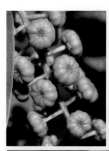
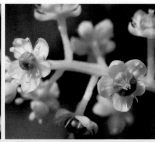
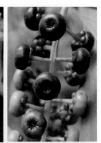

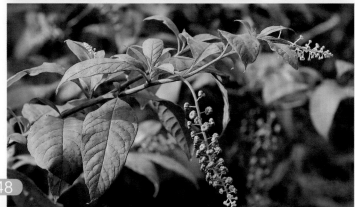

烟 草

【科属】茄科。

【识别】一年生或有限多年生草本。全株被腺毛。根粗壮。茎高
0.7～2m，基部稍木质化。叶互生，长圆状披针形、披针形、长圆
形或卵形，先端渐尖，基部渐狭至茎成耳状半抱茎，柄不明显或成
翅状柄。圆锥花序顶生，多花；花冠漏斗状，淡红色，筒部色更淡，
稍弓曲，裂片5，先端急尖。蒴果卵状或长圆状。种子圆形或宽圆
形，褐色。花、果期夏秋季。我国南北各地广为栽培。

【药用】常于7月间，当烟叶由深绿变成淡黄，叶尖下垂时，可按叶的
成熟先后，分数次采摘。有行气止痛、燥湿、消肿、解毒杀虫的功效。

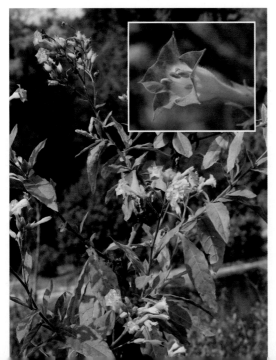

主治食滞饱胀、气结疼痛、关节痹痛、痈疽、疔疮、疥癣、湿疹、毒蛇咬伤、扭挫伤。煎服，鲜叶9～15g。外用适量，煎水洗或捣敷。

虎　杖

【科属】蓼科。

【识别】多年生灌木状草本，高达1m以上。茎直立，中空，散生紫红色斑点。互生，叶片宽卵形或卵状椭圆形，全缘。圆锥花序腋生，花被5深裂，裂片2轮，外轮3片在果时增大，背部生翅。瘦果椭圆形，有3棱。花期6～8月，果期9～10月。我国大部分地区有分布。

【药用】春、秋季采挖根茎，切短段或厚片，晒干。有利湿退黄、清热解毒、散瘀止痛、止咳化痰的功效。主治湿热黄疸、淋浊、带下、风湿痹痛、痈肿疮毒、水火烫伤、经闭、跌打损伤、肺热咳嗽。煎服，9～15g。外用适量。

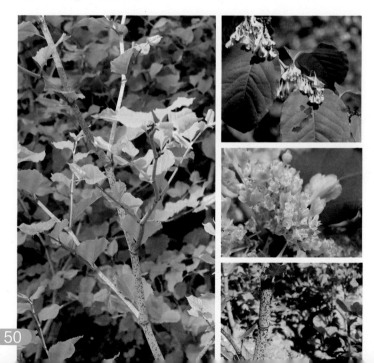

闭鞘姜

【科属】姜科。

【识别】多年生高大草本，高 1 ～ 3m。茎基部近木质，上部常分枝。叶片长圆形或披针形，全缘，平行羽状脉由中央斜出。穗状花序顶生，椭圆形或卵形；苞片卵形，红色，具厚而锐利的短尖头，每 1 苞片内有花 1 朵；花萼革质，红色，3 裂；花冠管白色或红色；唇喇叭形，白色，先端具裂齿及皱波纹；雄蕊花瓣状，白色，基部橙黄色。蒴果稍木质，红色。花期 7 ～ 9 月，果期 9 ～ 11 月。生于疏林下、山谷阴湿地、路边草丛、荒坡、水沟边。分布于台湾、广东、海南、广西、云南等地。

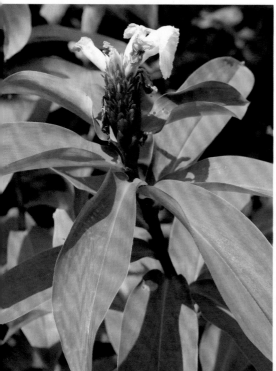

【药用】秋季采挖根茎，去净茎叶、须根，晒干或鲜用，或切片晒干。有利水消肿、清热解毒的功效。主治水肿臌胀、淋症、白浊、痈肿恶疮。煎服，3 ～ 6g。外用适量，煎水洗。

牛 膝

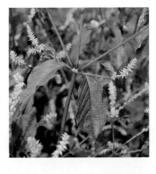

【科属】苋科。

【识别】多年生草本，高30～100cm。茎直立，四棱形，具条纹，节略膨大，节上对生分枝。叶对生，叶片椭圆形或椭圆状披针形，全缘。穗状花序，花皆下折贴近花梗；小苞片刺状；花被绿色，5片，披针形。胞果长圆形。花期7～9月，果期9～10月。分布于除东北以外的全国广大地区。

【药用】冬季茎叶枯萎时采挖根，捆成小把，晒干。有逐瘀通经、补肝肾、强筋骨、利尿通淋的功效。主治经闭、痛经、腰膝酸痛、筋骨无力、头痛、眩晕、牙痛、吐血、衄血。煎服，6～15g。

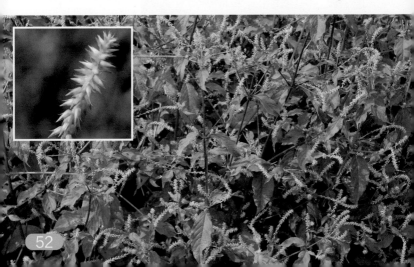

川牛膝

【科属】苋科。

【识别】多年生草本，高50～100cm。主根圆柱状，皮近白色。茎略四棱，多分枝，疏生长糙毛。叶对生；叶柄长5～15mm；叶片椭圆形或狭椭圆形，全缘，上面贴生长糙毛。复聚伞花序密集成花球团；花球团多数，淡绿色，平时近白色，在枝端花序轴上交互对生。胞果椭圆形或倒卵形，淡黄色，包裹在宿存花被内。种子椭圆形，带红色，光亮。花期6～7月，果期8～9月。分布于四川、贵州、云南等地。

【药用】秋、冬季采挖根，除去芦头、须根及泥沙，烘或晒至半干，堆放圆润，再烘干或晒干。切薄片。有逐瘀通经、通利关节、利尿通淋的功效。主治经闭癥瘕、胞衣不下、跌扑损伤、风湿痹痛、足痿筋挛、尿血血淋。煎服，5～10g。

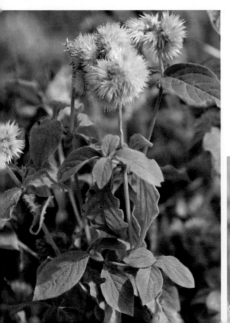

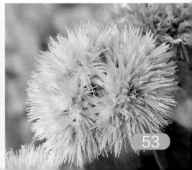

麦蓝菜

【科属】石竹科。

【识别】一年生草本，高30～70cm。茎直立，上部呈二歧状分枝，表面乳白色。单叶对生，无柄，叶片卵状椭圆形至卵状披针形，全缘，两面均呈粉绿色。疏生聚伞花序着生于枝顶，花梗细长，花瓣5，粉红色，倒卵形，先端有不整齐小齿；花期4～6月。蒴果成熟后先端呈4齿状开裂，果期5～7月。除华南地区外，其余各地均有分布。

【药用】夏季果实成热、果皮尚未开裂时采割植株，晒干，打下种子，把种子晒干。有活血通经、下乳消肿、利尿通淋的功效。主治经闭、痛经、乳汁不下、乳痈肿痛、淋证涩痛。煎服，5～10g。

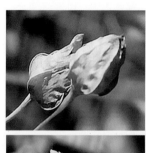

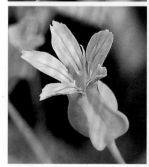

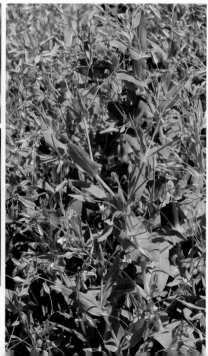

夏枯草

【科属】唇形科。

【识别】多年生直立草本，茎方形，紫红色，全株密生细毛。叶对生，叶片椭圆状披针形，全缘。轮伞花序顶生，呈穗状；花冠紫色或白色，唇形，下部管状，上唇作风帽状，2裂，下唇平展，3裂。小坚果长椭圆形，具3棱。花期5～6月，果期6～7月。全国大部分地区均有分布。

【药用】夏季果穗呈棕红色时采收果穗，晒干。味辛、苦。有清肝泻火、明目、散结消肿的功效。主治目赤肿痛、目珠夜痛、头痛眩晕、瘰疬，乳癖、乳房胀痛。煎服，9～15g。

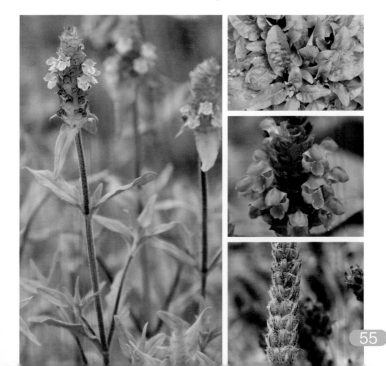

黄　芩

【科属】唇形科。

【识别】多年生草本，高30～80cm。茎四棱形。叶对生，无柄或几无柄；叶片卵状披针形至线状披针形，全缘。总状花序顶生或腋生，花偏向一侧，花冠二唇形，蓝紫色或紫红色，上唇盔状，先端微缺，下唇宽，中裂片三角状卵圆形。小坚果卵球形，黑褐色。花期6～9月，果期8～10月。主产于河北、山西、内蒙古、河南、陕西等地。

【药用】春、秋季采挖根，除去须根和泥沙，晒后撞去粗皮，晒干。有清热燥湿、泻火解毒、止血、安胎的功效。主治湿温、暑湿、胸闷呕恶、湿热痞满、泻痢、黄疸、肺热咳嗽、高热烦渴、血热吐衄、痈肿疮毒、胎动不安。煎服，3～10g。

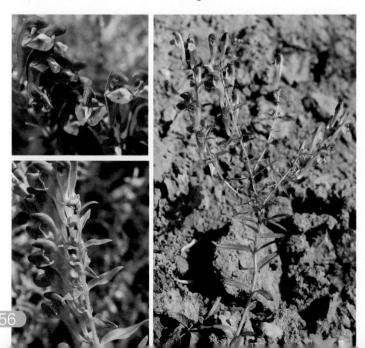

九头狮子草

【科属】爵床科。

【识别】多年生草本，高20～50cm。叶对生，纸质，椭圆形或卵状长圆形，全缘。聚伞花序集生于枝梢的叶腋；花冠粉红色至微紫色，外面疏被短毛，下部细长筒形，冠檐2唇形，上唇全缘，下唇微3裂。蒴果窄倒卵形，略被柔毛。花期5～9月。生于山坡、林下、路旁、溪边等阴湿处。分布于长江流域以南各地。

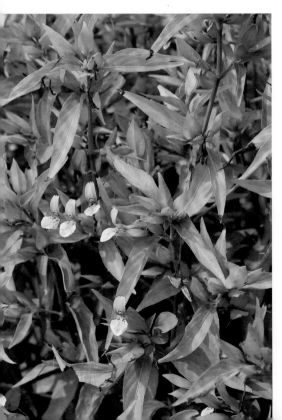

【药用】夏、秋季采收全草，鲜用或晒干。有祛风清热、凉肝定惊、散瘀解毒的功效。主治感冒发热、肺热咳喘、肝热目赤、小儿惊风、咽喉肿痛、痈肿疔毒、乳痈、聤耳、痔疮、蛇虫咬伤、跌打损伤。煎服，9～15g；或绞汁饮。外用适量，捣敷。

穿心莲

【科属】爵床科。

【识别】一年生草本，高40～80cm。茎直立方形，多分枝，节呈膝状膨大，茎叶具有苦味。叶对生，长圆状卵形至披针形，全缘。总状花序顶生和腋生，集成圆锥花序。花冠淡紫色，二唇形。蒴果长椭圆形。长江以南温暖地区多栽培。

【药用】秋初茎叶茂盛时采割地上部分，晒干。有清热解毒、凉血、消肿的功效。主治感冒发热、咽喉肿痛、口舌生疮、顿咳劳嗽、泄泻痢疾、热淋涩痛、痈肿疮疡、毒蛇咬伤。煎服，6～9g。煎剂易致呕吐，故多作丸、散、片剂。外用适量。

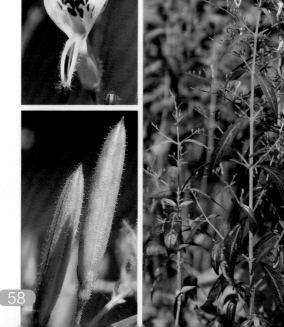

白 薇

【科属】萝藦科。

【识别】多年生直立草本，高达50cm。叶卵形或卵状长圆形，对生，两面均被有白色绒毛。伞形状聚伞花序，无总花梗，生在茎的四周；花深紫色，花冠辐状；副花冠5裂，裂片盾状。蓇葖果角状，纺锤形。种子卵圆形，有狭翼，先端有白色长绵毛。花期5～7月，果期8～10月。生长于河边、荒地及草丛中，我国各省区均有分布。

【药用】春、秋季采挖根茎，干燥。有清热凉血、利尿通淋、解毒疗疮的功效。主治温邪伤营发热、阴虚发热、骨蒸劳热、产后血虚发热、热淋、血淋、痈疽肿毒。煎服，4.5～9g。

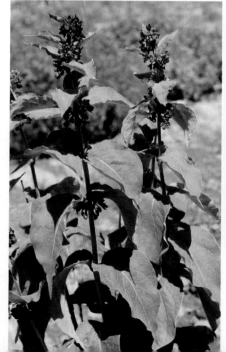
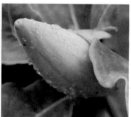
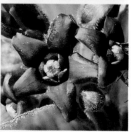

紫花合掌消

【科属】萝藦科。

【识别】多年生直立草本，高约50cm，光滑无毛，茎、叶呈绿白色。叶对生，无柄，倒卵状长圆形，两侧略下延，呈短耳状而抱茎。聚伞花序腋生；花紫色，花冠辐状，5裂；副冠5，具肉质小片。蓇葖果圆柱状狭披针形。花期8～9月。生长于山坡或荒地。分布于东北、内蒙古、河北、河南、山东、陕西、江苏、江西、湖北、湖南和广西等省区。

【药用】夏、秋季采收根或全草，洗净，晒干或鲜用。有清热解毒、祛风湿、活血消肿的功效。主治风湿痹痛、偏头痛、腰痛、月经不调、乳痈、痈肿疔毒。煎汤，15～30g。外用捣敷或研末调敷。

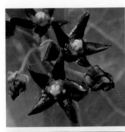

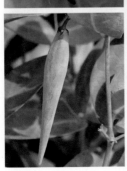

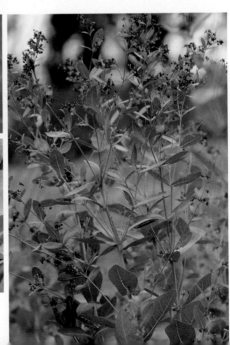

芜花叶白前

【科属】萝藦科。

【识别】直立矮灌木，高达50cm。单叶对生，长圆形或长圆状披针形，全缘。伞形聚伞花序腋内或腋间生，花冠黄色、辐状；副花冠浅杯状，裂片5，肉质，卵形。蓇葖果单生，纺锤形。花期5～11月，果期7～11月。生长于江边、河岸及沙石间。分布于江苏、浙江、福建、江西、湖南、广东、广西和四川等地。

【药用】秋季采挖根茎，晒干。有降气、消痰、止咳的功效。主治肺气壅实、咳嗽痰多、胸满喘急。煎服，3～10g。

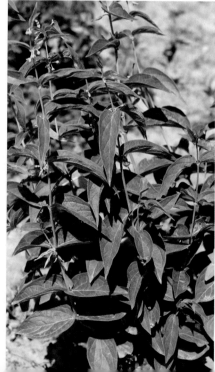
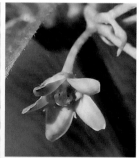
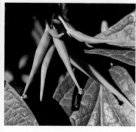

华北白前

【科属】萝藦科。

【识别】多年生直立草本，高达50cm。叶对生，薄纸质，卵状披针形，全缘。伞形聚伞花序腋生，花冠紫红色，裂片卵状长圆形；副花冠肉质，裂片龙骨状。蓇葖果双生，狭披针形，外果皮有细直纹。花期5～7月，果期6～8月。生于山坡、杂木林及灌丛间、干河床、河岸沙地。分布宁夏、甘肃、青海、新疆、内蒙古等地。

【药用】夏、秋季采收全草，晒干切段。有活血、止痛、消炎的功效。主治关节痛、牙痛、秃疮。

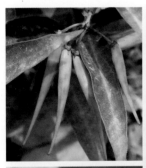

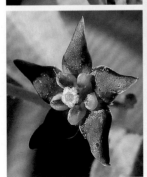

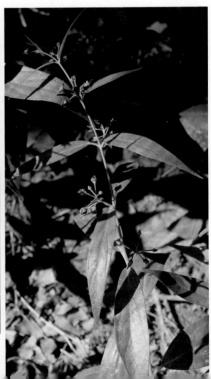

直立百部

【科属】百部科。

【识别】茎直立，高30～60cm，不分枝，具细纵棱。叶薄革质，每3～4枚轮生，卵状椭圆形或卵状披针形。花单朵腋生，通常出自茎下部鳞片腋内，花向上斜升或直立；花被片淡绿色；雄蕊紫红色。蒴果有种子数粒。花期3～5月，果期6～7月。分布于山东、河南、安徽、江苏、浙江、福建、江西等地。

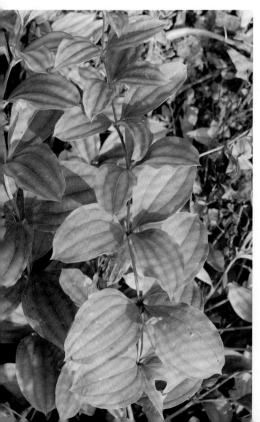

【药用】春、秋季采挖块根，除去须根，洗净，置沸水中略烫或蒸至无白心，取出，晒干。有润肺下气止咳、杀虫灭虱的功效。主治新久咳嗽、肺痨咳嗽、顿咳；外用于头虱、体虱、蛲虫病、阴痒；蜜百部有润肺止咳的功效，主治阴虚劳嗽。煎服，5～15g。外用适量。

七叶一枝花

【科属】百合科。

【识别】多年生草本，高35～60cm。茎直立，叶通常为7～10枚，轮生于茎顶；叶片草质，矩圆形、椭圆形或倒卵状披针形，全缘，基出主脉3条。花单一，顶生；花两性，外列被片4瓣，绿色，卵状披针形；内列被片4瓣，狭线形，黄绿色。浆果近于球形。花期6月，果期7～8月。分布于四川、广西等地。

【药用】秋季采挖根茎，除去须根，洗净，晒干。有清热解毒、消肿止痛、凉肝定惊的功效。主治疔疮痈肿、咽喉肿痛、蛇虫咬伤、跌扑伤痛、惊风抽搐。煎服，3～9g。外用适量，捣敷或研末调涂患处。

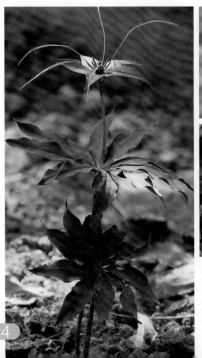
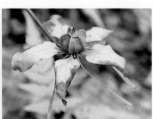
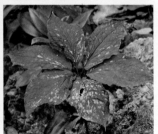

费　菜

【科属】景天科。

【识别】多年生肉质直立草本，高15～40cm。叶互生，倒卵形或长椭圆形，边缘近先端处有齿牙，几无柄。聚伞花序顶生，疏松；花瓣5，橙黄色，披针形。花期夏季。蓇葖果星芒状开展，带红色或棕色。生于山地岩上或河沟坡上。分布于我国北部、中部。

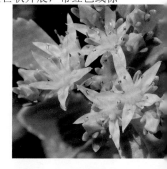

【药用】春、秋季采挖根部或全草，洗净晒干，全草随用随采。有散瘀、止血、宁心安神、解毒的功效。主治吐血、衄血、便血、尿血、崩漏、跌打损伤、心悸、失眠、烫火伤、毒虫蜇伤。煎服，15～30g；或鲜品绞汁，30～60g。外用适量，鲜品捣敷。

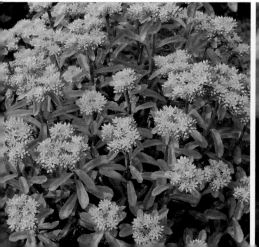

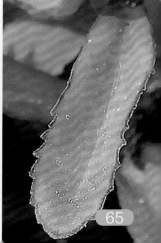

菥 蓂

【科属】十字花科。

【识别】一年生草本，高20～40cm。茎直立，圆柱形，有分枝，表面粉绿色。单叶互生；茎生叶无柄，基部抱茎；叶片椭圆形、倒卵形或披针形，边缘具稀疏浅齿或粗齿。总状花序腋生及顶生，花萼绿色，边缘白色膜质；花瓣4片，十字形排列，倒卵圆形，白色。短角果扁平，卵圆状，具宽翅，先端深裂。花期4～7月，果期5～8月。生于山坡、草地、路旁或田畔。我国大部分地区均有分布。

【药用】5～6月果实成熟时采收全草，晒干。有清热解毒、利水消肿的功效。主治目赤肿痛、肺痈、肠痈、泄泻、痢疾、白带、产后瘀血腹痛、消化不良、肾炎水肿、肝硬化腹水、痈疮肿毒。煎汤，10～30g，鲜品加倍。

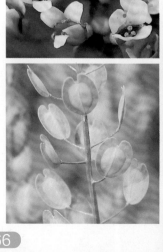

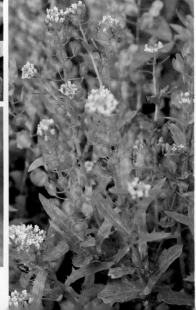

铁苋菜

【科属】大戟科。

【识别】一年生草本，高30～50cm。茎直立，分枝。叶互生，叶片卵状菱形或卵状椭圆形，基出脉3条，边缘有钝齿。穗状花序腋生；雌雄同株，雄花序极短，生于极小苞片内；雌花序生于叶状苞片内；花萼四裂；无花瓣。蒴果小，三角状半圆形；种子卵形灰褐色。花期5～7月，果期7～10月。生于旷野、丘陵、路边较湿润的地方。分布于长江、黄河中下游各地及东北、华北、华南、西南各地。

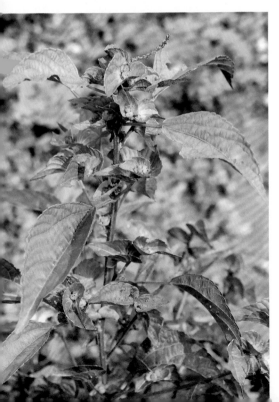

【药用】5～7月采收全草，晒干或鲜用。有清热利湿、凉血解毒、消积的功效。主治痢疾、泄泻、吐血、衄血、尿血、崩漏、痈疖疮疡、皮肤湿疹。煎服，10～15g；鲜品30～60g。外用适量，水煎洗或捣敷。

泽 漆

【科属】大戟科。

【识别】一年生草本，高10～30cm。叶互生，叶片倒卵形或匙形，边缘在中部以上有细锯齿。杯状聚伞花序顶生，伞梗5，每伞梗再分生2～3小梗，每个伞梗又第三回分裂为2叉，伞梗基部具5片轮生叶状苞片，与下部叶同形而较大；总苞杯状，先端4浅裂，腺体4，盾形，黄绿色。蒴果球形3裂，光滑。花期4～5月，果期5～8月。我国大部分地区均有分布。

【药用】4～5月开花时采收全草，晒干。有利水消肿、化痰止咳、解毒散结的功效。主治水肿证、咳喘证、瘰疬、癣疮。用量，3～9g，煎膏内服。外用适量，捣烂敷患处。

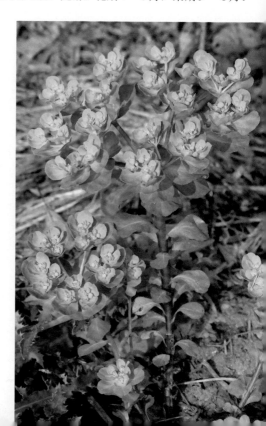

凤仙花

【科属】凤仙花科。

【识别】一年生草本，高40～100cm。茎肉质，直立，粗壮。叶互生，叶片披针形，边缘有锐锯齿。花梗短，单生或数枚簇生叶腋，密生短柔毛；花大，通常粉红色或杂色，单瓣或重瓣。蒴果纺锤形，熟时一触即裂，密生茸毛。种子多数，球形，黑色。各地均有栽培或野生。

【药用】夏、秋季果实即将成熟时采收，除去果皮及杂质，收集种子，晒干。种子有破血、软坚、消积的功效。主治癥瘕痞块、经闭、噎膈。煎服，3～5g。

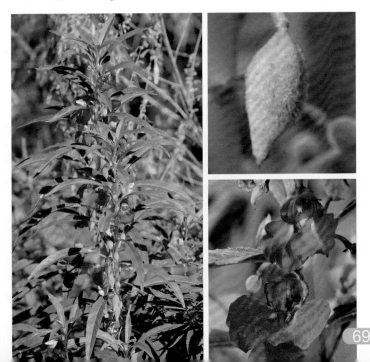

龙 葵

【科属】茄科。

【识别】一年生直立草本，高25～100cm。叶互生；叶柄长1～2cm；叶片卵形，先端短尖，基部楔形或宽楔形并下延至叶柄，全缘或具不规则波状粗锯齿。蝎尾状聚伞花序腋外生，由3～6朵花组成；花梗长，5深裂，裂片卵圆形。浆果球形，有光泽，成熟时黑色；种子多数扁圆形。花、果期9～10月。生于田边、路旁或荒地。全国均有分布。

【药用】夏、秋季采收全草，鲜用或晒干。有清热解毒、活血消肿的功效。主治疔疮、痈肿、丹毒、跌打扭伤、慢性气管炎、肾炎水肿。煎服，15～30g。外用适量，捣敷或煎水洗。

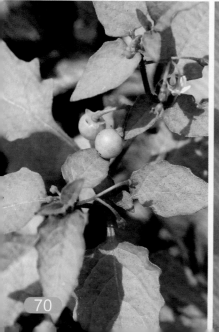 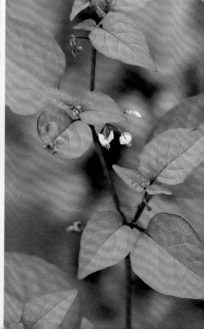

酸　浆

【科属】茄科。

【识别】多年生草本，高35～100cm。茎直立，多单生，不分枝。叶互生，叶片卵形至广卵形，叶缘具稀疏不规则的缺刻，或呈波状。花单生于叶腋，白色，花冠钟形，5裂。浆果圆球形，成熟时呈橙红色；宿存花萼在结果时增大，厚膜质膨胀如灯笼，具5棱角，橙红色或深红色，疏松地包围在浆果外面。花期7～10月，果期8～11月。全国各地均有分布。

【药用】秋季果实成熟、宿萼呈红色或橙红色时采收宿萼或带果实的宿萼，干燥。有清热解毒、利咽化痰、利尿通淋的功效。主治咽痛音哑、痰热咳嗽、小便不利、热淋涩痛；外治天疱疮、湿疹。煎服，5～9g。外用适量，捣敷患处。

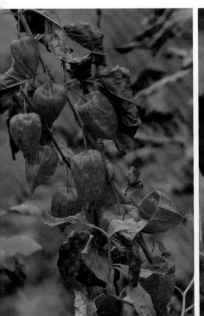
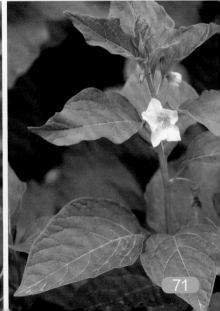

地构叶

【科属】大戟科。

【识别】多年生草本，高15～50cm。茎直立，丛生。叶互生或于基部对生；叶片厚纸质，披针形至椭圆状披针形，上部全缘，下部具齿牙。总状花序顶生，花瓣5，呈鳞片状。蒴果三角状扁圆球形，被柔毛和疣状突起，先端开裂。花期4～5月，果期5～6月。生于山坡及草地。分布于东北、华北及陕西、宁夏、甘肃、山东、江苏、安徽、河南、湖南、四川等地。

【药用】5～6月开花结实时采收全草，除去杂质，鲜用或晒干备用。有祛风除湿、舒筋活血、散瘀消肿、解毒的功效。主治风湿痹痛、筋骨挛缩、寒湿脚气、腰部扭伤、瘫痪、闭经、阴囊湿疹、疮疖肿毒。煎汤，9～15g。外用适量，煎水熏洗或捣敷。

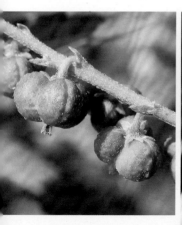
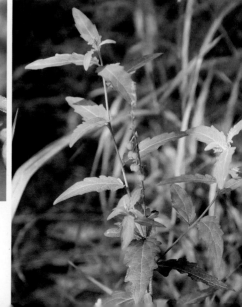

杏叶沙参

【科属】桔梗科。

【识别】一年生直立草本，高40～80cm，茎不分枝。基生叶心形，大而具长柄；茎生叶无柄，叶片椭圆形、狭卵形，边缘有不整齐的锯齿。花序常不分枝而成假总状花序，或有短分枝而成极狭的圆锥花序；花梗常极短，花冠宽钟状，蓝色或紫色，裂片长为全长的1/3，三角状卵形。蒴果椭圆状球形。花期8～10月。多生长在山野。分布于安徽、江苏、浙江、湖南、湖北等地。

【药用】春、秋季采挖根，除去须根，洗后趁鲜刮去粗皮，洗净，干燥。有养阴清肺、益胃生津、化痰、益气的功效。主治肺热燥咳、阴虚劳嗽、干咳痰黏、胃阴不足、食少呕吐、气阴不足、烦热口干。煎服，9～15g。

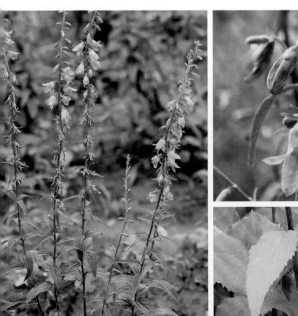
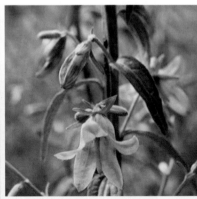
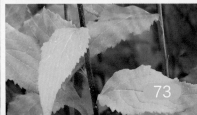

荠苨

【科属】桔梗科。

【识别】多年生草本，茎高约1m，含白色乳汁。叶互生；叶片卵圆形至长椭圆状卵形，边缘有锐锯齿。圆锥状总状花序，花枝长，花梗短；花冠上方扩张成钟形，淡青紫色，先端5裂。蒴果圆形，含有多数种子。花期8～9月，果期10月。我国各地都有分布。

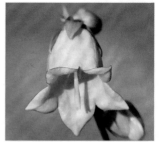

【药用】春季采挖根，除去茎叶，洗净，晒干。有润燥化痰、清热解毒的功效。主治肺燥咳嗽、咽喉肿痛、消渴、疔痈疮毒、药物中毒。煎服，5～10g。外用适量，捣烂敷。

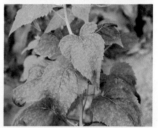

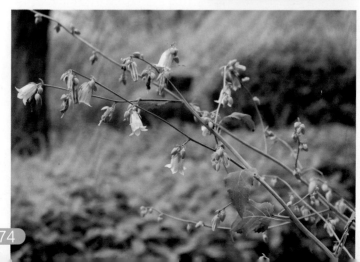

红　花

【科属】唇形科。

【识别】一年生直立草本，高50～100cm。叶互生，无柄；中下部茎生叶披针形、卵状披针形或长椭圆形，边缘具大锯齿、重锯齿、小锯齿或全缘，齿顶有针刺，向上的叶渐小，披针形，边缘有锯齿，齿顶针刺较长；全部叶质坚硬，革质。头状花序多数，在茎枝顶端排成伞房花序，管状花多数，橘红色，先端5裂，裂片线形。瘦果椭圆形或倒卵形。花期6～7月，果期8～9月。全国各地多有栽培。

【药用】夏季花由黄变红时采摘花，阴干或晒干。有活血通经、散瘀止痛的功效。主治经闭、痛经、恶露不行、癥瘕痞块、胸痹心痛、瘀滞腹痛、胸胁刺痛、跌扑损伤、疮疡肿痛。煎服，3～10g。外用适量。

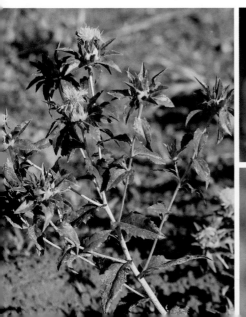
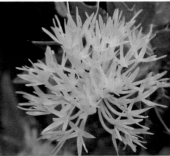
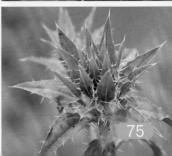

鳢 肠

【科属】菊科。

【识别】一年生草本，高10～60cm。全株被白色粗毛，折断后流出的汁液数分钟后即呈蓝黑色。茎直立或基部倾伏，着地生根，绿色或红褐色。叶对生，叶片线状椭圆形至披针形，边缘有细齿或波状，两面均被白色粗毛。头状花序，总苞钟状，花托扁平，托上着生少数舌状花及多数管状花；舌状花白色，管状花墨绿色。瘦果黄黑色。花期7～9月，果期9～10月。生于路边、湿地、沟边或田间。分布于全国各地。

【药用】花开时采割地上部分，晒干。有滋补肝肾、凉血止血的功效。主治肝肾阴虚、牙齿松动、须发早白、眩晕耳鸣、腰膝酸软、阴虚血热、吐血、衄血、尿血、血痢、崩漏下血、外伤出血。煎服，6～12g。

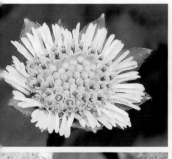

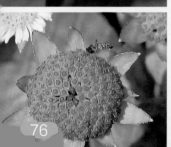

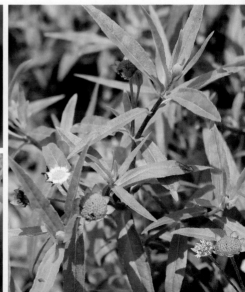

烟管头草

【科属】菊科。

【识别】多年生直立草本，高50～100cm，茎分枝，被白色长柔毛。下部叶匙状长圆形，边缘有不规则的锯齿；中部叶向上渐小，长圆形或长圆状披针形。头状花序在茎和枝的顶端单生，下垂，花黄色，外围的雌花筒状，中央的两性花有5个裂片。瘦果条形，有细纵条，先端有短喙和腺点；无冠毛。花期秋季。生于路边、山坡草地及森林边缘。分布几遍及全国各地。

【药用】秋季初开花时采收全草，鲜用或晒干。有清热解毒、消肿止痛的功效。主治感冒发热、高热惊风、咽喉肿痛、牙痛、尿路感染、疮疡疖肿、乳腺炎。煎服，6～15g，鲜品15～30g。外用适量，鲜品捣敷或煎水含漱。

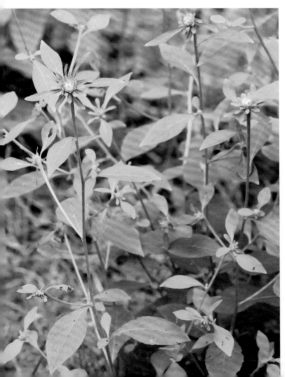

马 兰

【科属】菊科。

【识别】多年生直立草本，高30～70cm。叶互生，基部渐狭成具翅的长柄，叶片倒披针形或倒卵状长圆形，边缘从中部以上具有小尖头的钝齿或尖齿，或有羽状裂片；上面叶小，无柄，全缘。头状花序单生于枝端并排列成疏伞房状，总苞半球形，舌状花1层，舌片浅紫色。瘦果倒卵状长圆形。花期5～9月，果期8～10月。生于路边、田野、山坡上。分布于全国各地。

【药用】夏、秋季采收全草，鲜用或晒干。有凉血止血、清热利湿、解毒消肿的功效。主治吐血、衄血、血痢、崩漏、创伤出血、黄疸、水肿、淋浊、感冒、咳嗽、咽痛喉痹、痔疮、痈肿、丹毒、小儿疳积。煎服，10～30g，鲜品30～60g；外用适量，捣敷或煎水熏洗。

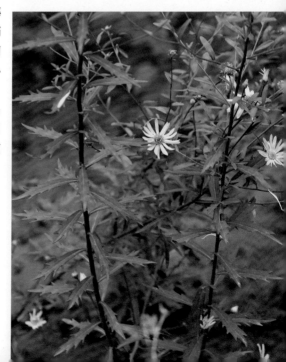

奇 蒿

【科属】菊科。

【识别】多年生直立草本，高60～100cm。叶互生；长椭圆形或披针形，边缘具锐尖锯齿，中脉显著；上部叶小，披针形。头状花序，钟状，密集成穗状圆锥花丛；总苞片4轮，淡黄色，覆瓦状排列；外层花雌性，管状。瘦果矩圆形。花期7～9月，果期8～10月。分布于江苏、浙江、江西、湖南、湖北、云南、四川、贵州、福建、广西、广东等地。

【药用】8～9月开花时割取地上部分，除去泥土，晒干，切段入药。有散瘀止痛、疗伤止血、破血通经、消食化积的功效。主治跌打损伤、肿痛出血、血瘀经闭、产后瘀滞腹痛、食积腹痛、赤白痢疾。煎服，6～9g。外用适量，研末撒或调敷，亦可鲜品捣烂外敷。

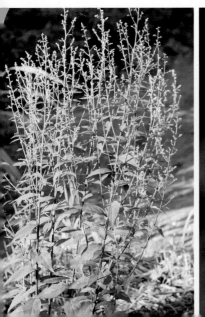
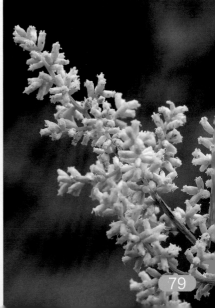

白花地胆草

【科属】菊科。

【识别】多年生草本。茎直立，多分枝，具棱条，被白色开展的长柔毛。叶互生，最下部叶常密集呈莲座状；下部叶长圆状倒卵形，先端尖，基部渐狭成具翅的柄，稍抱茎；上部叶椭圆形或长圆状椭圆形，近无柄或具短柄，最上部叶极小，全部具有小尖的锯齿。头状花序密集成团球状复头状花序，复头状花序基部有3个卵状心形的叶状苞片，排成疏伞房状；花白色，漏斗状，裂片披针形。瘦果长圆状线形。花期8月至翌年5月。生于山坡旷野、路边或灌丛中。分布于福建、台湾、广东、海南的沿海地区。

【药用】夏末采收全草，洗净，鲜用或晒干。有清热、凉血、解毒、利湿的功效。主治感冒、百日咳、扁桃体炎、咽喉炎、眼结膜炎、黄疸、肾炎水肿、月经不调、白带、疮疖、湿疹、虫蛇咬伤。煎汤，6～15g，鲜品30～60g；或捣汁。外用适量，捣敷或煎水熏洗。

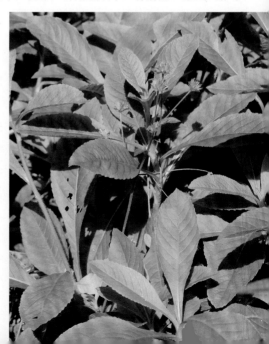

苎 麻

【科属】荨麻科。

【识别】多年生直立草本，高达2m。单叶互生，阔卵形或卵圆形，边缘有粗锯齿，上面绿色，粗糙，下面除叶脉外全部密被白色绵毛。圆锥花序腋生；雄花黄白色，花被4片；雌花淡绿色，花被4片。瘦果细小，椭圆形，集合成小球状。花期5～6月，果熟期9～10月。分布于我国中部、南部、西南及山东、江苏、安徽、浙江、陕西、河南等地。

【药用】冬、春季采挖根和根茎，洗净，晒干，切段生用。有凉血、止血、安胎、清热解毒的功效。主治血热出血证、胎动不安、胎漏下血、热毒痈肿。煎服，10～30g；鲜品30～60g，捣汁服。外用适量，煎汤外洗或鲜品捣敷。

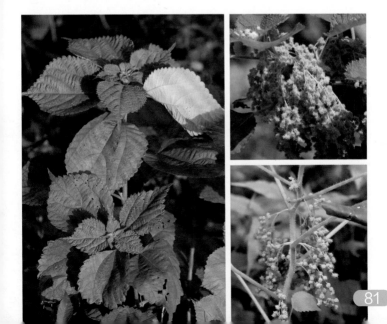

紫 菀

【科属】菊科。

【识别】多年生直立草本，高1～1.5m。基生叶长圆状或椭圆状匙形；茎生叶互生，叶片狭长椭圆形或披针形。头状花序伞房状排列，总苞半球形，苞片3列；花序边缘为舌状花，蓝紫色；中央有多数筒状花，黄色。瘦果倒卵状长圆形，扁平，紫褐色，上部具短伏毛，冠毛污白色或带红色。花期7～9月，果期9～10月。分布于黑龙江、吉林、辽宁、河北等地。

【药用】春、秋季采挖根，除去有节的根茎和泥沙，直接晒干。有润肺下气、消痰止咳的功效。主治痰多喘咳、新久咳嗽、劳嗽咳血。煎服，5～10g。

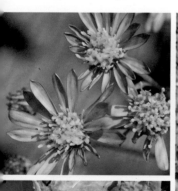

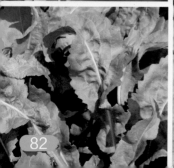

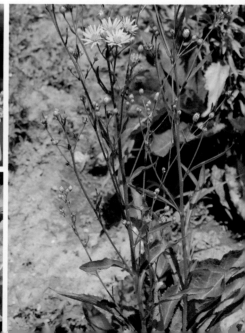

一枝黄花

【科属】菊科。

【识别】多年生草本，高35～100cm。茎直立。叶互生，中部茎叶椭圆形、长椭圆形、卵形或宽披针形，有具翅的柄，仅中部以上边缘有细齿或全缘；向上叶渐小；叶质地较厚。头状花序在茎上部排列成总状花序或伞房圆锥花序。舌状花椭圆形，黄色。花果期4～11月。生阔叶林缘、林下、灌丛中及山坡草地上。江苏、浙江、安徽、江西、四川、贵州、湖南、湖北、广东、广西、云南及陕西南部、台湾等地广为分布。

【药用】秋季花果期采挖全草，除去泥沙，晒干。有清热解毒、疏散风热的功效。主治喉痹、乳蛾、咽喉肿痛、疮疖肿毒、风热感冒。煎服，9～15g。

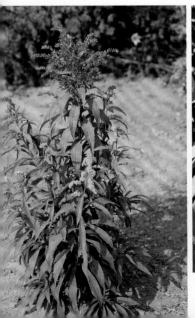
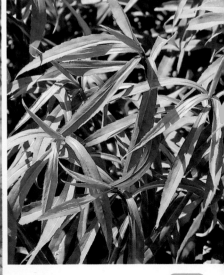

土木香

【科属】菊科。

【识别】多年生草本，高达1.8m，全株密被短柔毛。基生叶有柄，阔大，广椭圆形，边缘具不整齐锯齿；茎生叶互生，无柄，半抱茎，长椭圆形，边缘具不整齐锯齿；头状花序腋生，排成伞房花序；总苞半球形，总苞片覆瓦状排列；边缘舌状花雌性，先端3齿裂；中心管状花两性，先端5裂。花期6～7月。各地有栽培。

【药用】秋季采挖根，除去泥沙，晒干。有健脾和胃、调气解郁、止痛安胎的功效。主治胸胁胀痛、脘腹胀痛、呕吐泻痢、胸胁挫伤、岔气作痛、胎动不安。用量，3～9g，多入丸散服。

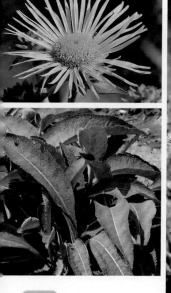

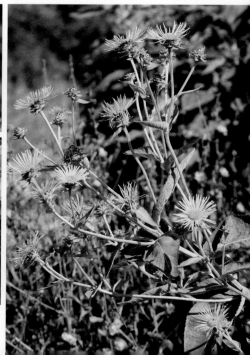

大风艾

【科属】菊科。

【识别】多年生大草本或灌木，全株密被黄白色绒毛，高达3m，具香气。茎直立，木质化。单叶互生，叶片椭圆形或椭圆状披针形，边缘具不整齐锯齿，上面绿色有短柔毛，下面密被银白色绒毛。4～5月开花，头状花序排列成伞房状；总苞片披针形，覆瓦状排列；花黄色。瘦果有10棱，被绒毛，顶端有淡白色冠毛1轮。多生于园边、路旁或山坡的灌木丛中。主产广西、广东、贵州、云南等省区。

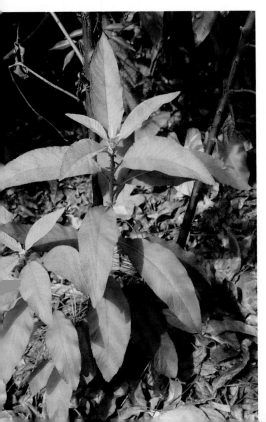

【药用】夏、秋季采收根、嫩枝、叶，鲜用或阴干。有祛风消肿、活血散瘀的功效。主治感冒、风湿性关节炎、产后风痛、痛经；外用治跌打损伤、疮疖痈肿、湿疹、皮炎。煎汤，15～30。外用适量，鲜茎叶捣烂敷患处或煎水洗。

苘　麻

【科属】锦葵科。

【识别】一年生草本，高1～2m，茎枝被柔毛。叶互生，叶片圆心形，两面均被星状柔毛，边缘具细圆锯齿。花单生于叶腋，花黄色，花瓣倒卵形。蒴果半球形，分果爿15～20，被粗毛，顶端具长芒2。种子肾形，褐色。花期7～8月。我国除青藏高原不产外，其他各地均有分布。

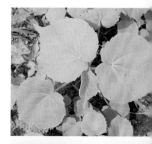

【药用】夏季采收全草或叶，鲜用或晒干。有清热利湿、解毒开窍的功效。主治痢疾、中耳炎、耳鸣、耳聋、睾丸炎、化脓性扁桃体炎、痈疽肿毒。煎服，10～30g。外用适量，捣敷。

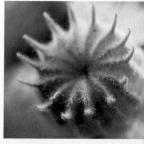

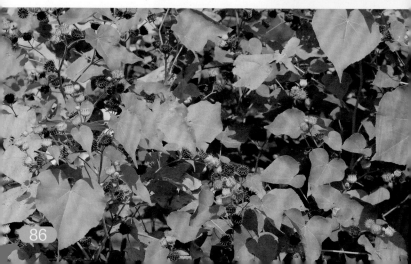

磨盘草

【科属】锦葵科。

【识别】一年生或多年生直立的亚灌木状草本，高1～2.5m。分枝多，全株均被灰色短柔毛。叶互生，叶卵圆形或近圆形，两面均被星状柔毛，边缘具不规则锯齿。花单生于叶腋，花萼盘状，绿色，密被灰色柔毛；花黄色，花瓣5。果为倒圆形似磨盘，黑色。种子肾形。花期7～10月，果期10～12月。生于平原、海边、砂地、旷野、山坡、河谷及路旁。分布于福建、台湾、广东、海南、广西、贵州、云南等地。

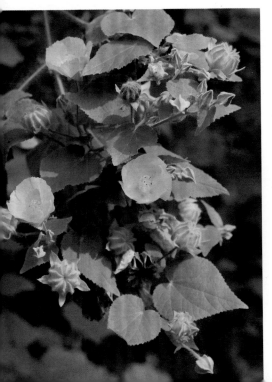

【药用】夏、秋季采收全草，切碎晒干。有疏风清热、化痰止咳、消肿解毒的功效。主治感冒、发热咳嗽、泄泻、中耳炎、耳聋、咽炎、腮腺炎、尿路感染、疮痈肿毒、跌打损伤。煎汤，30～60g。外用适量，捣敷或煎水熏洗。

（4）叶缘有齿、叶对生或轮生

筋骨草

【科属】唇形科。

【识别】多年生草本，高25～40cm。茎四棱形，紫红色或绿紫色。叶对生，具短柄，基部抱茎；叶片卵状椭圆形至狭椭圆形，边缘具不整齐的重齿。轮伞花序多花，密集成顶生穗状花序；花冠紫色，具蓝色条纹。小坚果长圆状三棱形，背部具网状皱纹。花期4～8月，果期7～9月。生于草地、林下或山谷溪旁。分布于河北、山西、陕西、甘肃、山东、浙江、河南、四川等地。

【药用】5～8月花开时采收全草，洗净，晒干或鲜用。有清热解毒、凉血消肿的功效。主治咽喉肿痛、肺热咯血、跌打肿痛。煎服，15～30g。外用适量，捣烂敷。

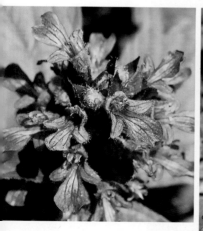
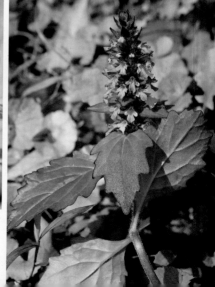

韩信草

【科属】唇形科。

【识别】多年生草本，全体被毛，高10～37cm。叶对生，草质至坚纸质，心状卵圆形至椭圆形，边缘密生整齐圆齿。花对生，在茎顶排列成总状花序；花冠蓝紫色，冠檐2唇形，下唇中裂片具深紫色斑点。小坚果卵形，有小瘤状突起。花期4～5月，果期6～9月。生于山地或丘陵地、疏林下、路旁空地及草地上。分布于陕西、江苏、安徽、浙江、江西、福建、台湾、河南、湖南、广东、广西、四川、贵州、云南等地。

【药用】春、夏季采收全草，洗净，鲜用或晒干。有清热解毒、活血止痛、止血消肿的功效。主治痈肿疔毒、肺痈、肠痈、瘰疬、毒蛇咬伤、肺热咳喘、牙痛、喉痹、咽痛、筋骨疼痛、吐血、咯血、便血、跌打损伤、创伤出血、皮肤瘙痒。煎汤，10～15g；鲜品30～60g。外用适量，捣敷或煎汤洗。

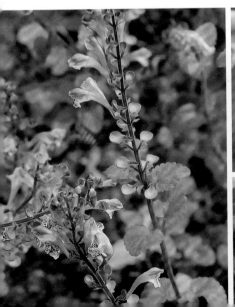
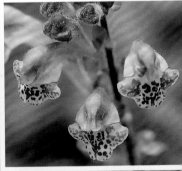
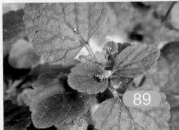

半枝莲

【科属】唇形科。

【识别】草本。茎直立，高12～35cm，四棱形，不分枝。叶对生，三角状卵圆形或卵圆状披针形，边缘生有疏而钝的浅牙齿。花单生于茎或分枝上部叶腋内。花冠紫蓝色，冠筒基部囊大，向上渐宽；冠檐2唇形，上唇盔状，半圆形，先端圆，下唇中裂片梯形，全缘。小坚果褐色，扁球形，具小疣状突起。花果期4～7月。生于水田边、溪边或湿润草地上。分布于河北、山东、陕西、河南、江苏、浙江、台湾、福建、江西、湖北、湖南、广东、广西、四川、贵州、云南等地。

【药用】夏、秋季茎叶茂盛时采挖全草，洗净，晒干。以色绿、味苦者为佳。有清热解毒，化瘀、利尿的功效。主治疔疮肿毒、咽喉肿痛、跌扑伤痛、水肿、黄疸、蛇虫咬伤。煎服，15～30g。外用鲜品适量，捣敷患处。

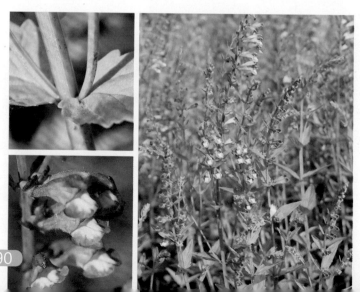

糙 苏

【科属】唇形科。

【识别】多年生草本，高50～150cm。茎直立，四棱形。叶对生，卵形或卵状长圆形，边缘具粗锯齿。轮伞花序，苞片线状钻形，较坚硬，常呈紫红色；花冠通常粉红色，边缘具不整齐的小齿，下唇外面密被绢状柔毛，3裂，裂片卵形或近圆形，中裂片较大。小坚果卵状三棱形。花期6～9月，果期7～10月。生于疏林下、林缘、草丛、路旁草坡上。分布于东北、华北及陕西、甘肃、山东、安徽、河南、湖北、广东、四川及贵州。

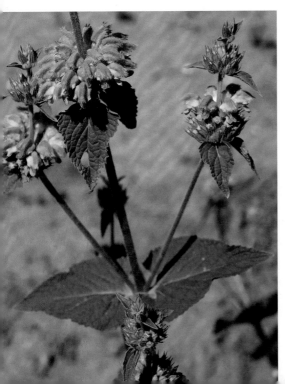

【药用】夏、秋季采收根及全草，洗净，晒干。有祛风化痰、利湿除痹、祛痰、解毒消肿的功效。主治感冒、咳嗽痰多、风湿痹痛、跌打损伤、疮痈肿毒。煎汤，3～10g。

广防风

【科属】唇形科。

【识别】直立草本，高1～2m。茎四棱形，密被白色贴生短柔毛。叶对生，阔卵圆形，边缘具不规则的牙齿，两面均被毛。轮伞花序，花密集，在主茎和侧枝顶排列成密集的或间断的长穗状花序。花冠淡紫色，外面无毛，内面中部有毛环，上唇直伸，长圆形，下唇平展，3裂，中裂片倒心形，边缘微波状，侧裂片较小，卵圆形。小坚果近圆球形，黑色、有光泽。花期8～9月，果期9～11月。生于林缘或路旁等荒地上。分布于浙江南部、江西南部、福建、台湾、湖南南部、广东、广西及西南等地。

【药用】夏、秋季割取全草，洗净，晒干或鲜用。有祛风湿、消疮毒的功效。主治感冒发热、风湿痹痛、痈肿疮毒、皮肤湿疹、蛇虫咬伤。煎汤，9～15g。外用适量，煎水洗或鲜品捣敷。

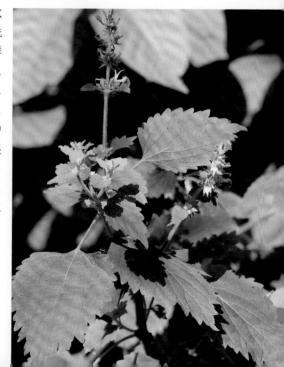

广藿香

【科属】唇形科。

【识别】一年生草本，高30～60cm。茎直立，分枝。叶对生，揉之有清淡的特异香气；叶片卵圆形或长椭圆形，叶缘具不整齐的粗钝齿，两面皆被毛茸。轮伞花序密集成假穗状花序；花萼筒状；花冠筒伸出萼外，冠檐近二唇形，上唇3裂，下唇全缘。小坚果近球形。花期4月。我国福建、台湾、广东、海南与广西有栽培。

【药用】枝叶茂盛时采割地上部分，日晒夜闷，反复至干。有芳香化浊、和中止呕、发表解暑的功效。主治湿浊中阻、脘痞呕吐、暑湿表证、湿温初起、发热倦怠、胸闷不舒、寒湿闭暑、腹痛吐泻、鼻渊头痛。煎服，3～10g；鲜品加倍。

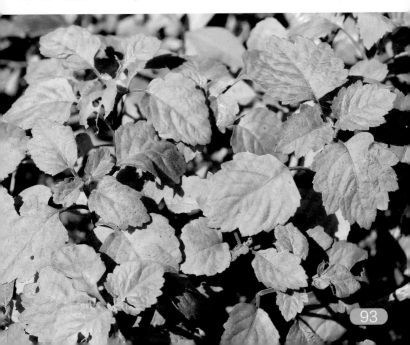

凉粉草

【科属】唇形科。

【识别】一年生草本，高15～100cm。茎上部直立，下部伏地，四棱形。叶对生，狭卵形或宽卵圆形，边缘具锯齿，两面被细刚毛或柔毛。轮伞花序组成总状花序，顶生或生于侧枝；花冠白色或淡红色，上唇宽大，具4齿，2侧齿较高，中央2齿不明显，下唇全缘，舟状。小坚果长圆形，黑色。花期7～10月，果期8～11月。生于沙地草丛或水沟边。分布于浙江、江西、台湾、广东、广西等地。

【药用】夏季收割地上部分，晒干。或晒至半干，堆叠焖之使发酵变黑，再晒至足干。有消暑、清热、凉血、解毒的功效。主治糖尿病、黄疸、泄泻、痢疾、高血压病、关节疼痛、风火牙痛、烧烫伤、丹毒。煎汤，15～30g。外用适量，研末调敷、煎水洗或鲜品捣敷。

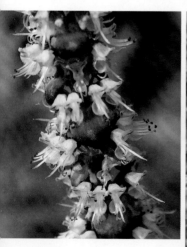
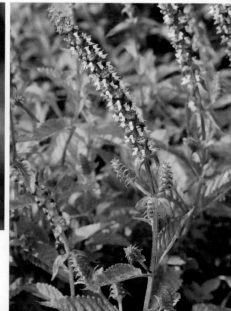

石荠苎

【科属】唇形科。

【识别】一年生草本，高20～100cm。茎直立，四棱形，密被短柔毛。叶对生，卵形或卵状披针形，边缘具锯齿，近基部全缘。轮伞花序2花，在主茎及侧枝上组成顶生的假总状花序；花冠粉红色，上唇先端微缺，下唇3裂，中裂片较大，边缘具齿。小坚果黄褐色，球形，具突起的皱纹。花期5～10月，果期6～11月。生于山坡、路旁、灌丛或沟边潮湿地。分布于辽宁、陕西、甘肃、江苏、安徽、浙江、江西、福建、台湾、河南、湖北、湖南、广东、广西和四川。

【药用】7～8月采收全草，晒干或鲜用。有疏风解表、清暑除湿、解毒止痒的功效。主治感冒头痛、咳嗽、中暑、痢疾、痔血、血崩、热痱、湿疹、股癣。煎汤，4.5～15g。外用适量，煎水洗或捣敷。

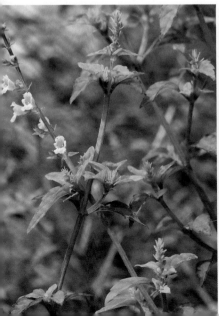
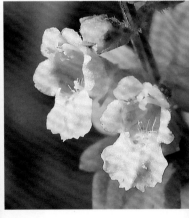

心叶荆芥

【科属】唇形科。

【识别】多年生草本，高40～150cm。茎直立，四棱形。叶对生，叶片卵状或三角状心形，边缘粗圆齿，两面被短柔毛。聚伞花序二歧状分枝；花冠白色，下唇有紫点，外面被白色柔毛，上唇短，先端浅凹，下唇3裂，中裂片近圆形，边缘具粗牙齿。小坚果卵形，灰褐色。花期7～9月，果期8～10月。生于宅旁或灌丛中，亦有栽培。分布于西南及河北、山西、陕西、甘肃、新疆、山东、河南、湖北、西藏等地。

【药用】7～9月割取地上部分，阴干或鲜用。有疏风清热、活血止血的功效。主治外感风热、头痛咽痛、麻疹透发不畅、吐血、衄血、外伤出血、跌打肿痛、疮痈肿痛、毒蛇咬伤。煎汤，9～15g。外用适量，鲜品捣敷。

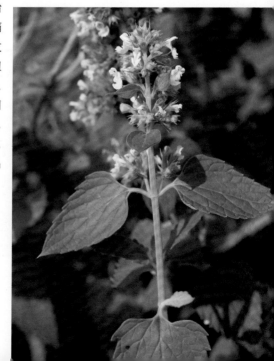

罗 勒

【科属】唇形科。

【识别】一年生直立草本，高20～80cm，全株芳香，茎四棱形。叶对生，叶片卵形或卵状披针形，全缘或具疏锯齿。轮伞花序，花冠淡紫色或白色，伸出花萼，唇片外面被微柔毛，上唇4裂，裂片近圆形，下唇长圆形，下倾。小坚果长圆状卵形，褐色。花期6～9月，果期7～10月。全国各地多有栽培。

【药用】开花后割取地上部分，鲜用或阴干。有疏风解表、化湿和中、行气活血、解毒消肿的功效。主治感冒头痛、发热咳嗽、中暑、食积不化、不思饮食、脘腹胀满疼痛、遗精、月经不调、牙痛口臭、皮肤湿疮、隐疹瘙痒、跌打损伤、蛇虫咬伤。煎服，5～15g。外用适量，捣敷或煎汤洗。

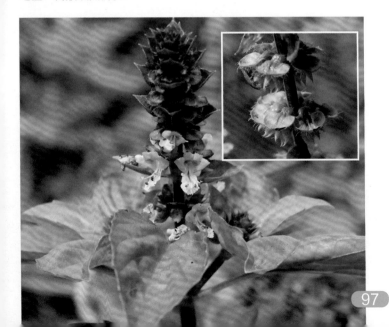

薄 荷

【科属】唇形科。

【识别】多年生芳香直立草本，高30～80cm。单叶对生，叶片长卵形至椭圆状披针形，边缘具细尖锯齿，密生缘毛。轮伞花序腋生，愈向茎顶，叶及花序递渐变小；花冠二唇形，淡紫色至白色。小坚果长卵球形。花期8～10月，果期9～11月。分布于华北、华东、华南、华中及西南各地。

【药用】夏、秋季茎叶茂盛或花开至三轮时，分次采割地上部分，晒干或阴干。有疏散风热、清利头目、利咽、透疹、疏肝行气的功效。主治风热感冒、风温初起、头痛、目赤、喉痹、口疮、风疹、麻疹、胸胁胀闷。煎服，3～6g。

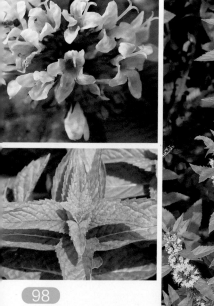

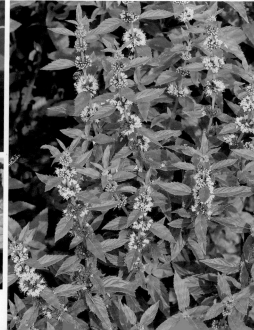

泽 兰

【科属】唇形科。

【识别】多年生直立草本，高40～100cm。叶交互对生；狭披针形至广披针形，边缘有粗锐锯齿。轮伞花序腋生，花小，花冠白色，钟形，上唇直立，下唇3裂，裂片几相等。小坚果扁平，暗褐色。花期7～9月，果期9～10月。分布于黑龙江、吉林、辽宁、河北、陕西、贵州、云南、四川等地。

【药用】夏、秋季茎叶茂盛时采割地上部分，晒干。有活血调经、祛瘀消痈、利水消肿的功效。主治月经不调、经闭、痛经、产后瘀血腹痛、疮痈肿毒、水肿腹水。煎服，10～15g。

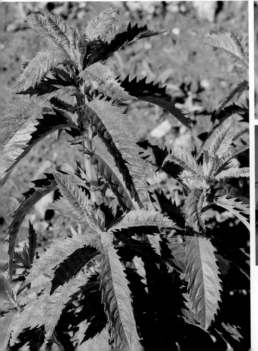
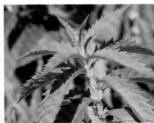
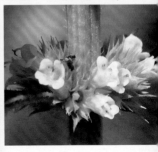

碎米桠

【科属】唇形科。

【识别】茎直立灰褐色或褐色。叶对生，卵圆形或菱状卵圆形，基部宽楔形，骤然渐狭下延成假翅，边缘具粗圆齿状锯齿，膜质至坚纸质；叶柄向茎、枝顶部渐变短。聚伞花序3～5花，苞叶菱形或菱状卵圆形至披针形。花萼钟形，紫红色，萼齿5。花唇形。小坚果倒卵状三棱形，淡褐色。花期7～10月，果期8～11月。生于山坡、灌木丛、林地、砾石地及路边等向阳处。分布于湖北、四川、贵州、广西、陕西、甘肃、山西、河南、河北、浙江、安徽、江西及湖南。

【药用】夏、秋季茎叶茂盛时采割地上部分，晒干。有清热解毒、活血止痛的功效。主治咽喉肿痛、癥瘕痞块、蛇虫咬伤。煎服，30～60g。外用适量。

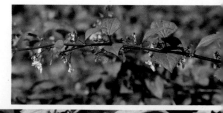

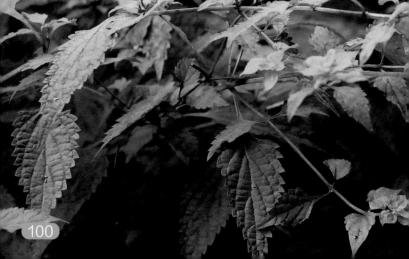

风轮菜

【科属】唇形科。

【识别】多年生直立草本，高0.5～1m。茎四棱形，具细条纹，密被短柔毛。叶卵形，边缘具大小均匀的圆齿状锯齿，两面密被短硬毛。轮伞花序多花密集，半球状，沿茎及分枝形成宽而多头的圆锥花序；花冠紫红色，冠筒伸出花萼，外面被微柔毛，冠檐二唇形，上唇直伸，先端微缺，下唇3裂。花期5～8月，果期8～10月。生于山坡、路边、林下、灌丛中。分布于华东、华中、华南及云南。

【药用】夏季开花前采收地上部分，晒干。有收敛止血的功效。主治崩漏、尿血、鼻衄、牙龈出血、外伤出血。煎服，9～15g。外用适量，研末敷患处。

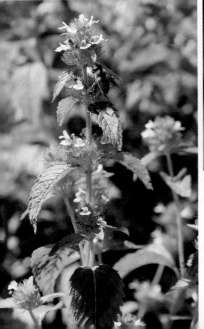
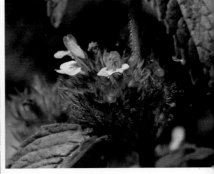

蓝萼香茶菜

【科属】唇形科。

【识别】多年生草本，茎高达1.5m。单叶对生，卵形或宽卵形，边缘有锯齿。聚伞花序组成疏松、顶生圆锥花序；花冠白色，花冠筒近基部上面浅囊状，上唇4等裂，下唇舟形。小坚果宽倒卵形。生于山谷、林下、草丛中。分布于东北及河北、山西、山东等地。

【药用】夏、秋季采收全草，洗净，切段，晒干。有健胃消食、清热解毒的功效。主治脘腹胀痛、食滞纳呆、黄疸、感冒发热、乳痈、蛇虫咬伤。煎服，10～15g。外用适量，捣敷。

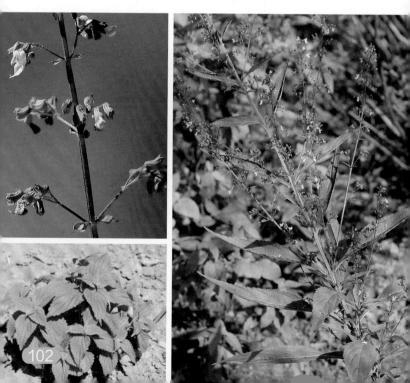

三花莸

【科属】马鞭草科。

【识别】直立亚灌木，高15～70cm。常自基部分枝。枝四方形，密生灰白色向下弯曲的柔毛。单叶对生，纸质，卵形，边缘具规则锯齿。聚伞花序腋生，通常3花；花萼钟状，5裂，裂片披针形；花冠紫红色至淡红色，先端5裂，二唇形，裂片全缘。蒴果成熟后四瓣裂，果瓣无翅，倒卵状舟形，表面密被糙毛及凹凸网纹。花、果期6～9月。生于山坡、平地、水沟边及河边。分布于四川、陕西、甘肃、河北、江西、湖北、云南等地。

【药用】夏季采全草，洗净，晒干或鲜用。有疏风解表、宣肺止咳的功效。主治感冒、咳嗽、百日咳、外障目翳、水火烫伤。煎汤，10～15g。外用适量，捣敷或研末调敷。

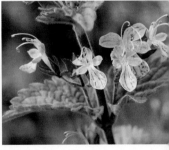

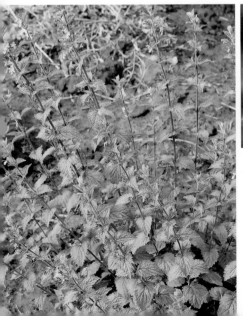

藿香蓟

【科属】菊科。

【识别】一年生草本，被粗毛，有特殊气味，高30～60cm。茎直立，多分枝，绿色稍带紫色，叶卵形，对生，上部偶有互生，边缘有钝齿。头状花序组成为稠密、顶生的伞房花序；小花蓝色或白色，全部管状，先端5裂。瘦果黑色，具芒状鳞片形冠毛。花期夏季。野生于荒地。分布福建、广东、广西、云南、贵州等地。

【药用】夏、秋采收全草，除去根部，晒干。有清热解毒、止血、止痛的功效。主治感冒发热、咽喉肿痛、口舌生疮、咯血、衄血、崩漏、脘腹痛、跌打损伤、外伤出血、痈肿疮毒、湿疹瘙痒。煎汤，15～30g，鲜品加倍。外用适量，捣敷、研末吹喉或调敷。

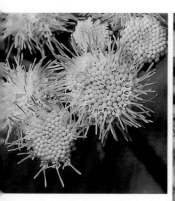
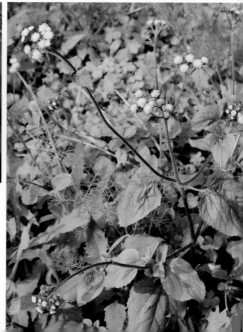

华泽兰

【科属】菊科。

【识别】多年生草本，高可达1.5m。单叶对生，卵形、长卵形或宽卵形，边缘有不规则的圆锯齿。头状花序多数，在茎顶或分枝顶端排成伞房或复伞房花序；总苞狭钟状；头状花序含5～6小花，筒状，白色，或有时粉红色。瘦果圆柱形，有5纵肋。花期6～9月。生于山坡、路旁、林缘、林下及灌丛中。分布于陕西、甘肃、山东、安徽、浙江、江西、福建、河南、湖北、湖南、广东、海南、广西、四川、贵州、云南等地。

【药用】秋季采挖根，洗净，切段，晒干。有清热利咽、凉血散瘀、解毒消肿的功效。主治咽喉肿痛、吐血、血淋、赤白下痢、跌打损伤、痈疮肿毒、毒蛇咬伤、水火烫伤。煎汤，10～20g，鲜品30～60g。外用适量，捣敷或煎水洗。

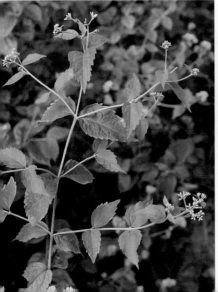
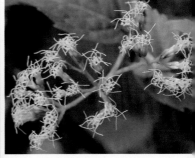

玄 参

【科属】玄参科。

【识别】多年生草本，高60～120cm。茎直立，四棱形。叶对生，卵形或卵状椭圆形，边缘具细锯齿。聚伞花序疏散开展，呈圆锥状；花冠暗紫色，管部斜壶状，先端5裂，不等大。蒴果卵圆形。花期7～8月，果期8～9月。分布于我国长江流域及陕西、福建等地。

【药用】冬季茎叶枯萎时采挖根，除去根茎、幼芽、须根及泥沙，晒或烘至半干，堆放3～6天，反复数次至干燥。有清热凉血、滋阴降火、解毒散结的功效。主治热入营血、温毒发斑、热病伤阴、舌绛烦渴、津伤便秘、骨蒸劳嗽、目赤、咽痛、白喉、瘰疬、痈肿疮毒。煎服，9～15g。

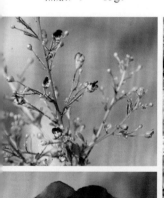

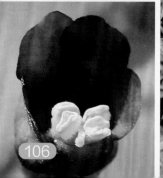

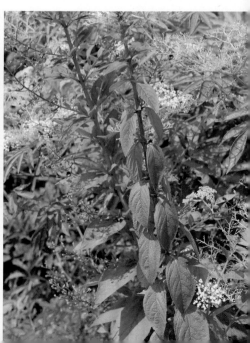

北玄参

【科属】玄参科。

【识别】草本，高达1.5m。茎四棱形，具白色髓心。单叶对生，叶片卵形至椭圆状卵形，边缘有锐锯齿。穗状花序，花冠黄绿色，上唇长于下唇，两唇的裂片均圆钝。蒴果卵圆形，长4～6mm。花期7月，果期8～9月。

【药用】同玄参。

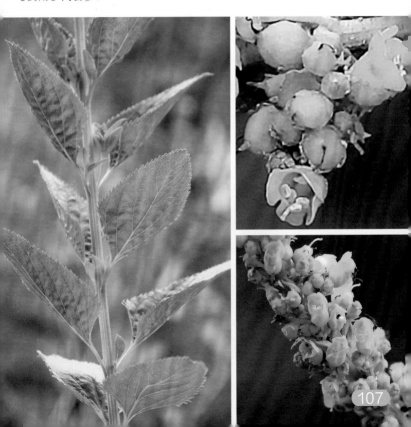

藿 香

【科属】唇形科。

【识别】一年生或多年生草本，高40～110cm。茎直立，四棱形，略带红色。叶对生，叶片椭圆状卵形或卵形，边缘具不整齐的钝锯齿，齿圆形。花序聚成顶生的总状花序；花冠唇形，紫色或白色，上唇四方形或卵形，先端微凹，下唇3裂，两侧裂片短，中间裂片扇形，边缘有波状细齿。小坚果倒卵状三棱形。花期6～7月，果期10～11月。分布于东北、华东、西南及河北、陕西、河南、湖北、湖南、广东等地。

【药用】当花序抽出而未开花时，择晴天齐地割取全草，晒干。有祛暑解表、化湿和胃的功效。主治夏令感冒、寒热头痛、胸脘痞闷、呕吐泄泻、妊娠呕吐、鼻渊、足癣。煎服，6～10g；外用适量，煎水洗。

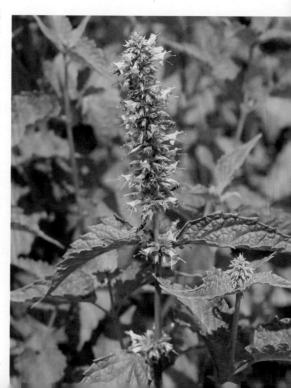

香薷

【科属】唇形科。

【识别】一年生草本，高30～90cm。茎直立，棱形，紫褐色。叶对生，叶片卵形或椭圆状披针形，边缘具锯齿。轮伞花序多花，密集成假穗状花序，顶生和腋生；花冠淡紫色，外面被毛，上唇直立，先端微缺，下唇3裂，中裂片半圆形。小坚果长圆形，棕黄色。花期7～10月，果期8～10月。生于山地、林内、河岸和路旁。除青海、新疆外，全国各地均有分布。

【药用】夏、秋季采收全草，切段，晒干或鲜用。有发汗解暑、化湿利尿的功效。主治夏季感冒、中暑、泄泻、小便不利、水肿、湿疹、痈疮。煎服，9～15g，鲜品加倍。外用适量，捣敷或熏洗。

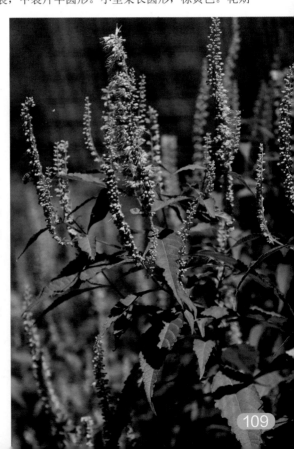

紫 苏

【科属】唇形科。

【识别】一年生直立草本，高30～200cm，具有特殊芳香。叶对生，叶片阔卵形、卵状圆形，边缘具粗锯齿，两面紫色或仅下面紫色。轮伞花序，顶生和腋生，花冠唇形，白色或紫红色。小坚果近球形，灰棕色或褐色。花期6～8月，果期7～9月。全国各地广泛栽培。

【药用】夏季枝叶茂盛时采收紫苏叶，晒干。秋季果实成熟时采收紫苏子，晒干。紫苏叶有解表散寒、行气和胃的功效；主治风寒感冒、咳嗽呕恶、妊娠呕吐、鱼蟹中毒。紫苏子有降气化痰、止咳平喘、润肠通便的功效；主治痰壅气逆、咳嗽气喘、肠燥便秘。煎服，5～10g；煮粥食。

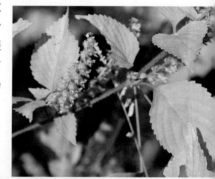

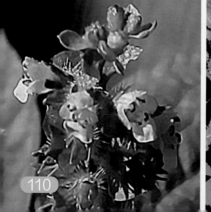

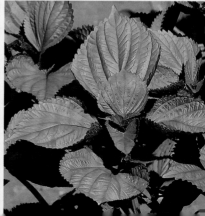

草本威灵仙

【科属】玄参科。

【识别】多年生直立草本，高80～150cm。叶4～6枚轮生，无柄，叶片长圆形至宽条形，边缘有三角状锯齿。花序顶生，长尾状；花红紫色、紫色或淡紫色，4裂，花冠筒内面被毛。蒴果卵形，4瓣裂；种子椭圆形。花期7～9月。生于路边、山坡草地及山坡灌丛内。分布于东北、华北、陕西省北部、甘肃东部及山东半岛。

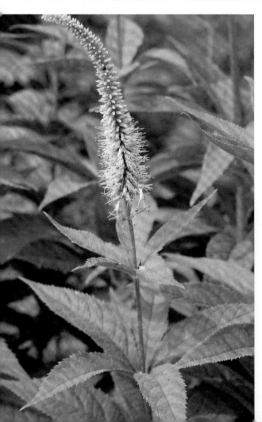

【药用】夏、秋季采收根及全草，晒干。有祛风除湿、清热解毒的功效。主治感冒风热、咽喉肿痛、腮腺炎、风湿痹痛、蛇虫咬伤。煎服，10～15g，鲜品30～60g。外用鲜品适量，捣敷或煎水洗。

桔 梗

【科属】桔梗科。

【识别】多年生草本，高30～120cm。茎通常不分枝或上部稍分枝。叶3～4片轮生、对生或互生，叶片卵形至披针形，边缘有尖锯齿，下面被白粉。花1朵至数朵单生茎顶或集成疏总状花序，花冠阔钟状，蓝色或蓝紫色，裂片5，三角形。蒴果倒卵圆形。花期7～9月，果期8～10月。分布于我国各地区。

【药用】春、秋季采挖根，洗净，除去须根，趁鲜剥去外皮或不去外皮，干燥。有宣肺、利咽、祛痰、排脓的功效。主治咳嗽痰多、胸闷不畅、咽痛音哑、肺痈吐脓。煎服，3～10g。

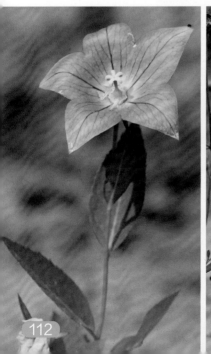 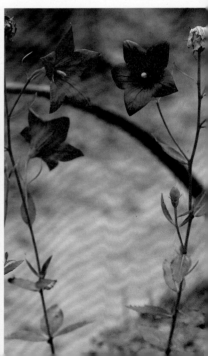

罗布麻

【科属】夹竹桃科。

【识别】多年生草本，高1～2m，全株含有乳汁。茎直立，紫红色或淡红色。叶对生，椭圆形或长圆状披针形，叶缘具细齿。聚伞花序生于茎端或分枝上，花冠粉红色或浅紫色，钟形，下部筒状，上端5裂。蓇葖果长角状，熟时黄褐色，带紫晕，成熟后沿粗脉开裂。种子顶端簇生白色细长毛。花期6～7月，果期8～9月。分布辽宁、吉林、内蒙古、甘肃、新疆、陕西、山西、山东、河南、河北、江苏及安徽北部等地。

【药用】夏季采收叶，除去杂质，干燥。有平肝安神，清热利水的功效。主治肝阳眩晕，心悸失眠，水肿尿少。煎服或开水泡服，6～12g。

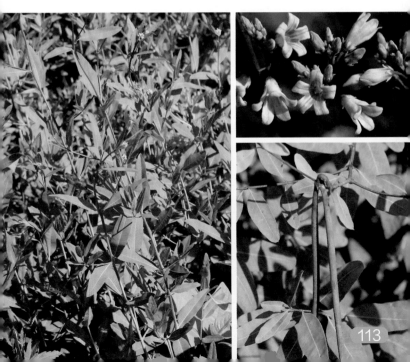

马 蓝

【科属】爵床科。

【识别】多年生草本，高30～100cm。地上茎基部稍木质化，稍分枝，节膨大。叶对生，叶柄长1～4cm，叶片倒卵状椭圆形或卵状椭圆形，先端急尖，基部渐狭细，边缘有浅锯齿、波状齿或全缘。花无梗，成疏生的穗状花序，顶生或腋生；花冠漏斗状，淡紫色，5裂近相等，先端微凹。蒴果为稍狭的匙形。花期6～10月，果期7～11月。分布于华南、西南等地。

【药用】夏、秋两季采挖根茎及根，除去地上茎，洗净、晒干。有清热解毒、凉血消斑的功效。主治温疫时毒、发热咽痛、温毒发斑、丹毒。用量，9～15g。

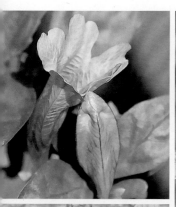

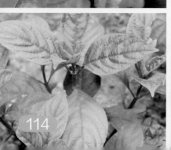

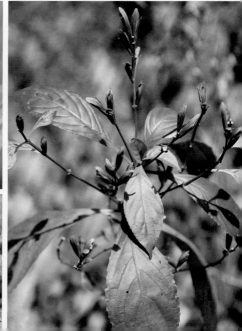

轮叶沙参

【科属】桔梗科。

【识别】一年生直立草本，高可达1.5m，茎不分枝。茎生叶3～6枚轮生，叶片卵圆形至条状披针形，边缘有锯齿。狭圆锥状花序，花序分枝大多轮生，生数朵花或单花。花冠筒状细钟形，口部稍缢缩，蓝色、蓝紫色，裂片短，三角形。蒴果球状圆锥形或卵圆状圆锥形。花期7～9月。分布于东北、内蒙古、河北、山西、华东、广东、广西、云南、四川、贵州。

【药用】春、秋季采挖根，除去须根，洗后趁鲜刮去粗皮，洗净，干燥。有养阴清肺、益胃生津、化痰、益气的功效。主治肺热燥咳、阴虚劳嗽、干咳痰黏、胃阴不足、食少呕吐、气阴不足、烦热口干。煎服，9～15g。

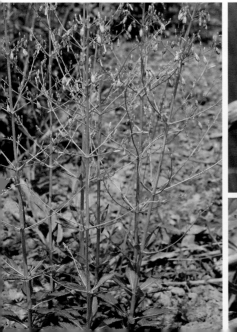
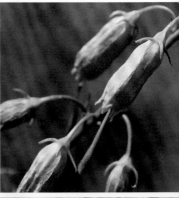
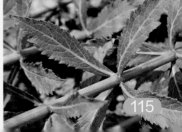

菊 芋

【科属】菊科。

【识别】多年生直立草本，高1～3m。茎被短糙毛或刚毛。基部叶对生，上部叶互生；有叶柄，叶柄上部有狭翅；叶片卵形至卵状椭圆形，边缘有锯齿。头状花序数个，生于枝端；舌状花淡黄色。瘦果楔形。花期8～10月。我国大多数地区有栽培。

【药用】秋季采挖块茎，夏、秋季采收茎叶，鲜用或晒干。有清热凉血、消肿的功效。主治热病、肠热出血、跌打损伤、骨折肿痛。煎汤，10～15g；或块根1个，生嚼服。

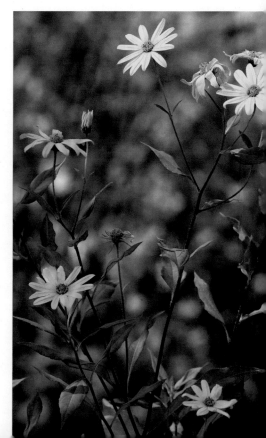

白花败酱

【科属】败酱科。

【识别】多年生直立草本，高50～100cm，根茎有腐败的酱味。叶对生；叶片卵形，边缘具粗锯齿，或3裂而基部裂片很小。聚伞花序多分枝，呈伞房状的圆锥花丛；花冠5裂，白色；果实倒卵形，背部有一小苞所成的圆翼。花期9月。生长于山坡草地及路旁。全国大部地区均有分布。

【药用】夏、秋季采收全草（败酱草），全株拔起，除去泥沙，洗净，阴干或晒干。有清热解毒、消痈排脓、祛瘀止痛的功效。主治肠痈、肺痈、痈肿疮毒、产后瘀阻腹痛。煎服，6～15g。外用适量。

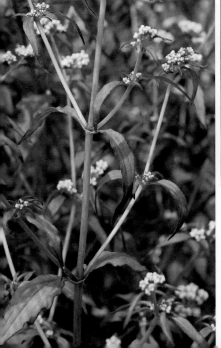
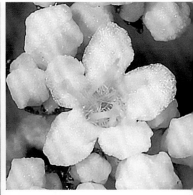

狭叶荨麻

【科属】荨麻科。

【识别】多年生草本，高达150cm。茎直立，有四棱，被螫毛。单叶对生，叶片长圆状披针形或披针形，边缘有粗锯齿。雌雄异株，花序长达4cm，多分枝；雄花花被4；雌花较雄花小，花被片4。瘦果卵形，包于宿存的花被内。花期7～8月，果期8～10月。分布于东北、华北等地。

【药用】夏、秋季采收全草，切段，晒干。有祛风通络、平肝定惊、消积通便、解毒的功效。主治风湿痹痛、产后抽风、小儿惊风、小儿麻痹后遗症、高血压、消化不良、大便不通、荨麻疹、跌打损伤、虫蛇咬伤。煎服，5～10g。外用适量，捣汁擦或捣烂外敷；或煎水洗。

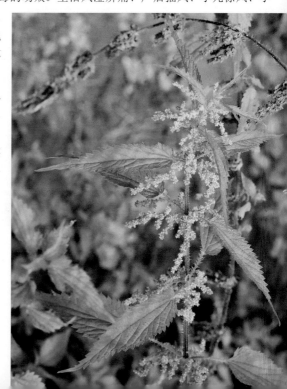

（1）叶互生

地 肤

【科属】藜科。

【识别】一年生草本，高约50～150cm，茎直立，多分枝，淡绿色或浅红色。叶互生，无柄；叶片狭披针形或线状披针形，全缘，通常有3条主脉；茎上部叶较小，有一中脉。穗状花序，花黄绿色，花被片5，近球形。胞果扁球形。花期6～9月，果期8～10月。全国大部分地区有分布。

【药用】秋季果实成熟时采收植株，晒干，打下果实。有清热利湿、祛风止痒的功效。主治小便涩痛、阴痒带下、风疹、湿疹、皮肤瘙痒。煎服，9～15g。外用适量。

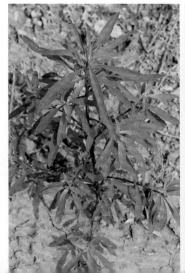
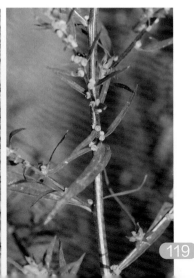

碱 蓬

【科属】藜科。

【识别】一年生草本，高30～150cm。茎直立，有条棱，上部多分枝。叶互生，叶片线形，半圆柱状，肉质，灰绿色。聚伞花序，生于叶腋的短柄上。胞果扁球形，包于花被内，种子双凸镜形，黑色，表面有颗粒状点纹。花期6～8月，果期9～10月。生于盐碱地上。分布于东北、西北、华北和河南、山东、江苏、浙江等地。

【药用】夏、秋季收割地上部分，晒干，亦可鲜用。有清热、消积的功效。主治食积停滞、发热。煎服，6～9g，鲜品15～30g。

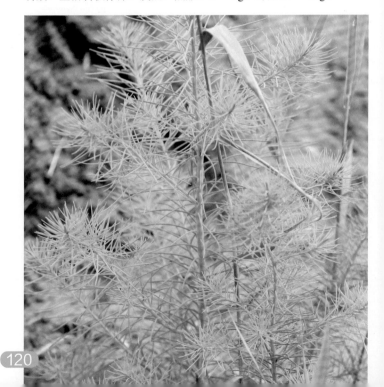

猪毛菜

【科属】藜科。

【识别】一年生草本，高30～100cm。茎自基部分枝，枝互生，淡绿色，有红紫色条纹。叶片丝状圆柱形，先端有硬针刺。穗状花序，生枝条上部，花期7～9月。胞果倒卵形，种子横生或斜生，先端平，果期9～10月。生荒地戈壁滩和含盐碱的沙质土壤上。分布于东北、华北、西北、西南及山东、江苏、安徽、河南等地。

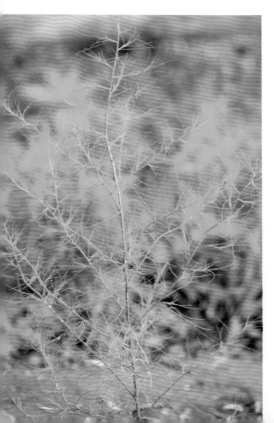

【药用】夏、秋季开花时割取全草，晒干。有平肝潜阳、润肠通便的功效。主治高血压病、眩晕、失眠、肠燥便秘。煎服，15～30g；或开水泡后代茶饮。

草 龙

【科属】柳叶菜科。

【识别】一年生直立草本，高60～200cm。单叶互生，叶披针形至线形，全缘。花腋生，花瓣4，黄色，倒卵形或近椭圆形。蒴果圆柱状，具棱。花果期几乎四季。生于田边、水沟、河滩、塘边、湿草地等湿润向阳处，产台湾、广东、香港、海南、广西、云南南部。

【药用】夏、秋季采集全草，洗净切段晒干。有清热解毒，去腐生肌的功效。主治感冒发热，咽喉肿痛，口腔炎，口腔溃疡，痈疮疔肿。用量15～30g。

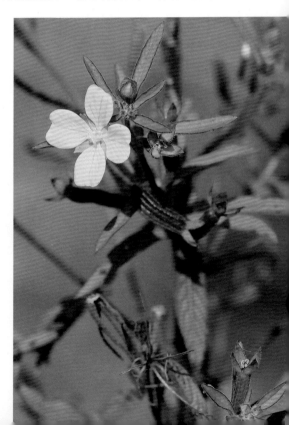

虎尾草

【科属】报春花科。

【识别】多年生草本，高40～100cm。叶互生或近对生，叶片线状长圆形至披针形，边缘多少向外卷折。总状花序顶生，花密集，常弯向一侧呈狼尾状；花冠白色，5深裂，裂片长圆状披针形。蒴果球形，包于宿存的花萼内。种子多数，红棕色。花期5～8月，果期8～10月。生于山坡、草地、路旁灌丛或海边田埂。分布于东北、华北、西北以及山东、江苏、安徽、浙江、河南、湖北、四川、贵州、云南等地。

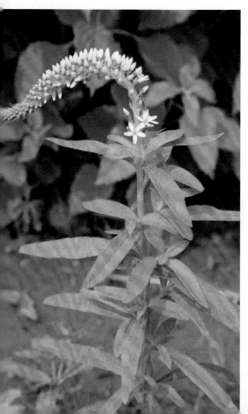

【药用】花期采挖全草或根茎，阴干或鲜用。有活血利水、解毒消肿的功效。主治月经不调、风湿痹痛、水肿、小便不利、咽喉肿痛、乳痈、无名肿毒、跌打损伤。煎服，15～30g。外用适量，捣敷或研末敷。

瓦　松

【科属】景天科。

【识别】二年生草本。一年生莲座叶短，线形，先端增大，为白色软骨质，半圆形；二年生花茎一般高10～20cm；叶互生，疏生，有刺，线形至披针形。花序总状，花瓣5，红色，披针状椭圆形。花期8～9月，果期9～10月。生于山坡石上或屋瓦上。分布于湖北、安徽、江苏、浙江、青海、宁夏、甘肃、陕西、河南、山东、山西、河北、内蒙古、辽宁、黑龙江。

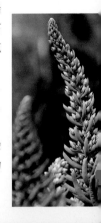

【药用】夏、秋季花开时采收全草，除去根及杂质，晒干，切段。有凉血止血、解毒、敛疮的功效。主治血痢、便血、痔血、疮口久不愈合。煎服，3～9g。外用适量，研末涂敷患处。

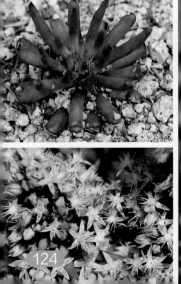

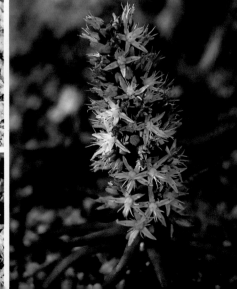

狭叶红景天

【科属】景天科。

【识别】多年生草本，高25～50cm。茎直立，淡绿白色。叶互生，无柄；叶片条形至条状披针形，边缘有疏锯齿。聚伞花序伞房状；花瓣5或4，绿黄色，条状披针形至倒披针形。蓇葖果上部开展，有短而向外弯曲的喙。种子长圆状披针形，褐色，具翅。花期6～8月，果期8～10月。生于高山灌丛、多石草地上或石坡上。分布于河北、山西、陕西、甘肃、青海、新疆、四川、云南、西藏等地。

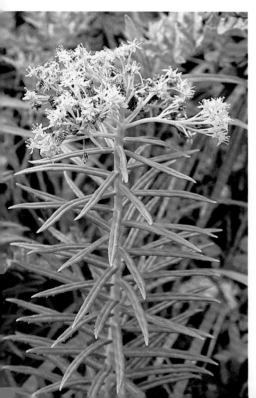

【药用】秋季采挖根茎及根，除去残叶、须根，洗净，晒干。有养心安神、活血化瘀、止血、清热解毒的功效。主治气虚体弱、短气乏力、心悸失眠、头昏眩晕、胸闷疼痛、跌打损伤、月经不调、崩漏、吐血、痢疾、腹泻。煎汤，9～12g。

阿尔泰狗娃花

【科属】菊科。

【识别】多年生直立草本，高20～60cm。叶互生，下部叶条形或长圆状披针形、倒披针形或近匙形，全缘或有疏浅齿，上部叶渐小，条形。头状花序生于枝端排成伞房状；总苞半球形，舌状花浅蓝紫色，长条形。瘦果扁，倒卵状长圆形，灰绿色或褐色，被绢毛，冠毛污白色或红褐色。花、果期5～9月。生于草原、荒漠地、沙地及干旱山地。分布于东北、华北、内蒙古、陕西、甘肃、青海、新疆、湖北和四川等地。

【药用】夏、秋季开花时采收全草，阴干或鲜用。有清热降火、排脓止咳的功效。主治热病、肝胆火旺、肺脓疡、咳吐脓血、膀胱炎、疱疹疮疖。煎服，5～10g。外用适量，捣敷。

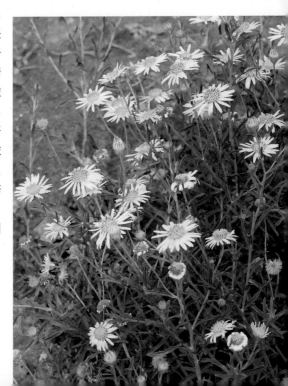

百　合

【科属】百合科。

【识别】多年生草本，高60～100cm。鳞茎球状，白色，肉质。茎直立，圆柱形，常有褐紫色斑点。叶4～5列互生，无柄，叶片线状披针形至长椭圆状披针形，全缘或微波状。花大，单生于茎顶，花被6片，乳白色或带淡棕色，倒卵形。蒴果长卵圆形，室间开裂。花期6～8月，果期9月。分布几遍全国，大部地区有栽培。

【药用】秋季采挖鳞茎，洗净，剥取鳞叶，置沸水中略烫，干燥。有养阴润肺、清心安神的功效。主治阴虚燥咳、劳嗽咳血、虚烦惊悸、失眠多梦、精神恍惚。煎服，6～12g。

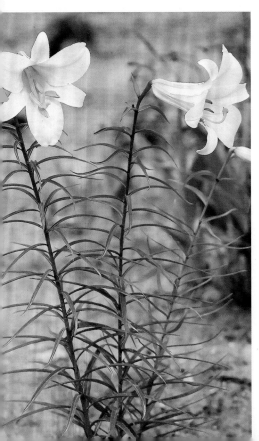

细叶百合

【科属】百合科。

【识别】多年生草本，高20～60cm。茎细，圆柱形。叶3～5列互生，至茎顶渐少而小；无柄；叶片窄线形。花单生于茎顶，或在茎顶叶腋间各生一花，成总状花序状，俯垂；花被6片，红色，向外反卷。蒴果椭圆形。花期6～8月，果期8～9月。分布于黑龙江、吉林、辽宁、河北、河南、山东、山西、陕西、甘肃、青海、内蒙古等地。

【药用】同百合。

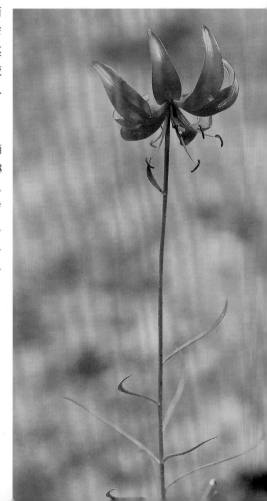

卷 丹

【科属】百合科。

【识别】多年生草本，高1～1.5m。茎直立，淡紫色，被白色绵毛。叶互生，无柄；叶片披针形或长圆状披针形，上部叶腋内常有紫黑色珠芽。花3～6朵或更多，生于近顶端处，下垂，橘红色，花被片披针形向外反卷，内面密被紫黑色斑点。蒴果长圆形至倒卵形。花期6～7月，果期8～10月。分布于河北、陕西、甘肃、山东、江苏、安徽、浙江、江西、河南、湖北、湖南、广东、四川、贵州、云南、西藏等地。

【药用】同百合。

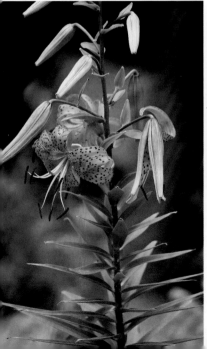
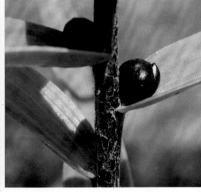

伊利贝母

【科属】百合科。

【识别】多年生本草，高30～60cm。叶通常散生，有时近对生或近轮生；叶片从下向上由狭卵形至披针形，先端不卷曲。花1～4朵，淡黄色，内有暗红色斑点，每花有1～3枚叶状苞片，先端不卷曲，花被片6，匙状长圆形，淡黄色，密腺窝在背面明显突出。蒴果棱上有宽翅。花期5月。生于林下或草坡上。分布于新疆。

【药用】5～7月采挖鳞茎，除去泥沙，晒干，再去须根及外皮。有清热润肺、化痰止咳的功效。主治肺热咳嗽、干咳少痰、阴虚劳嗽、咯痰带血。煎服，3～9g。

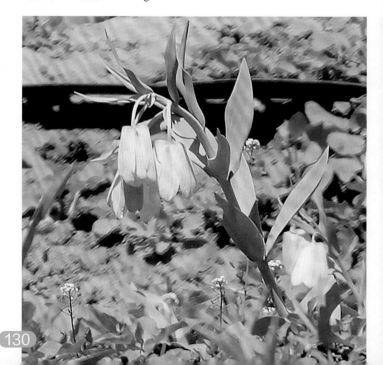

金钗石斛

【科属】兰科。

【识别】茎黄绿色，多节。叶常3～5片生于茎的上端。总状花序自茎节生出，花萼及花瓣白色，末端呈淡红色；花瓣卵状长圆形或椭圆形，唇瓣近圆卵形，下半部向上反卷包围蕊柱，近基部的中央有一块深紫色的斑点。花期5～6月。

【药用】全年均可采收茎，鲜用者除去根和泥沙；干用者采收后，除去杂质，用开水略烫或烘软，再边搓边烘晒，至叶鞘搓净，干燥。有益胃生津、滋阴清热的功效。主治热病津伤、口干烦渴、胃阴不足、食少干呕、病后虚热不退、阴虚火旺、骨蒸劳热、目暗不明、筋骨痿软。煎服，6～12g；鲜用，15～30g。

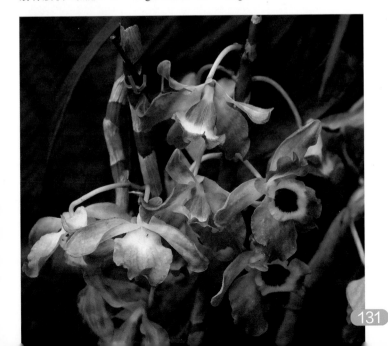

鼓槌石斛

【科属】兰科。

【识别】茎纺锤形，具多数圆钝的条棱。近顶端具2～5枚叶。总状花序近茎顶端发出；花瓣倒卵形，黄色。分布于四川、贵州、云南、湖北、广西、台湾等地。

【药用】同金钗石斛。

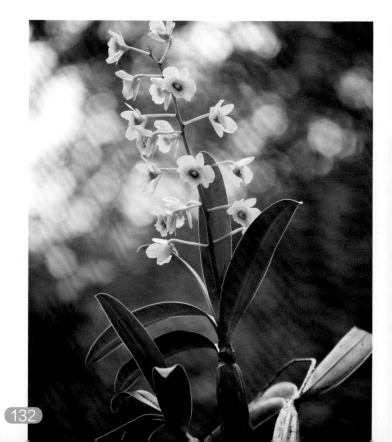

远　志

【科属】远志科。

【识别】多年生草本，高25～40cm。茎直立或斜生，多数，由基部丛生，细柱形，上部多分枝。单叶互生，叶柄短或近于无柄；叶片线形，全缘。总状花序顶生，花小，稀疏；萼片5，其中2枚呈花瓣状，绿白色；花瓣3，淡紫色，其中1枚较大，呈龙骨瓣状，先端着生流苏状附属物。蒴果扁平，圆状倒心形，边缘狭翅状。花期5～7月，果期6～8月。分布于东北、华北、西北及山东、安徽、江西、江苏等地。

【药用】春、秋季采挖根，除去须根和泥沙，晒干。有安神益智、交通心肾、祛痰、消肿的功效。主治心肾不交引起的失眠多梦、健忘惊悸、神志恍惚、咳痰不爽、疮疡肿毒、乳房肿痛。煎服，3～9g。外用适量。

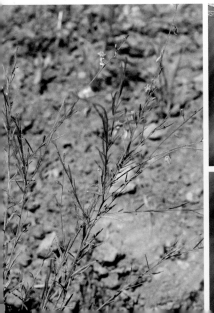
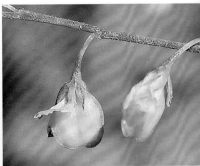
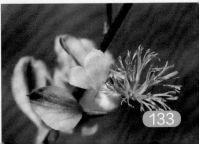

柴 胡

【科属】伞形科。

【识别】多年生草本，高40～85cm。茎直立，丛生，上部多分枝，并略作"之"字形弯曲。叶互生，茎生叶线状披针形，全缘，基部收缩成叶鞘，抱茎。复伞形花序顶生或侧生，花瓣鲜黄色。双悬果广椭圆形，棱狭翼状。花期7～9月，果期9～11月。分布于东北、华北及陕西、甘肃、山东、江苏、安徽、广西等地。

【药用】春、秋季采挖根，干燥。有疏散退热、疏肝解郁、升举阳气的功效。主治感冒发热、寒热往来、胸胁胀痛、月经不调、子宫脱垂、脱肛。煎服，3～9g。

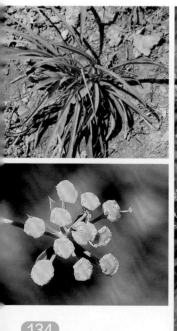

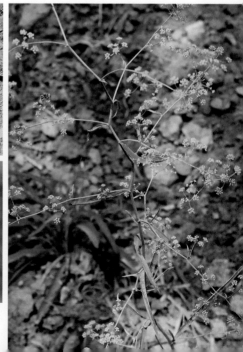

亚 麻

【科属】亚麻科。

【识别】一年生直立草本，高30～100cm。茎圆柱形，表面具纵条纹，基部稍木质化，上部多分枝。叶互生，叶片披针形或线状披针形，全缘，叶脉通常三出。花多数，生于枝顶或上部叶腋，每叶腋生一花；花瓣5，蓝色或白色，分离，广倒卵形，边缘稍呈波状。蒴果近球形或稍扁。花期6～7月，果期7～9月。我国大部分地区有栽培。

【药用】秋季果实成熟时采收植株，晒干，打下种子，除去杂质，再晒干。有润燥通便、养血祛风的功效。主治肠燥便秘、皮肤干燥、瘙痒、脱发。煎服，9～15g；外用适量，榨油涂。

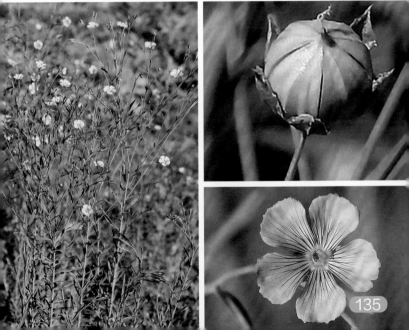

甘 遂

【科属】大戟科。

【识别】多年生肉质草本，高25～40cm。茎直立，淡紫红色。单叶互生，狭披针形或线状披针形，全缘。杯状聚伞花序，5～9枝簇生于茎端，基部轮生叶状苞片多枚；有时从茎上部叶腋抽生1花枝，每枝顶端再生出1～2回聚伞式3分枝；苞叶对生；萼状总苞先端4裂，腺体4枚；雄花多数和雌花1枚生于同一总苞中；雄花仅有雄蕊1；雌花位于花序中央，雌蕊1，子房三角卵形，花柱3，柱头2裂。蒴果圆形。花期6～9月。生于山沟荒地。分布于陕西、河南、山西、甘肃、河北等地。

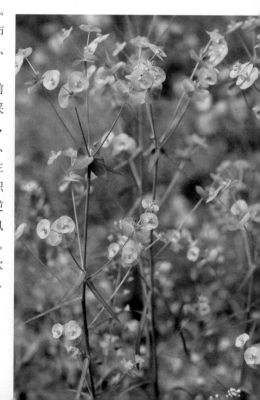

【药用】春季开花前或秋末茎叶枯萎后采挖块根，撞去外皮，晒干。有泄水逐饮、消肿散结的功效。主治水肿胀满、胸腹积水、痰饮积聚、气逆咳喘、二便不利、风痰癫痫、痈肿疮毒。入丸、散服，每次0.5～1g。外用适量，生用。

乳浆大戟

【科属】大戟科。

【识别】多年生草本。茎单生或丛生，单生时自基部多分枝，高30～60cm。叶线形至卵形，无叶柄；不育枝叶常为松针状；总苞叶3～5枚，与茎生叶同形；伞幅3～5，苞叶2枚，常为肾形。花序单生于二歧分枝的顶端，基部无柄；总苞钟状，边缘5裂，裂片半圆形至三角形；腺体4，新月形，两端具角，褐色。雄花多枚，苞片宽线形；雌花1枚，子房柄明显伸出总苞之外。蒴果三棱状球形，具3个纵沟。花果期4～10月。分布于全国。

【药用】有利尿消肿、拔毒止痒的功效。主治四肢水肿、小便淋痛不利、疟疾；外用于瘰疬、疮癣瘙痒。

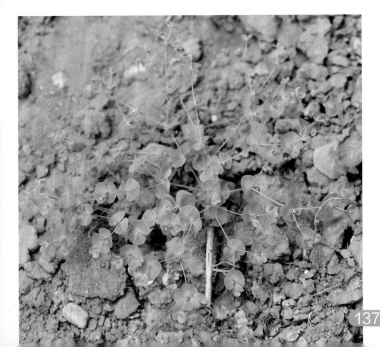

糖 芥

【科属】十字花科。

【识别】一年生生草本，高30～60cm。茎直立，不分枝或上部分枝，具棱角。叶对生，基生叶和下部叶披针形或长圆状线形，全缘，上部叶有短柄或无柄，边缘有波状齿或近全缘。总状花序顶生，花瓣黄色，倒披针形。长角果线形。花期6～8月，果期7～9月。生于田边、荒地。分布于东北、华北及陕西、江苏、四川等地。

【药用】全草春、夏季采挖，种子于7～9月果熟时，割取全株，晒干，打下种子，扬净即得。有健脾和胃、利尿强心的功效。主治脾胃不和、食积不化及心力衰竭之水肿。煎服，6～9g。

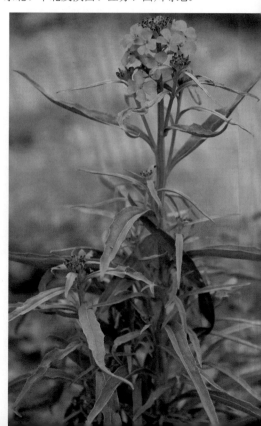

小花糖芥

【科属】十字花科。

【识别】一年生草本，高15～50cm。茎枝有棱角。基生叶莲座状，无柄，平铺地面；茎生叶互生，披针形或线形，边缘具深波状疏齿或近全缘。总状花序顶生，花瓣浅黄色，长圆形，先端圆形或截形。长角果圆柱形，侧扁，稍有棱。花期5月，果期6月。生山坡、山谷、路旁及村旁荒地。分布于东北、华北、西北及山东、江苏、安徽、河南、四川、云南等地。

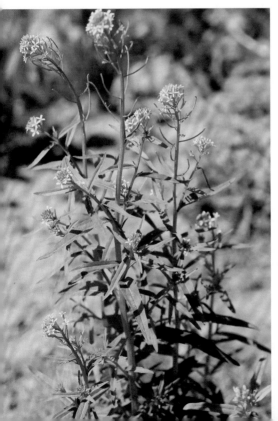

【药用】4～5月花盛期，割取全草，晒干。或于果实近成熟时，割下全草，晒干，将种子打落，簸去杂质，取净种子入药。有强心利尿、和胃消食的功效。主治心力衰竭、心悸、水肿、脾胃不和、食积不化。煎汤，6～9g。

淡竹叶

【科属】禾本科。

【识别】多年生草本。秆直立，疏丛生，高40～80cm，具5～6节。叶鞘平滑或外侧边缘具纤毛；叶舌质硬，长0.5～1mm，褐色，背有糙毛；叶片披针形，长6～20cm，宽1.5～2.5cm，具横脉，基部收窄成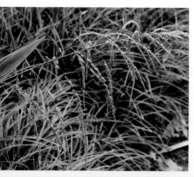柄状。圆锥花序长，分枝斜升或开展；小穗线状披针形。颖果长椭圆形。花果期6～10月。分布于长江流域以南和西南等地。

【药用】夏季未抽花穗前采割茎叶，晒干。有清热泻火、除烦止渴、利尿通淋的功效。主治热病烦渴、小便短赤涩痛、口舌生疮。煎服，6～9g。

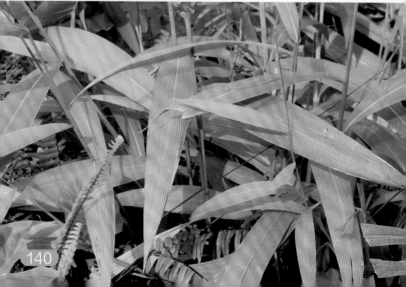

薏 苡

【科属】禾本科。

【识别】一年或多年生草本，高1～1.5m。秆直立。叶片线状披针形，边缘粗糙，中脉粗厚，于背面凸起。总状花序腋生成束。颖果外包坚硬的总苞，卵形或卵状球形。花期7～9月，果期9～10月。我国大部分地区有栽培。

【药用】秋季果实成熟时采割植株，晒干，打下果实，再晒干，除去外壳、黄褐色种皮和杂质，收集种仁。有利水渗湿、健脾止泻、除痹、排脓、解毒散结的功效。主治水肿、脚气、小便不利、脾虚泄泻、湿痹拘挛、肺痈、肠痈、赘疣、癌肿。煎服，9～30g。

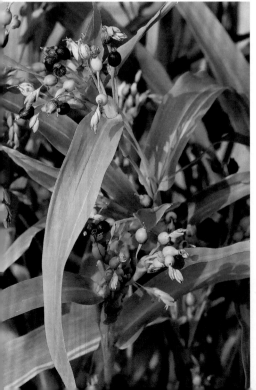

益 智

【科属】姜科。

【识别】多年生草本，高1～3m。叶柄短；叶片披针形。总状花序顶生，花冠管与萼管几等长，裂片3，长圆形，上方1片稍大，先端略呈兜状，白色，外被短柔毛；唇瓣倒卵形，粉红色，并有红色条纹，先端边缘皱波状。蒴果球形或椭圆形。花期2～4月，果期5～8月。生于林下阴湿处。分布于广东和海南，福建、广西、云南亦有栽培。

【药用】夏、秋间果实由绿变红时采收成熟果实，晒干或低温干燥。有暖肾固精缩尿、温脾止泻摄唾的功效。主治肾虚遗尿、小便频数、遗精白浊、脾寒泄泻、腹中冷痛、口多唾涎。煎服，3～10g。

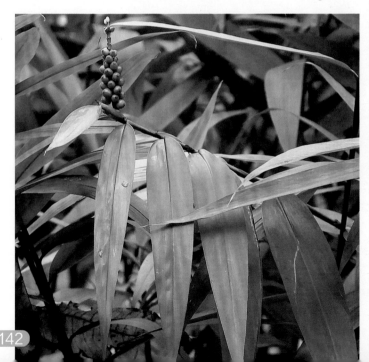

阳春砂

【科属】姜科。

【识别】茎直立，圆柱形。叶2列，叶片狭长椭圆形或披针形。花葶从根茎上抽出；穗状花序椭圆形；花冠管细长，白色，唇瓣圆匙形，白色，中央部分稍加厚，呈现淡黄色或黄绿色，间有红色斑点，先端2浅裂，反卷。蒴果椭圆形，具不分枝的软刺，棕红色。花期3～5月，果期7～9月。分布于广东、广西、云南等地。

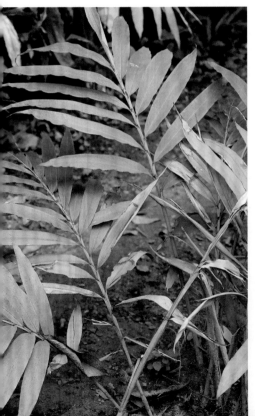

【药用】夏、秋季果实成熟时采收，晒干或低温干燥。有化湿开胃、温脾止泻、理气安胎的功效。主治湿浊中阻、脘痞不饥、脾胃虚寒、呕吐泄泻、妊娠恶阻、胎动不安。煎服，3～6g，入汤剂宜后下。

草豆蔻

【科属】姜科。

【识别】多年生草本，株高1.5～3m。叶片狭椭圆形或线状披针形。总状花序顶生，直立；花萼钟状，白色，先端有不规则3钝齿；花冠白色，裂片3，长圆形，上方裂片较大，先端2浅裂，边缘具缺刻，前部具红色或红黑色条纹，后部具淡紫红色斑点。蒴果近圆形，外被粗毛，熟时黄色。花期4～6月，果期6～8月。生于山地疏林或密林中。分布于广东、海南、广西等地。

【药用】夏、秋季采收近成熟种子，晒至九成干，或用水略烫，晒至半干，除去果皮，取出种子团，晒干。有燥湿行气、温中止呕的功效。主治寒湿内阻、脘腹胀满冷痛、嗳气呕逆、不思饮食。煎服，3～6g。入散剂较佳。入汤剂宜后下。

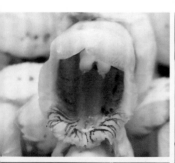

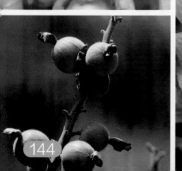

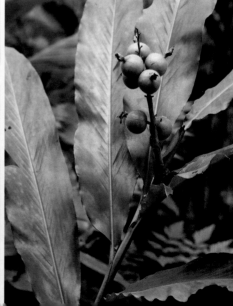

144

高良姜

【科属】姜科。

【识别】多年生草本，高30～110cm。茎丛生，直立。叶片线状披针形，叶鞘抱茎。总状花序顶生，直立；花冠管漏斗状，花冠裂片3，长圆形，唇瓣卵形，白色而有红色条纹。蒴果球形，不开裂，熟时橙红色。花期4～9月，果期8～11月。分布于台湾、海南、广东、广西、云南等地。

【药用】夏末秋初采挖根茎，除去须根和残留的鳞片，洗净，切段，晒干。有温胃止呕、散寒止痛的功效。主治脘腹冷痛、胃寒呕吐、嗳气吞酸。煎服，3～6g。研末服，每次3g。

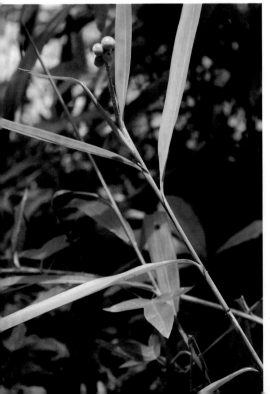

大高良姜

【科属】姜科。

【识别】多年生丛生草本，高1.5～2.5m。叶2列，无叶柄或极短；叶片长圆形或宽披针形。圆锥花序顶生，直立；花绿白色；花冠管与萼管略等长，裂片3，长圆形，唇瓣倒卵形至长圆形，基部成爪状，有红色条纹。蒴果长圆形，不开裂，熟时橙红色。花期6～7月，果期7～10月。生于山坡、旷野的草地或灌丛中。分布于广东、海南、广西、云南。

【药用】秋季果实变红时采收，除去杂质，阴干。有散寒燥湿、醒脾消食的功效。主治脘腹冷痛、食积胀满、呕吐泄泻、饮酒过多。用量3～6g，入汤剂，生用。

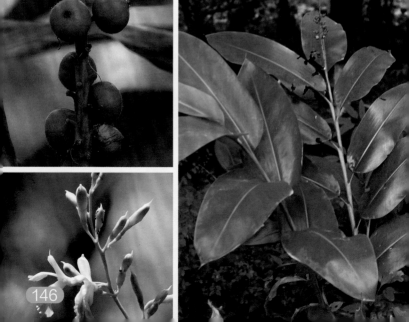

（2）叶对生和轮生

瞿　麦

【科属】石竹科。

【识别】多年生草本，高达1m。丛生，直立，上部二歧分枝，节明显。叶对生，线形或线状披针形，基部成短鞘状包茎，全缘。花单生或数朵集成圆锥花序；花瓣5，淡红色、白色或淡紫红色，先端深裂成细线状。蒴果长圆形。花期8～9月，果期9～11月。全国大部分地区有分布。

【药用】花果期采割地上部分，晒干。有利尿通淋、活血通经的功效。主治热淋、血淋、石淋、小便不通、淋沥涩痛。煎服，9～15g。孕妇忌服。

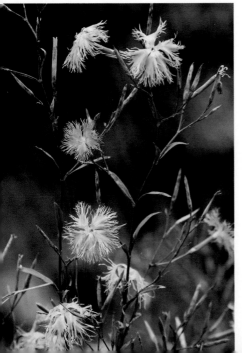

石　竹

【科属】石竹科。

【识别】多年生草本，高达1m。茎丛生，直立，上部二歧分枝，节明显。叶对生，线形或线状披针形，基部成短鞘状包茎，全缘。花单生或数朵集成圆锥花序；花瓣倒卵状三角形，紫红色、粉红色、鲜红色或白色，顶缘不整齐齿裂，喉部有斑纹。蒴果圆筒形，包于宿存萼内，顶端4裂。花期5～6月，果期7～9月。生于草原和山坡草地。全国大部分地区有分布。

【药用】同瞿麦。

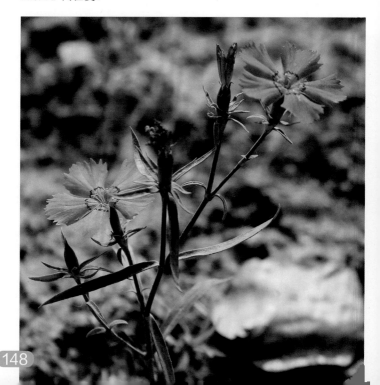

石香薷

【科属】唇形科。

【识别】直立草本。茎纤细，被白色疏柔毛。叶对生，线状长圆形至线状披针形，边缘具疏锯齿。总状花序头状，苞片覆瓦状排列。花冠紫红、淡红至白色。花期6～9月，果期7～11月。生于草坡或林下。分布于山东、江苏、浙江、安徽、江西、湖南、湖北、贵州、四川、广西、广东、福建及台湾。

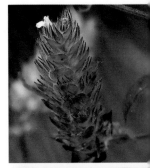

【药用】夏季茎叶茂盛、花盛时择晴天采割地上部分，除去杂质，阴干。有发汗解表、化湿和中的功效。主治暑湿感冒、恶寒发热、头痛无汗、腹痛吐泻、水肿、小便不利。煎服，3～10g。

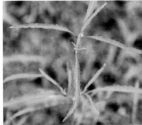

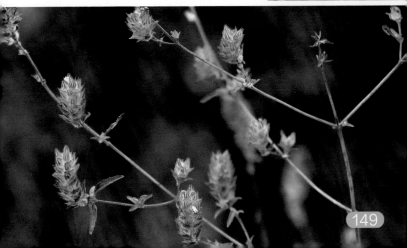

白花蛇舌草

【科属】茜草科。

【识别】一年生纤细披散草本，高15～50cm。茎纤弱稍扁。叶对生，具短柄或无柄；叶片线形至线状披针形，叶膜质，中脉在上面下陷，侧脉不明显。花单生或2朵生于叶腋，花梗略粗壮；花冠漏斗形，白色，先端4深裂，裂片卵状长圆形。蒴果扁球形，成熟时顶部室背开裂。花期7～9月，果期8～10月。分布于云南、广东、广西、福建、浙江、江苏、安徽等地。

【药用】夏、秋季采收全草，洗净；或晒干，切段，生用。有清热解毒、利湿通淋的功效。主治痈肿疮毒、咽喉肿痛、毒蛇咬伤、热淋涩痛。煎服，15～60g。外用适量。

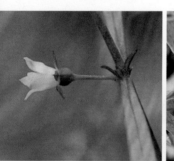
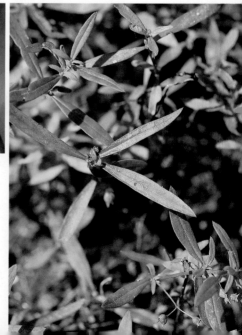

徐长卿

【科属】萝藦科。

【识别】多年生直立草本，高达1m。根细呈须状，形如马尾，具特殊香气。茎细而刚直，不分枝。叶对生，无柄，叶片披针形至线形。圆锥聚伞花序，生近顶端叶腋，花冠黄绿色，5深裂，广卵形，平展或向外反卷；副花冠5，黄色，肉质，肾形。蓇葖果呈角状；种子多数，卵形而扁，先端有一簇白色细长毛。花期5～7月，果期9～12月。生于阳坡草丛中。分布于东北、华东、中南、西南及内蒙古、河北、陕西、甘肃。

【药用】夏、秋季采收根茎及根，洗净晒干。有祛风、化湿、止痛、止痒的功效。主治风湿痹痛、胃痛胀满、牙痛、腰痛、跌扑伤痛、风疹、湿疹。煎服，3～12g。

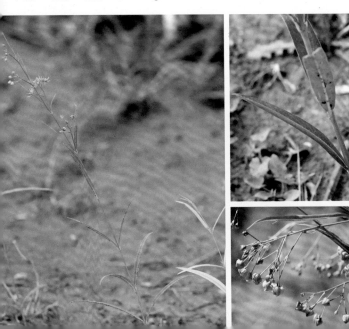

柳叶白前

【科属】萝藦科。

【识别】多年生草本，高30～60cm。茎圆柱形，表面灰绿色。单叶对生，具短柄；叶片披针形或线状披针形，全缘，边缘反卷。伞形聚伞花序腋生，有3～8朵，花冠辐状，5深裂，裂片线形，紫红色。蓇葖果单生，窄长披针形。种子披针形，先端具白色丝状绢毛。花期5～8月，果期9～10月。分布于浙江、江苏、安徽、江西、湖南、湖北、广西、广东、贵州、云南、四川等地。

【药用】秋季采挖根茎，晒干。有降气、消痰、止咳的功效。主治肺气壅实、咳嗽痰多、胸满喘急。煎服，3～10g。

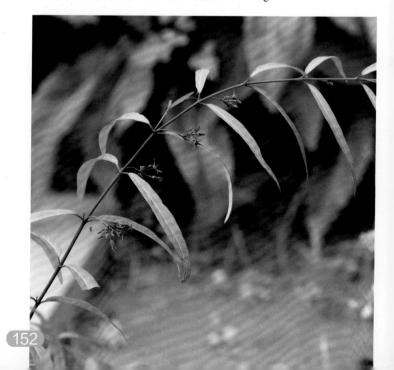

银柴胡

【科属】石竹科。

【识别】多年生草本，高20～40cm。茎直立，节明显，上部二叉状分歧。叶对生；无柄；叶片线状披针形、披针形或长圆状披针形，全缘。花单生，花小，白色，花瓣5，先端2深裂，裂片长圆形。蒴果近球形，成熟时顶端6齿裂。花期6～7月，果期8～9月。生长于干燥的草原、悬岩的石缝或碎石中。分布陕西、甘肃、内蒙古、宁夏等地。

【药用】秋季采挖根茎，除去茎、叶及须根，洗净，晒干。有清虚热、除疳热的功效。主治阴虚发热、骨蒸劳热、小儿疳积发热。煎汤，5～9g。

平贝母

【科属】百合科。

【识别】草本，高40～60cm。叶轮生或对生，中部以上兼有少数散生；叶条形，先端不卷曲或稍卷曲。花1～3朵，顶生，俯垂，紫色而具黄色小方格；顶端的花具4～6枚叶状苞片，条状苞片先端极卷曲；花被钟状；花被片6，长圆状倒卵形，钝头。蒴果宽倒卵形，具圆棱。花期5～6月。生于林中肥沃土壤上。分布于我国东北地区。

【药用】春季采挖鳞茎，除去外皮、须根及泥沙，晒干或低温干燥。有清热润肺、化痰止咳的功效。主治肺热燥咳、干咳少痰、阴虚劳嗽、咳痰带血。煎汤，3～9g；研粉冲服，一次1～2g。

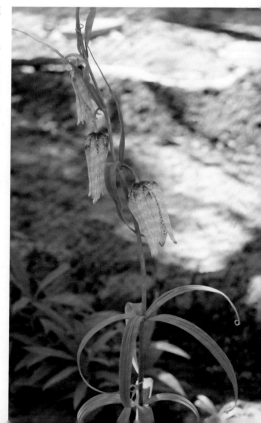

湖北贝母

【科属】百合科。

【识别】植株高26～50cm。叶3～7枚轮生；叶片长圆状披针形，先端不卷曲或多少弯曲。花1～4朵，紫色，有黄色小方格；多花时顶端的花具3枚苞片，下面的具1～2枚苞片，先端卷曲。蒴果棱上有翅。花期4月，果期5～7月。分布于湖北、湖南、四川等地。

【药用】夏初植株枯萎后采挖鳞茎，清水浸泡，干燥。有清热化痰、止咳、散结的功效。主治热痰咳嗽、痰核瘰疬、痈肿疮毒。3～9g，研粉冲服。

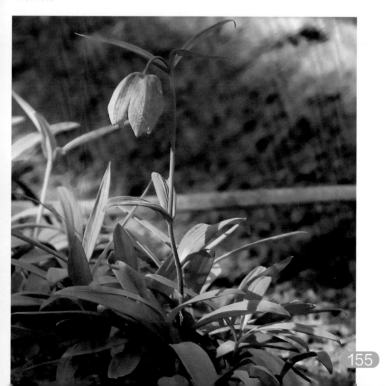

浙贝母

【科属】百合科。

【识别】多年生草本，高50～80cm。鳞茎半球形。茎单一，直立，圆柱形。叶无柄；茎下部的叶对生，狭披针形至线形；中上部叶常3～5片轮生，叶片较短，先端卷须状。花单生于茎顶或叶腋，花钟形，俯垂；花被6片，2轮排列，长椭圆形，先端短尖或钝，淡黄色或黄绿色，具细微平行脉，内面并有淡紫色方格状斑纹。蒴果卵圆形，有6条较宽的纵翅。花期3～4月，果期4～5月。分布于浙江、江苏、安徽、湖南等地。

【药用】初夏植株枯萎时采挖鳞茎，洗净。有清热化痰止咳、解毒散结消痈的功效。主治风热咳嗽、痰火咳嗽、肺痈、乳痈、疮毒。煎服，3～10g。

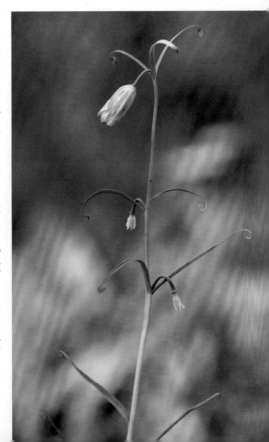

续随子

【科属】大戟科。

【识别】二年生草本，高达1m，全株被白霜。茎直立，分枝多。单叶交互对生，由下而上叶渐增大，线状披针形至阔披针形，全缘。杯状聚伞花序，通常4枝排成伞状，基部轮生叶状苞4片，每枝再叉状分枝，分枝处对生卵形或卵状披针形的苞叶2片；雄花多数和雌花1枚同生于萼状总苞内，总苞4～5裂；雄花仅具雄蕊1；雌花生于花序中央，雌蕊1，子房3室，花柱3，先端2歧。蒴果近球形，表面有褐黑两色相杂斑纹。花期4～7月，果期7～8月。分布于我国大部地区。

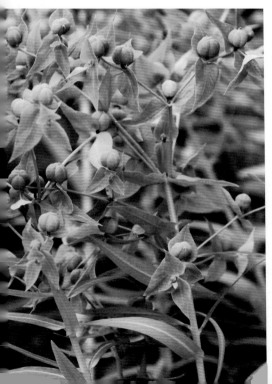

【药用】夏、秋季果实成熟时采收种子，除去杂质，干燥。有泻下逐水、破血消癥、外用疗癣蚀疣。主治二便不通、水肿、痰饮、积滞胀满、血瘀经闭；外治顽癣、赘疣。去壳，去油用，多入丸、散服。外用适量，捣烂敷患处。

蓬子菜

【科属】茜草科。

【识别】多年生直立草本。茎丛生，四棱形。叶6～10片轮生，无柄，叶片线形。聚伞花序集成顶生的圆锥花序状，花冠辐状，淡黄色，花冠筒极短，裂片4，卵形。双悬果2，扁球形。花期6～7月，果期8～9月。生于山坡灌丛及旷野草地。分布于东北、西北至长江流域。

【药用】夏、秋季采收全草，鲜用或晒干。有清热解毒、活血通经、祛风止痒的功效。主治肝炎、腹水、咽喉肿痛、疮疖肿毒、跌打损伤、妇女经闭、带下、毒蛇咬伤。煎服，10～15g。外用适量，捣敷。

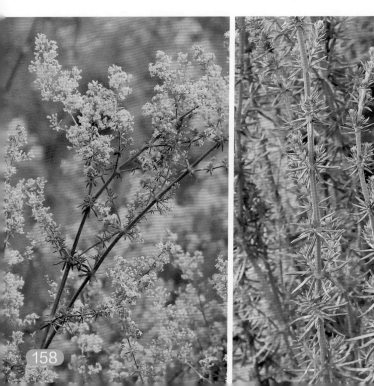

黄 精

【科属】百合科。

【识别】多年生草本。茎直立，圆柱形，单一，高50～80cm。叶无柄；通常4～5枚轮生；叶片线状披针形至线形，先端渐尖并卷曲。花腋生，花梗先端2歧，着生花2朵；花被筒状，白色，先端6齿裂，带绿白色。浆果球形，成熟时黑色。花期5～6月，果期6～7月。生于荒山坡及山地杂木林或灌木丛的边缘。分布黑龙江、吉林、辽宁、河北、山东、江苏、河南、山西、陕西、内蒙古等地。

【药用】春、秋二季采挖根茎，除去须根，洗净，置沸水中略烫或蒸至透心，干燥。有补气养阴、健脾、润肺、益肾的功效。主治脾胃气虚、体倦乏力、胃阴不足、口干食少、肺虚燥咳、劳嗽咳血、精血不足、腰膝酸软、须发早白、内热消渴。煎服，9～15g。

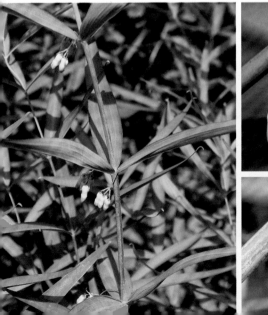
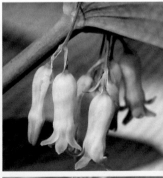
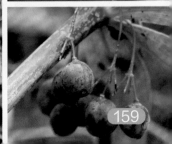

（1）羽状裂叶、叶互生

荠 菜

【科属】十字花科。

【识别】一年生直立草本，高20～50cm。基生叶丛生，呈莲座状，具长叶柄，叶片大头羽状分裂，顶生裂片较大，卵形至长卵形；茎生叶狭披针形，基部箭形抱茎，边缘有缺刻或锯齿。总状花序顶生或腋生，花瓣倒卵形，4片，白色，十字形开放。短角果呈倒三角形，扁平，先端微凹。花、果期4～6月。全国各地均有分布或栽培。

【药用】春季采集带根全草，晒干，生用。有利水消肿、明目、止血的功效。主治水肿、肝热目赤、目生翳膜、血热出血证。煎服，15～30g；鲜品加倍。

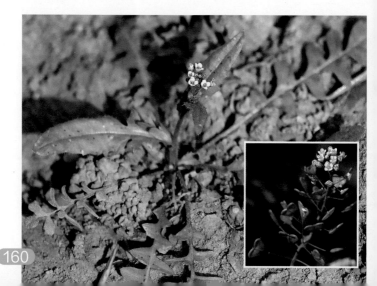

白 芥

【科属】十字花科。

【识别】一年生或二年生草本。叶互生，茎基部叶片大头状裂或近全裂，顶裂片大，有侧裂片1～3对，边缘具疏齿；茎生叶较小，具短柄，向上裂片数渐少。总状花序顶生，花冠黄色。长角果广线形，密被粗白毛。花期4～6月，果期6～8月。全国各地多有栽培。

【药用】夏末秋初果实成熟时采割植株，晒干，打下种子，除去杂质。有温肺豁痰利气、散结通络止痛的功效。主治寒痰咳嗽、胸胁胀痛、痰滞经络、关节麻木疼痛、痰湿流注、阴疽肿毒。煎服，3～9g。外用适量，研末调敷。

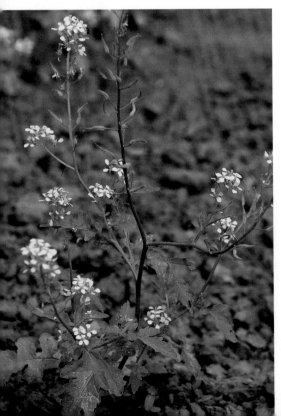

漏　芦

【科属】菊科。

【识别】多年生直立草本，高25～65cm。茎不分枝，具白色绵毛或短毛。基生叶有长柄，被厚绵毛；基生叶及下部茎叶羽状全裂呈琴形，裂片常再羽状深裂或深裂，两面均被蛛丝状毛或粗糙毛茸；中部及上部叶较小。头状花序单生茎顶；总苞宽钟状，总苞片多层；花冠淡紫色。瘦果倒圆锥形，棕褐色，有宿存之羽状冠毛。花期5～7月，果期6～8月。分布于黑龙江、吉林、辽宁、内蒙古、河北、山东、山西、陕西、甘肃等地。

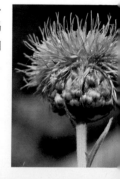

【药用】春、秋季采挖根，晒干。有清热解毒、消痈、下乳、舒筋通脉的功效。主治乳痈肿痛、痈疽发背、瘰疬疮毒、乳汁不通、湿痹拘挛。煎服，5～9g。外用适量，研末调敷或煎水洗。

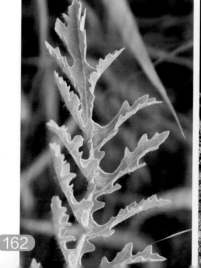

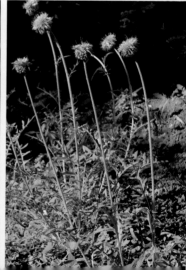

丝毛飞廉

【科属】菊科。

【识别】二年生草本，高50～120cm。茎直立，具纵棱，棱有绿色间歇的三角形刺齿状翼。叶互生，通常无柄而抱茎，下部叶椭圆状披针形，羽状深裂，边缘有刺；上部叶渐小。头状花序2～3个簇生枝端；花紫红色。瘦果长椭圆形，冠毛白色或灰白色。花期5～7月。生于田野、路旁或山地草丛中。我国大部分省区有分布。

【药用】春、夏季采收全草及花，秋季挖根，鲜用；或除花阴干外，其余切段晒干。有祛风、清热、利湿、凉血止血、活血消肿的功效。主治感冒咳嗽、头痛眩晕、泌尿系感染、白带、黄疸、风湿痹痛、吐血、衄血、尿血、月经过多、功能性子宫出血、跌打损伤、疔疮疖肿、痔疮肿痛、烧伤。煎服，9～30g，鲜品30～60g。外用适量，煎水洗或鲜品捣敷。

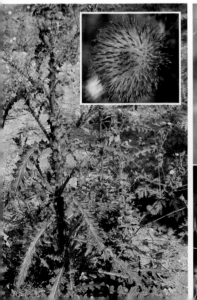
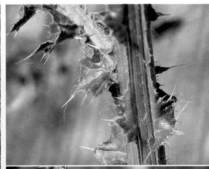
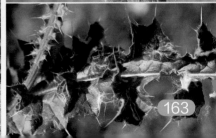

顶羽菊

【科属】菊科。

【识别】多年生草本，高约60cm。茎直立，多分枝，有纵棱。叶互生，无柄，叶片披针形至条形，边缘有稀锐齿或裂片，或全缘，两面生灰色绒毛。头状花序单生枝端，苞片覆瓦状排列；花冠淡红紫色。瘦果宽卵圆形，略扁平，冠毛白色。生于干燥山坡、路旁、田野等处。分布于华北及陕西、宁夏、甘肃、新疆等地。

【药用】夏、秋季采收地上部分，切段晒干。有祛风湿、解热毒的功效。主治风湿性关节炎、痈肿疮毒。煎汤，5～10g。外用适量，煎水熏洗。

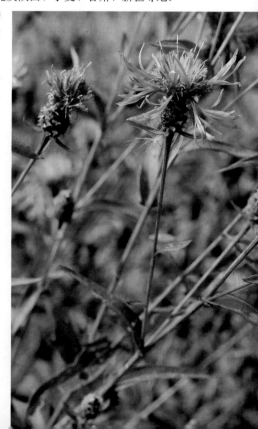

菊 苣

【科属】菊科。

【识别】多年生草本，高20～150cm。茎直立，有棱，中空。基生叶倒向羽状分裂至不分裂，有齿，基部渐狭成有翅的叶柄；茎生叶渐小，披针状卵形至披针形，全缘。头状花序单生茎和枝端，花全部舌状，花冠蓝色。瘦果先端细齿裂。花期夏季。生于山坡疏林下、草丛中或为栽培。分布于贵州、云南及西藏等地。

【药用】地上部分春、夏季采收，切段晒干。有清肝利胆、健胃消食、利尿消肿的功效。主治湿热黄疸、胃痛食少、水肿尿少。煎服，3～9g。外用适量，煎水洗。

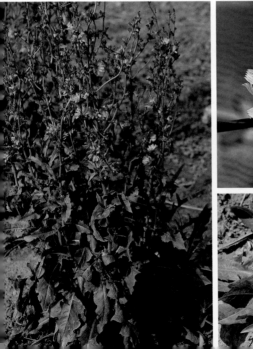
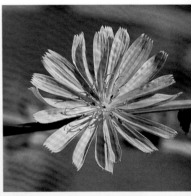
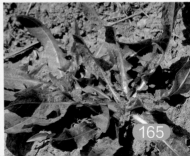

菊

【科属】菊科。

【识别】多年生直立草本，高50～140cm。叶互生，卵形或卵状披针形，羽状浅裂或半裂，两面密被白绒毛。头状花序顶生或腋生，单个或数个集生于茎枝顶端；舌状花位于边缘，白色、黄色、淡红色或淡紫色；管状花位于中央，黄色。瘦果矩圆形。花期9～11月。我国大部分地区有栽培。

【药用】9～11月花盛开时分批采收花序，阴干或焙干，或熏、蒸后晒干。有散风清热、平肝明目、清热解毒的功效。主治风热感冒、头痛眩晕、目赤肿痛、眼目昏花、疮痈肿毒。煎服，5～9g。

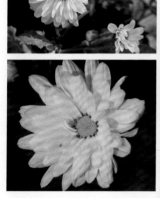
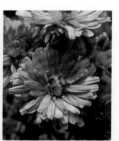
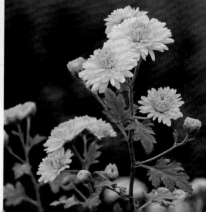

野 菊

【科属】菊科。

【识别】多年生草本，高25～100cm。茎直立或基部铺展。茎生叶卵形或长圆状卵形，羽状分裂或分裂不明显；顶裂片大；侧裂片常2对，卵形或长圆形，全部裂片边缘浅裂或有锯齿。头状花序，在茎枝顶端排成伞房状圆锥花序或不规则的伞房花序；舌状花黄色。花期9～10月。全国各地均有分布。

【药用】秋、冬季花初开放时采摘花序，晒干，或蒸后晒干。有清热解毒、泻火平肝的功效。主治疔疮痈肿、目赤肿痛、头痛眩晕。煎服，10～15g。外用适量。

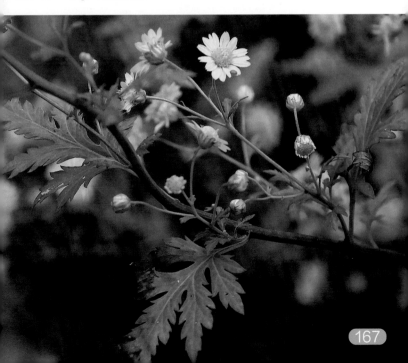

野茼蒿

【科属】菊科。

【识别】直立草本，高20～120cm。叶膜质，椭圆形或长圆状椭圆形，边缘有不规则锯齿或重锯齿。头状花序数个在茎端排成伞房状，花冠红褐色或橙红色。瘦果狭圆柱形，赤红色，有肋，被毛；冠毛极多数，白色，绢毛状，易脱落。花期7～12月。分布于江西、福建、湖南、湖北、广东、广西、贵州、云南、四川、西藏。

【药用】夏季采收全草，鲜用或晒干。有清热解毒、调和脾胃的功效。主治感冒、肠炎、痢疾、口腔炎、乳腺炎、消化不良。煎汤服，30～60g；外用适量，捣敷。

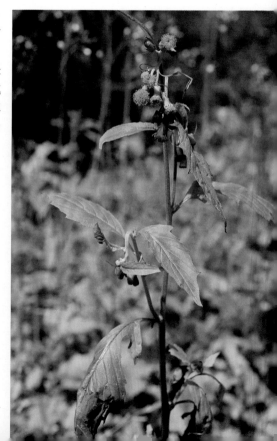

艾 蒿

【科属】菊科。

【识别】多年生直立草本，高45～120cm，茎被灰白色软毛，从中部以上分枝。单叶互生，叶片卵状椭圆形，羽状深裂，裂片椭圆状披针形，边缘具粗锯齿，上面密布腺点，下面密被灰白色绒毛。头状花序多数，排列成复总状；花红色，多数。瘦果长圆形。花期7～10月。分布于全国大部分地区。

【药用】夏季花未开时采摘叶，晒干。有温经止血、散寒止痛的功效；外用有祛湿止痒的功效。主治吐血、衄血、崩漏、月经过多、胎漏下血、少腹冷痛、经寒不调、宫冷不孕，外治皮肤瘙痒。煎服，3～10g。外用适量。

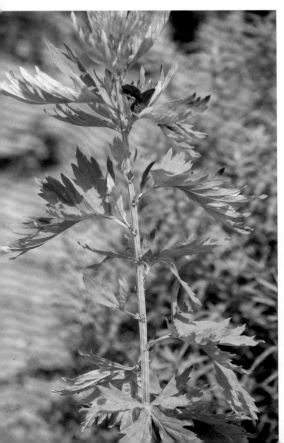

抱茎苦荬菜

【科属】菊科。

【识别】多年生直立草本，高30～80cm。基生叶多数，长圆形，基部下延成柄，边缘具锯齿或不整齐的羽状深裂；茎生叶较小，卵状长圆形，基部耳形或戟形抱茎，全缘或羽状分裂。头状花序密集成伞房状，舌状花黄色。瘦果黑色，纺锤形，冠毛白色。花、果期4～7月。生于荒野、山坡、路旁及疏林下。分布于东北、华北和华东。

【药用】5～7月采收全草，晒干或鲜用。有止痛消肿、清热解毒的功效。主治头痛、牙痛、胃痛、手术后疼痛、跌打伤痛、阑尾炎、肠炎、肺脓肿、咽喉肿痛、痈肿疮疖。煎服，9～15g；外用适量，水煎熏洗或捣敷。

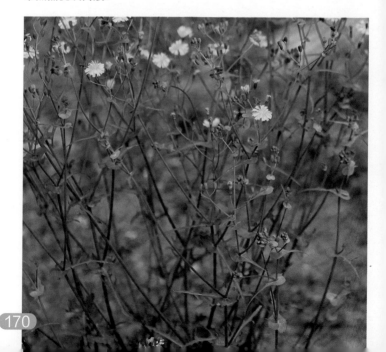

莨菪

【科属】茄科。

【识别】一年生或二年生草本，有特殊臭味。茎高40～80cm，上部具分枝，全体被白色腺毛。基生叶大，叶柄扁宽而短，叶片长卵形，呈不整齐的羽状浅裂，裂片三角形或窄三角形；茎生叶互生，无柄，卵状披针形，每侧有2～5个疏大齿牙或浅裂。花腋生，花冠漏斗状，5浅裂，浅黄色，具紫色网状脉纹，外被短柔毛。萼管基部膨大，宿存，内包壶形蒴果。花期5月，果期6月。分布于东北、河北、河南、浙江、江西、山东、江苏、山西、陕西、甘肃、内蒙古、青海、新疆、宁夏、西藏等地。

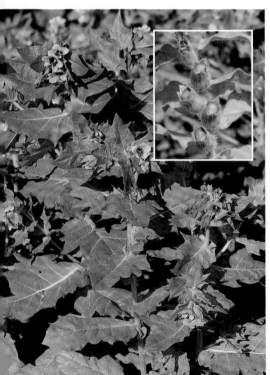

【药用】夏、秋季果皮变黄色时，采摘果实，曝晒，打下种子，筛去果皮、枝梗，晒干。有解痉止痛、安神定喘的功效。主治胃痉挛疼痛、喘咳、癫狂。煎服，0.06～0.6g。

大　蓟

【科属】菊科。

【识别】多年生宿根草本。茎高100～150cm，有纵条纹，密被白软毛。叶互生，羽状分裂，裂片5～6对，先端尖，边缘具不等长浅裂和斜刺，基部渐狭，形成两侧有翼的扁叶柄，茎生叶向上逐渐变小。头状花序，单生在枝端；总苞球形，苞片6～7列，披针形，锐头，有刺；全部为管状花，紫红色。瘦果扁椭圆形。花期5～6月，果期6～8月。全国大部分地区有分布。

【药用】夏、秋季花开时采割地上部分，晒干。有凉血止血、散瘀解毒、消痈的功效。主治衄血、吐血、尿血、便血、崩漏、外伤出血、痈肿疮毒。煎服，10～15g，鲜品可用30～60g。外用适量，捣敷患处。

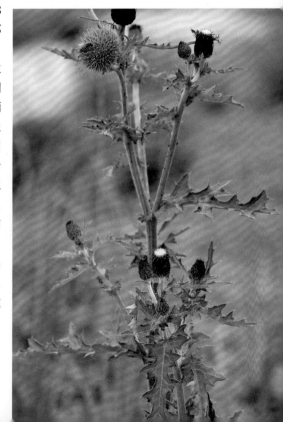

关苍术

【科属】菊科。

【识别】多年生直立草本，高达70cm。茎下部叶3～5羽裂，侧裂片长圆形、倒卵形或椭圆形，边缘刺齿平伏或内弯，顶裂片较大；茎上部叶3裂至不分裂。头状花序顶生，下有羽裂的叶状总苞一轮；花冠白色，细长管状。瘦果长圆形。花期8～9月，果期9～10月。生于山坡、林下、灌丛间。分布于黑龙江、吉林、辽宁。

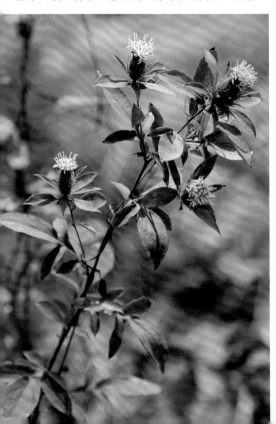

【药用】春、秋季采挖根茎，晒干，撞去须根。有燥湿健脾、祛风散寒、明目的功效。主治湿阻中焦、脘腹胀满、泄泻、水肿、风湿痹痛、风寒感冒、眼目昏涩。煎服，5～10g。

北苍术

【科属】菊科。

【识别】多年生草本，高30～50cm。叶无柄；茎下部叶匙形，多为3～5羽状深缺刻，先端钝，基部楔形而略抱茎；茎上部叶卵状披针形至椭圆形，3～5羽状浅裂至不裂，叶缘具硬刺齿。头状花序，基部叶状苞披针形，边缘长栉齿状；花冠管状，白色，先端5裂，裂片长卵形。瘦果密生向上的银白色毛。花期7～8月，果期8～10月。生长于山坡灌木丛及较干旱处。分布吉林、辽宁、河北、山东、山西、陕西、内蒙古等地。

【药用】同关苍术。

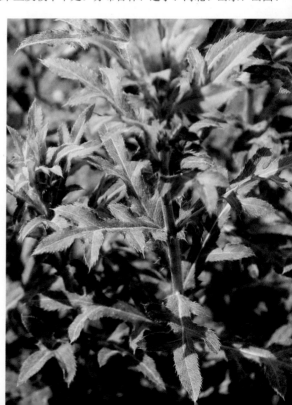

白 术

【科属】菊科。

【识别】多年生草本，高30～80cm。茎下部叶有长柄，叶片3裂或羽状5深裂，裂片卵状披针形至披针形，叶缘均有刺状齿，先端裂片较大；茎上部叶柄渐短，狭披针形，分裂或不分裂。总苞钟状，覆瓦状排列；花多数，着生于平坦的花托上；花冠管状，淡黄色，上部稍膨大，紫色，先端5裂，裂片披针形，外展或反卷。瘦果长圆状椭圆形，密被黄白色绒毛。花期9～10月，果期10～12月。安徽、江苏、浙江、福建、江西、湖南、湖北、四川、贵州等地均有分布。

【药用】冬季下部叶枯黄、上部叶变脆时采挖根茎，除去泥沙，烘干或晒干，再除去须根。有健脾益气、燥湿利水、止汗、安胎的功效。主治脾虚食少、腹胀泄泻、痰饮眩悸、水肿自汗、胎动不安。煎服，6～12g。

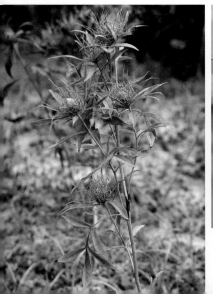
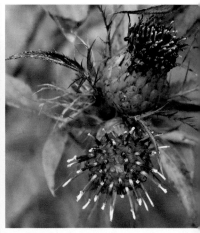

（2）羽状裂叶、叶对生

马鞭草

【科属】马鞭草科。

【识别】多年生直立草本，高达1m，茎四棱形。叶对生，叶片倒卵形或长椭圆形，羽状深裂，裂片上疏生粗锯齿，两面均有硬毛。穗状花序顶生或腋生；花冠唇形，花紫蓝色。蒴果长方形，成熟时分裂为4个小坚果。花期6～8月。果期7～10月。生于河岸草地、荒地、路边、田边及草坡等处。分布全国各地。

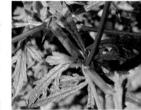

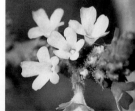

【药用】6～8月花开时采割地上部分，晒干。有活血散瘀、截疟、解毒、利水消肿的功效。主治癥瘕积聚、经闭痛经、疟疾、喉痹、痈肿、水肿、热淋。煎服，5～10g。

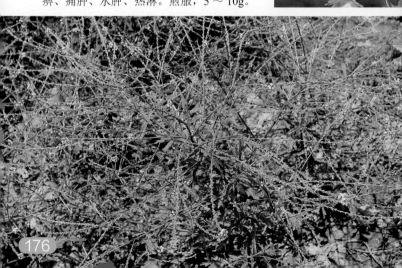

裂叶荆芥

【科属】唇形科。

【识别】一年生直立草本，高60～100cm，具强烈香气。叶对生，羽状深裂，裂片3～5，裂片披针形，全缘。轮伞花序，密集于枝端成穗状，花冠浅红紫色，二唇形。小坚果长圆状三棱形，棕褐色，表面光滑。花期7～9月，果期9～11月。全国大部分地区有分布。

【药用】夏、秋季花开到顶、穗绿时采割地上部分，晒干。有解表散风、透疹、消疮的功效。主治感冒、头痛、麻疹、风疹、疮疡初起。煎服，4.5～9g，不宜久煎。

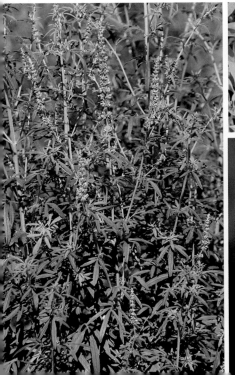
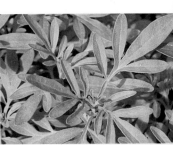
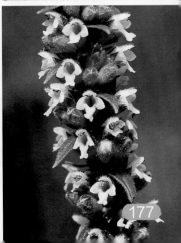

177

黄花败酱

【科属】败酱科。

【识别】多年生直立草本，高50～100cm。基生叶丛生，茎生叶对生，叶片2～3对羽状深裂，中央裂片最大，椭圆形或卵形，叶缘有粗锯齿。聚伞状圆锥花序集成疏而大的伞房状花序，花冠黄色，上部5裂。果椭圆形。花期7～9月，果期9～10月。生长于山坡草地及路旁。全国大部地区均有分布。

【药用】同白花败酱。

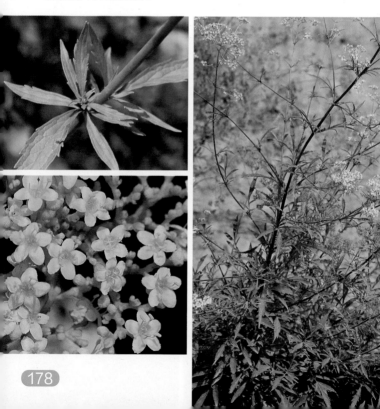

缬 草

【科属】败酱科。

【识别】多年生草本，高100～150cm。茎直立，有纵条纹。基生叶丛出，单数羽状复叶或不规则深裂，小叶片9～15，顶端裂片较大，全缘或具少数锯齿；茎生叶对生，无柄抱茎，单数羽状全裂，裂片每边4～10，披针形，全缘或具不规则粗齿；向上叶渐小。伞房花序顶生，花小，花冠管状，花冠淡紫红或白色，5裂，裂片长圆形。瘦果长卵形。花期6～7月。果期7～8月。分布我国东北至西南。

【药用】9～10月间采挖根及根茎，去掉茎叶及泥土，晒干，生用。有安神、理气、活血止痛的功效。主治心神不宁、失眠少寐、惊风、癫痫、血瘀经闭、痛经、腰腿痛、跌打损伤、脘腹疼痛。煎服，3～6g。治外伤出血，可用本品研末外敷。

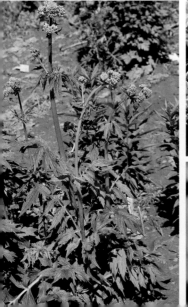
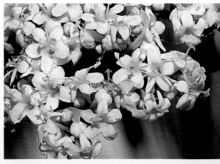
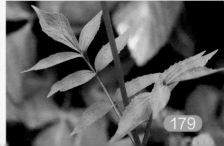

狼杷草

【科属】菊科。

【识别】一年生直立草本，高30～80cm，茎由基部分枝。叶对生，茎中、下部的叶片羽状分裂或深裂，裂片3～5，卵状披针形至狭披针形，边缘疏生不整齐大锯齿，顶端裂片通常比下方者大；茎顶部的叶小，有时不分裂。头状花序顶生，球形或扁球形，花皆为管状，黄色。瘦果扁平，边缘有倒生小刺。花期8～9月，果期10月。生于水边湿地、沟渠及浅水滩。全国大部分地区有分布。

【药用】夏、秋间割取地上部分，晒干。有清热解毒、养阴敛汗的功效。主治感冒、扁桃体炎、咽喉炎、肠炎、痢疾、泌尿系感染、疖肿、湿疹、皮癣。煎服，10～20g；外用适量，鲜草捣烂敷，鲜草绞汁搽患处。

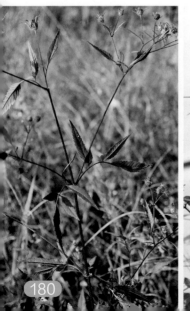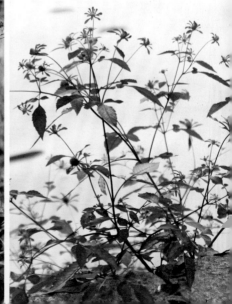

棉团铁线莲

【科属】毛茛科。

【识别】直立草本，高30～100cm。叶对生，一至二回羽状深裂，裂片线状披针形、长椭圆状披针形、椭圆形或线形，全缘。聚伞花序顶生或腋生，萼片通常6，长椭圆形或狭倒卵形，白色，开展，外面密生白色细毛，花蕾时像棉花球。瘦果倒卵形，宿存花柱羽毛状。花期6～8月，果期7～10月。分布于黑龙江、吉林、辽宁、内蒙古、河北、山西、陕西、甘肃东部、山东及中南地区。

【药用】秋季采挖根，除去泥沙，晒干。有祛风湿、通经络的功效。主治风湿痹痛、肢体麻木、筋脉拘挛、屈伸不利。煎服，6～9g。外用适量。

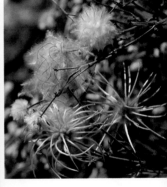

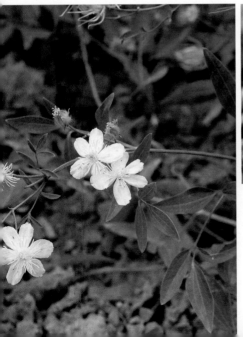

（3）掌状裂叶

八角莲

【科属】小檗科。

【识别】多年生草本，茎直立，高20～30cm。茎生叶1片，有时2片，盾状着生；叶片圆形，掌状深裂几达叶中部，边缘4～9浅裂或深裂，先端锐尖，边缘具针刺状锯齿。伞形花序，着生于近叶柄基处的上方近叶片处；花梗细，花下垂，花冠深红色，花瓣6，勺状倒卵形。浆果椭圆形或卵形。花期4～6月，果期8～10月。分布于浙江、江西、河南、湖北、湖南、广东、广西、四川、贵州、云南等地。

【药用】全年均可采根及根茎。以秋末为佳。全株挖起，除去茎叶，洗净，晒干或烘干备用。有化痰散结、祛瘀止痛、清热解毒的功效。主治咳嗽、咽喉肿痛、瘿瘤、痈肿、疔疮、毒蛇咬伤、跌打损伤、痹证。煎服，3～12g。外用适量，捣烂敷或研末调敷。

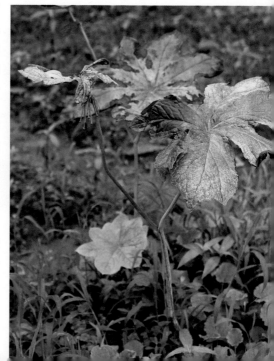

野老鹳草

【科属】牻牛儿苗科。

【识别】一年生直立草本，高20～60cm。茎具棱角，密被倒向短柔毛。基生叶早枯，茎生叶互生或最上部对生；茎下部叶具长柄；叶片圆肾形，基部心形，掌状5～7裂近基部。花序腋生和顶生，花序呈伞状；花瓣淡紫红色，倒卵形。蒴果被短糙毛。花期4～7月，果期5～9月。分布于山东、安徽、江苏、浙江、江西、湖南、湖北、四川和云南。

【药用】夏、秋季果实近成熟时采割地上部分，晒干。有祛风湿、通经络、止泻痢的功效。主治风湿痹痛、麻木拘挛、筋骨酸痛、泄泻痢疾。煎服，9～15g。外用适量。

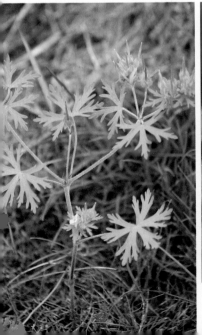
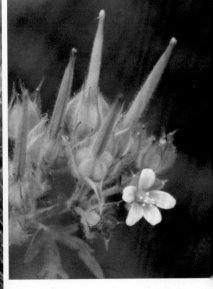

冬 葵

【科属】锦葵科。

【识别】一年生草本，高30～90cm，茎直立。叶互生，掌状5～7浅裂，圆肾形或近圆形，边缘具钝锯齿，有长柄。花丛生于叶腋，淡红色，花冠5瓣，倒卵形，先端凹。果实扁圆形，由10～12心皮组成，果熟时各心皮彼此分离。分布全国各地。

【药用】夏、秋季种子成熟时采收，阴干，生用或捣碎用。有利尿通淋、下乳、润肠的功效。主治淋证、乳汁不通、乳房胀痛、便秘。煎服，3～9g。

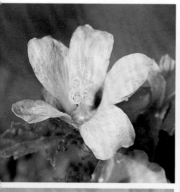

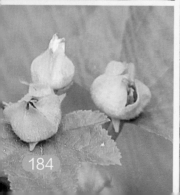

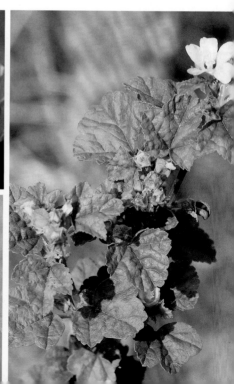

野西瓜苗

【科属】锦葵科。

【识别】一年生直立草本，高25～70cm，茎被白色星状粗毛。叶2型；下部的叶圆形，不分裂，上部的叶掌状3～5深裂，中裂片较长，两侧裂片较短，裂片倒卵形至长圆形，通常羽状全裂。花单生于叶腋，花淡黄色，内面基部紫色，花瓣5，倒卵形。蒴果长圆状球形，果爿5，种子肾形，黑色。花期7～10月。生于平原、山野、丘陵或田埂。分布于全国各地。

【药用】夏、秋季采收根或全草，去净泥土，晒干。有清热解毒、利咽止咳的功效。主治咽喉肿痛、咳嗽、泻痢、疮毒、烫伤。煎服，15～30g，鲜品30～60g。外用适量，鲜品捣敷。

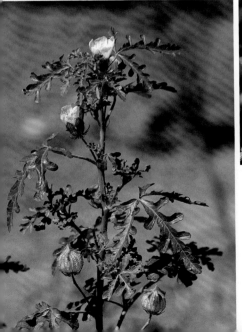
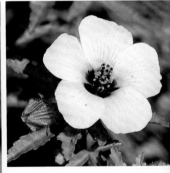

大 麻

【科属】桑科。

【识别】一年生草本，高1～3m。茎直立，表面有纵沟，密被短柔毛，基部木质化。掌状叶互生，全裂，裂片3～11枚，披针形至条状披针形，边缘具粗锯齿。雄花序为疏散的圆锥花序，顶生或腋生，黄绿色；雌花簇生于叶腋，黄绿色。瘦果卵圆形。花期5～6月，果期7～8月。全国各地均有栽培。分布于东北、华北、华东、中南等地。

【药用】秋季果实成熟时采收成熟种子（火麻仁），除去杂质，晒干。有润肠通便的功效。主治血虚津亏、肠燥便秘。煎服，10～15g。

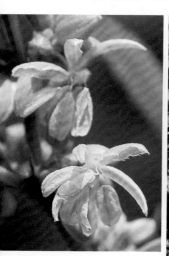

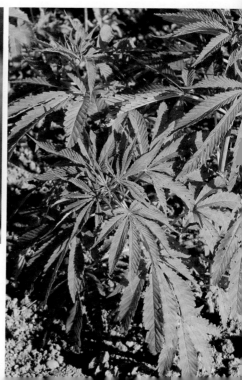

箭叶秋葵

【科属】锦葵科。

【识别】多年生草本，高40～100cm。小枝被糙硬毛。下部的叶卵形，中部以上的叶卵状戟形、箭形至掌状3～5浅裂或深裂，裂片阔卵形至阔披针形，边缘具锯齿或缺刻。花单生于叶腋，花红色或黄色，花瓣倒卵状长圆形。蒴果椭圆形。种子肾形，具腺状条纹。花期5～9月。生于低丘、草坡、旷地、稀疏松林或干燥的瘠地。分布于华南及贵州、云南等地。

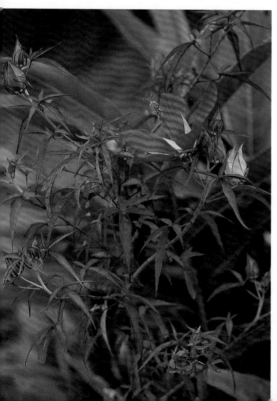

【药用】秋、冬季采挖根，洗净，切片，晒干。有滋阴润肺、和胃的功效。主治肺燥咳嗽、肺痨、胃痛、疳积、神经衰弱。煎汤，10～15g。

玫瑰茄

【科属】锦葵科。

【识别】一年生直立草本，高达2m。茎淡紫色。叶互生，下部的叶卵形，不分裂，上部的叶掌状3深裂，裂片披针形，具锯齿，主脉3～5条。花单生于叶腋，近无梗；小苞片红色，肉质，披针形；花萼杯状，淡紫色；花黄色，内面基部深红色。蒴果卵球形，密被粗毛。花期夏、秋季。我国福建、台湾、广东、海南、广西和云南南部有栽培。

【药用】11月中、下旬，叶黄籽黑时，将果枝剪下，摘取花萼连同果实，晒1天，待缩水后脱出花萼，置干净草席或竹笋上晒干。有敛肺止咳、降血压、解酒的功效。主治肺虚咳嗽、高血压、醉酒。煎服，9～15g；或开水泡。

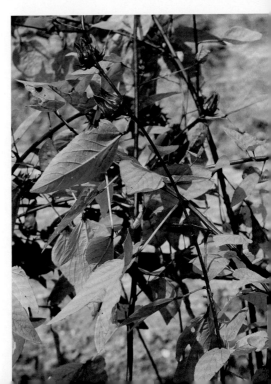

蓖麻

【科属】大戟科。

【识别】一年生草本高2～3m，茎直立，无毛，绿色或稍紫色，具白粉。单叶互生，具长柄；叶片盾状圆形，掌状分裂至叶片的一半以下，7～9裂。边缘有不规则锯齿，主脉掌状。总状或圆锥花序顶生，下部生雄花，上部生雌花。蒴果球形，有刺，成熟时开裂。种子长圆形，光滑有斑纹。花期5～8月，果期7～10月。全国大部分地区有栽培。

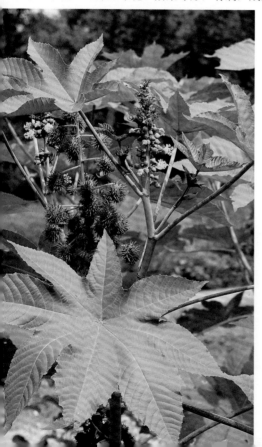

【药用】秋季采摘成熟果实，晒干，除去果壳，收集种子。有泻下通滞、消肿拔毒的功效。主治大便燥结、痈疽肿毒、喉痹、瘰疬。入丸剂，2～5g。外用适量。

地桃花

【科属】锦葵科。

【识别】直立亚灌木状草本，高达1m。小枝被星状绒毛。叶互生，茎下部的叶近圆形，先端浅3裂，边缘具锯齿；中部的叶卵形；上部的叶长圆形至披针形；叶上面被柔毛，下面被灰白色星状绒毛。花腋生，淡红色，花瓣5，倒卵形。果扁球形。花期7～10月。生于空旷地、草坡或疏林下。我国长江以南地区均有分布。

【药用】全年均可采根或全草，洗净，鲜用或晒干。有祛风利湿、活血消肿、清热解毒的功效。主治感冒、风湿痹痛、痢疾、泄泻、淋证、带下、月经不调、跌打肿痛、喉痹、乳痈、疮疖、毒蛇咬伤。煎汤，30～60g；外用适量，捣敷。

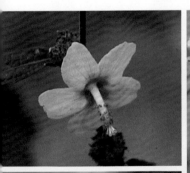
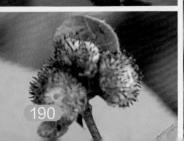
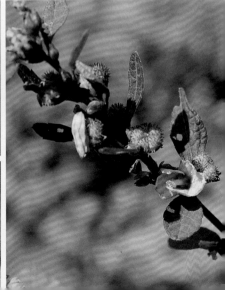

佩 兰

【科属】菊科。

【识别】多年生草本，高40～100cm。茎直立，绿色或红紫色。全部茎枝被稀疏的短柔毛。中部茎叶较大，叶对生，常3全裂或3深裂，中裂片较大，长椭圆形或长椭圆状披针形；上部的叶较小，常不分裂，或全部茎叶不分裂，边缘有粗齿或不规则细齿。头状花序，总苞钟状，总苞片2～3层，覆瓦状排列，紫红色；花白色或带微红色，全部为管状花，先端5齿裂。瘦果圆柱形。花、果期7～11月。

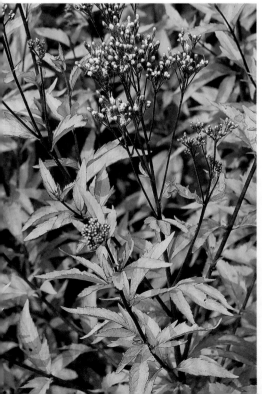

分布河北、山东、江苏、广东、广西、四川等地。

【药用】夏、秋季分两次采割地上部分，除去杂质，晒干。有芳香化湿、醒脾开胃、发表解暑的功效。主治湿浊中阻、脘痞呕恶、口中甜腻、口臭、多涎、暑湿表证、湿温初起、发热倦怠、胸闷不舒。煎服，3～10g。鲜品加倍。

乌 头

【科属】毛茛科。

【识别】多年生草本，高60～120cm。块根通常2个连生，纺锤形至倒卵形。茎直立。叶互生，有柄；叶片卵圆形，3裂几达基部，两侧裂片再2裂，中央裂片菱状楔形，先端再3浅裂，裂片边缘有粗齿或缺刻。总状圆锥花序，萼片5，蓝紫色，上萼片盔形，侧萼片近圆形；花瓣2。蓇葖果长圆形。花期6～7月，果期7～8月。分布于四川、云南、陕西、湖南等地。

【药用】6月下旬至8月上旬采挖母根（川乌），除去子根、须根及泥沙，晒干。有祛风除湿、温经止痛的功效。主治风寒湿痹、关节疼痛、心腹冷痛、寒疝作痛及麻醉止痛。内服一般应炮制用，生品内服宜慎。

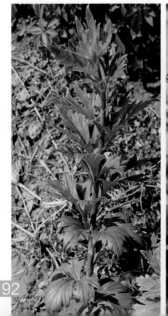
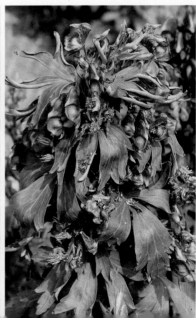

草 乌

【科属】毛茛科。

【识别】多年生草本，高70～150cm。块根常2～5块连生，倒圆锥形。茎直立，光滑。叶互生，有柄，3全裂，裂片菱形，再作深浅不等的羽状缺刻状分裂，最终裂片线状披针形或披针形。总状花序；花萼5，紫蓝色，上萼片盔形；花瓣2。蓇葖果。花期7～8月，果期8～9月。分布于黑龙江、吉林、辽宁、内蒙古、河北、山西等地。

【药用】秋季茎叶枯萎时采挖根（草乌），除去须根和泥沙，干燥。有祛风除湿、温经止痛的功效。主治风寒湿痹、关节疼痛、心腹冷痛、寒疝作痛及麻醉止痛。一般炮制后用。生品内服宜慎。

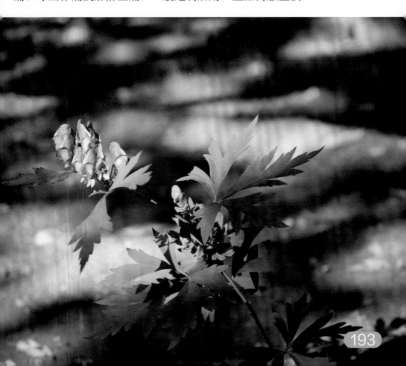

牛 扁

【科属】毛茛科。

【识别】多年生草本，茎高60～110cm。基生叶1～5，与下部茎生叶具长柄；叶片圆肾形，3裂，中央裂片菱形，在中部3裂，2回裂片具狭卵形小裂片。总状花序，萼片黄色。蓇葖果3，长约8mm。分布于内蒙古、河北、山西、陕西、新疆东部。

【药用】春秋季挖根，除去残茎，洗净，晒干。有祛风止痛、止咳化痰、平喘的功效。主治风湿关节肿痛、腰腿痛、喘咳、瘰疬、疥癣。煎服，3～6g。外用适量，煎汁洗。孕妇禁服。

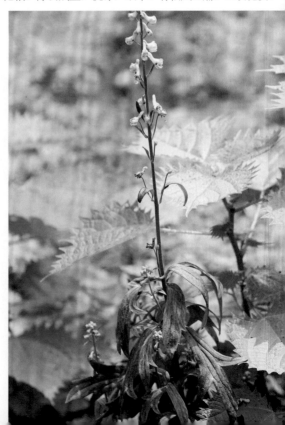

毛 茛

【科属】毛茛科。

【识别】多年生草本，高30～70cm。茎直立，具分枝，中空，有开展或贴伏的柔毛。基生叶为单叶，叶柄长达15cm，叶片轮廓圆心形或五角形，通常3深裂不达基部，中央裂片倒卵状楔形或宽卵形或菱形，3浅裂，边缘有粗齿或缺刻，侧裂片不等2裂；茎下部叶与基生叶相同，茎上部叶较小，3深裂，裂片披针形，有尖齿牙；最上部叶为宽线形，全缘，无柄。聚伞花序有多数花，疏散，花瓣5，倒卵状圆形，黄色。瘦果斜卵形。花、果期4～9月。分布于全国各地（西藏除外）。

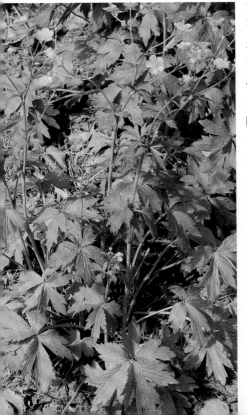

【药用】7～8月采收全草及根，洗净，阴干。有退黄、定喘、截疟、镇痛、消翳的功效。主治黄疸、哮喘、疟疾、偏头痛、牙痛、鹤膝风、风湿关节痛、目生翳膜、瘰疬、痈疮肿毒。外用适量，捣敷患处或穴位，使局部发赤起泡时取去；或煎水洗。

金莲花

【科属】毛茛科。

【识别】多年生草本，高30～70cm。茎直立，不分枝，疏生2～4叶。基生叶1～4，有长柄，叶片五角形，3全裂，中央全裂片菱形；茎生叶互生，叶形与基生叶相似，生于茎下部的叶具长柄，上部叶较小。花单朵顶生或2～3朵排列成稀疏的聚伞花序；花瓣（蜜叶）18～21，狭线形。蓇葖果，具脉网。花期6～7月，果期8～9月。分布于吉林西部、辽宁、内蒙古东部、河北、山西和河南北部。

【药用】夏季花盛开时采收花，晾干。有清热解毒、消肿、明目的功效。主治感冒发热、咽喉肿痛、口疮、牙龈肿痛、牙龈出血、目赤肿痛、疔疮肿毒、急性鼓膜炎、急性淋巴管炎。煎服，3～6g，或泡水当茶饮。外用适量，煎水含漱。

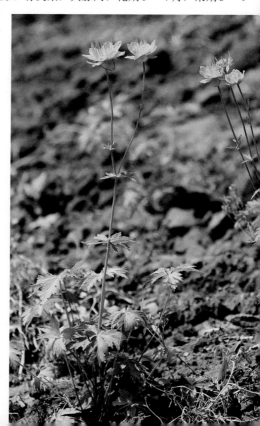

老鹳草

【科属】牻牛儿苗科。

【识别】草本，高30～80cm。茎直立或下部稍蔓生。叶对生，叶片3深裂，中央裂片稍大，卵状菱形，上部有缺刻或粗牙齿。花单生叶腋，花瓣5，淡红色或粉红色，具5条紫红色纵脉。蒴果喙较短。花期7～8月，果期8～10月。生于山地阔叶林林缘、灌丛、荒山草坡。分布于东北、华北、华东、华中、陕西、甘肃和四川。

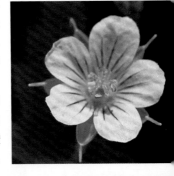

【药用】夏、秋季果实近成熟时采割地上部分，晒干。有祛风湿、通经络、止泻痢的功效。主治风湿痹痛、麻木拘挛、筋骨酸痛、泄泻痢疾。煎服，9～15g。外用适量。

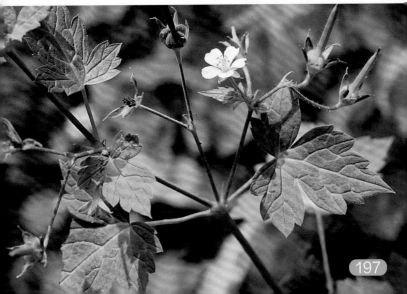

夏至草

【科属】唇形科。

【识别】多年生草本，高15～35cm。茎直立，方柱形，分枝，被倒生细毛。叶对生，叶片近圆形，掌状3深裂，裂片再2深裂或有钝裂齿，两面均密生细毛。轮伞花序；花冠白色，稀粉红色，稍伸出于萼筒。小坚果褐色，长圆状三棱形。花期3～4月，果期5～6月。分布于黑龙江、吉林、辽宁、内蒙古、湖北、山西、陕西、甘肃、青海、新疆、山东、江苏、安徽、浙江、河南、湖北、四川、贵州、云南等地。

【药用】夏至前盛花期采收全草，晒干或鲜用。有养血活血、清热利湿的功效。主治月经不调、产后瘀滞腹痛、跌打损伤、水肿、小便不利、目赤肿痛、疮痈、冻疮、牙痛、皮疹瘙痒。煎汤，9～12g。

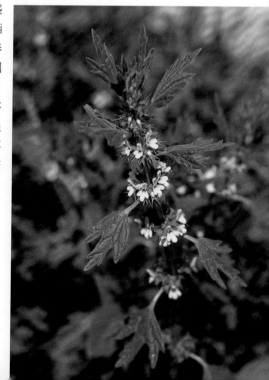

益母草

【科属】唇形科。

【识别】一年生直立草本,高60～100cm。根生叶有长柄,叶片5～9浅裂,裂片具2～3钝齿;茎中部叶3全裂,裂片近披针形,中央裂片常再3裂,两侧裂片再1～2裂;最上部叶不分裂,线形,近无柄。轮伞花序腋生,花冠唇形,淡红色或紫红色。小坚果褐色,三棱形。花期6～9月,果期7～10月。我国大部分地区有分布。

【药用】鲜品春季幼苗期至初夏花前期采割;干品夏季茎叶茂盛、花未开或初开时采割,晒干。有活血调经、利尿消肿、清热解毒的功效。主治月经不调、痛经经闭、恶露不尽、水肿尿少、疮疡肿毒。煎服,10～30g。外用适量,捣敷或煎汤外洗。

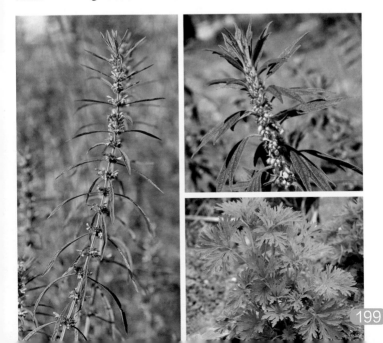

南苍术

【科属】菊科。

【识别】多年生草本，高30～80cm。叶互生，革质，茎下部的叶多为3裂，顶端1裂片较大，卵形，无柄而略抱茎；茎上部叶卵状披针形至椭圆形，无柄，叶缘均有刺状齿。头状花序顶生，总苞片6～8层，披针形；花冠管状，白色，有时稍带红紫色，先端5裂，裂片线形。瘦果长圆形。花期8～10月，果期9～10月。多生于山坡较干燥处。分布江苏、浙江、安徽、江西、湖北、河北、山东等地。

【药用】春、秋季采挖根茎，晒干，撞去须根。有燥湿健脾、祛风散寒、明目的功效。主治湿阻中焦、脘腹胀满、泄泻、水肿、风湿痹痛、风寒感冒、眼目昏涩。煎服，5～10g。

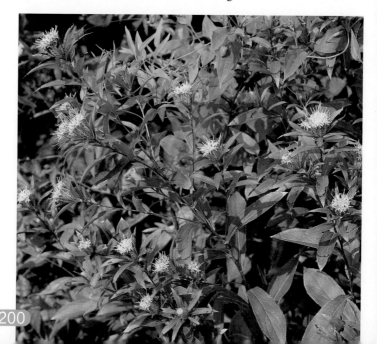

宝盖草

【科属】唇形科。

【识别】一年生草本，高10～50cm。茎丛生，基部稍斜升，细弱，四棱形。叶对生，向上渐无柄，抱茎；叶片肾形或近圆形，边有极深圆齿或浅裂，两面均被细毛。轮伞花序，花冠紫红色或粉红色，上唇近直立，长圆形，稍盔状，下唇平展，有3裂片，中裂片倒心形，先端有深凹。小坚果长圆形，具3棱，褐黑色。花期3～5月，果期7～8月。分布于东北、西北、华东、华中和西南等地。

【药用】夏季采收全草，晒干或鲜用。有活血通络、解毒消肿的功效。主治跌打损伤、筋骨疼痛、四肢麻木、半身不遂、黄疸、鼻渊、黄水疮。煎服，10～15g。

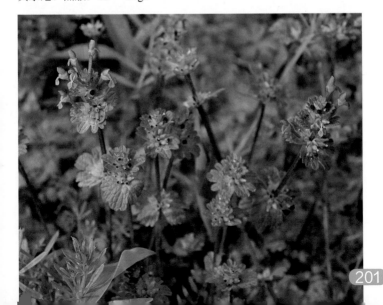

独行菜

【科属】十字花科。

【识别】一年生草本，高10～30cm。叶互生，茎下部叶狭长椭圆形，边缘浅裂或深裂；茎上部叶线形，较小。总状花序顶生，花小；花期5～6月。短角果卵状椭圆形，扁平，顶端微凹；果期6～7月。生于田野、荒地、路旁。分布东北、河北、内蒙古、山东、山西、甘肃、青海、云南、四川等地。

【药用】夏季果实成熟时采割植株，晒干，搓出种子。种子有泻肺平喘、行水消肿的功效。主治痰涎壅肺、喘咳痰多、胸胁胀满不得平卧、胸腹水肿、小便不利。包煎，3～10g。

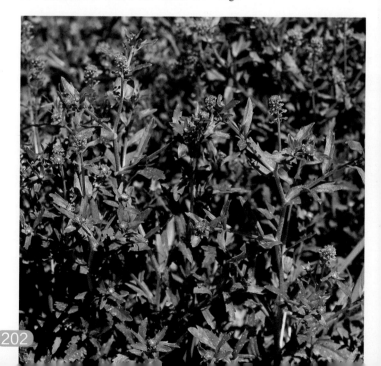

苣荬菜

【科属】菊科。

【识别】多年生草本，全株有乳汁。茎直立，高30～80cm。叶互生，披针形或长圆状披针形，基部耳状抱茎，边缘有疏缺刻或浅裂，缺刻及裂片都具尖齿。头状花序顶生，花全为舌状花，黄色。瘦果长椭圆形，具纵肋，冠毛细软。花期7月至翌年3月。果期8～10月至翌年4月。生于路边、田野。我国大部分地区有分布。主产河北、陕西、山西、辽宁、吉林、黑龙江、山东等地。

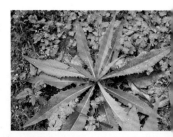

【药用】春季开花前连根拔起全草，洗净，晒干。有清热解毒、补虚止咳的功效。主治菌痢、喉炎、虚弱咳嗽、内痔脱出、白带。煎汤，15～30g。外用煎水熏洗。

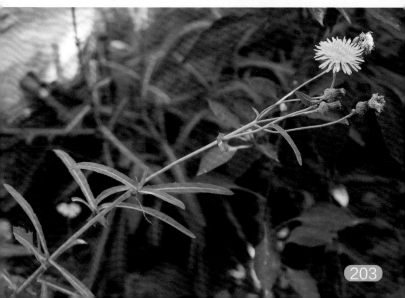

一点红

【科属】菊科。

【识别】一年生或多年生草本，高10～40cm，茎直立或基部倾斜。叶互生，叶片稍肉质，生于茎下部的叶卵形，琴状分裂，边缘具钝齿，茎上部叶小，通常全缘或有细齿，上面深绿色，下面常为紫红色，基部耳状抱茎。头状花序具长梗，花枝常2歧分枝；花冠紫红色。瘦果狭矩圆形，有棱，冠毛白色。花期7～11月，果期9～12月。生于村旁、路边、田园和旷野草丛中。分布于陕西、江苏、浙江、江西、福建、湖北、湖南、广东、广西、四川、贵州及云南等地。

【药用】全年均可采全草，鲜用或晒干。有清热解毒、散瘀消肿的功效。主治上呼吸道感染、口腔溃疡、肺炎、乳腺炎、肠炎、尿路感染、疮疖痈肿、湿疹。煎服，9～18g，鲜品15～30g。外用适量，煎水洗或捣敷。

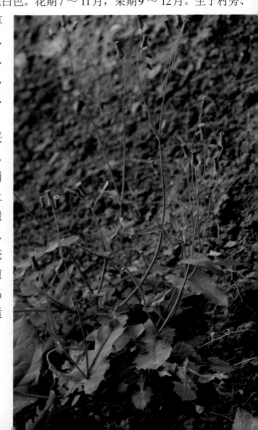

小 藜

【科属】藜科。

【识别】一年生草本，高20～50cm。茎直立，具条棱及绿色条纹。叶互生，叶片椭圆形或狭卵形，通常3浅裂，侧裂片位于中部以下，通常各具2浅裂齿；上部的叶片渐小，狭长。圆锥状花序；花被近球形，5片，浅绿色，边缘白色。胞果全体包于花被内，花期4～5月，果期5～7月。野生于荒地或田间。我国除西藏外，其他地区均有分布。

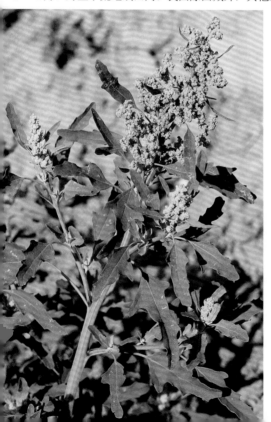

【药用】3～4月采收全草，鲜用或晒干。有疏风清热、解毒去湿、杀虫的功效。主治风热感冒、腹泻、荨麻疹、疮疡肿毒、疥癣、湿疮、白癜风、虫咬伤。煎服，9～15g。外用适量，煎水洗或捣敷。

豨莶

【科属】菊科

【识别】一年生直立草本，高50～100cm。枝上部密被短柔毛。叶对生，叶片阔卵状三角形至披针形，边缘有不规则的浅裂或粗齿。头状花序排列成圆锥状；总花梗密被短柔毛；花黄色，边缘为舌状花，中央为管状花。瘦果倒卵形，有4棱，黑色，无冠毛。花期8～10月。果期9～12月。分布于陕西、甘肃、江苏、安徽、浙江、江西、福建、湖南、广东、海南、广西、四川、贵州、云南等地。

【药用】夏、秋季花开前和花期均可采割全草，晒干。有祛风湿、利关节、解毒的功效。主治风湿痹痛、筋骨无力、腰膝酸软、四肢麻痹、半身不遂、风疹湿疮。煎服，9～12g。外用适量。

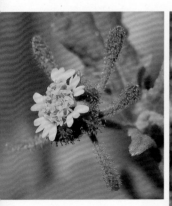

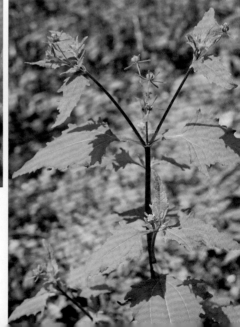

苍 耳

【科属】菊科。

【识别】一年生草本，高20～90cm。茎直立，下部圆柱形，上部有纵沟。叶互生；有长柄，叶片三角状卵形或心形，近全缘或有3～5不明显浅裂，基出三脉。头状花序，雄花序球形，雌花序卵形。瘦果倒卵形，包藏在有刺的总苞内。花期5～6月，果期6～8月。分布于全国各地。

【药用】秋季果实成熟时采收成熟带总苞的果实（苍耳子），干燥，除去梗、叶等杂质。有散风寒、通鼻窍、祛风湿的功效。主治风寒头痛、鼻塞流涕、鼻鼽、鼻渊、风疹瘙痒、湿痹拘挛。煎服，3～9g。

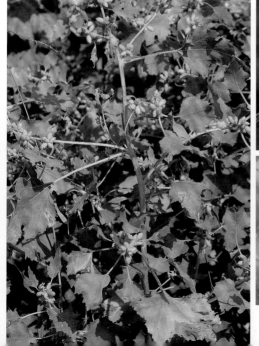
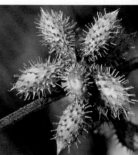
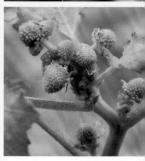

曼陀罗

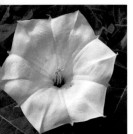

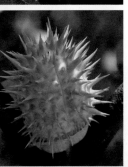

【科属】茄科。

【识别】一年草本，高30～100cm。茎直立，圆柱形，上部呈叉状分枝。叶互生，上部叶近对生，叶片宽卵形、长卵形或心脏形，边缘具不规则短齿或全缘而波状。花单生于枝叉间或叶腋；花冠管漏斗状，下部直径渐小，向上扩呈喇叭状，白色，具5棱，裂片5，三角形。蒴果圆球形或扁球状，外被疏短刺，熟时淡褐色，不规则4瓣裂。花期3～11月，果期4～11月。分布于江苏、浙江、福建、湖北、广东、广西、四川、贵州、云南、上海等地。

【药用】4～11月花初开时采收花，晒干或低温干燥。有平喘止咳、解痉定痛的功效。主治哮喘咳嗽、脘腹冷痛、风湿痹痛、小儿慢惊、外科麻醉。内服，0.2～0.6g，宜入丸、散剂。外用适量，煎汤洗或研末外敷。

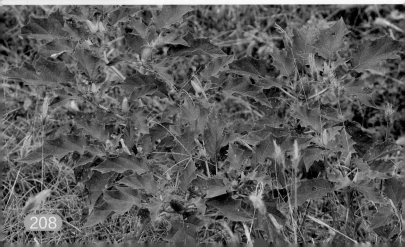

博落回

【科属】罂粟科。

【识别】多年生大型草本，基部灌木状，高1～4m。具乳黄色浆汁。茎绿色或红紫色，中空。单叶互生，叶片宽卵形或近圆形，上面绿色，无毛，下面具易落的细绒毛，多白粉，基出脉通常5，边缘波状或波状牙齿。大型圆锥花序多花，生于茎或分枝顶端；萼片狭倒卵状长圆形、船形，黄白色；花瓣无。果倒披针形，扁平，外被白粉。花期6～8月，果期7～10月。分布于江苏、安徽、浙江、江西、福建、台湾、湖北、湖南、广东、海南、广西、四川、贵州、云南等地。

【药用】秋、冬季采收根或全草，根茎与茎叶分开，晒干。鲜用随时可采。有散瘀、祛风、解毒、止痛、杀虫的功效。主治疮痈疔肿、痔疮、湿疹、蛇虫咬伤、跌打肿痛、风湿关节痛、龋齿痛、顽癣、滴虫性阴道炎。外用适量，捣敷或煎水熏洗。

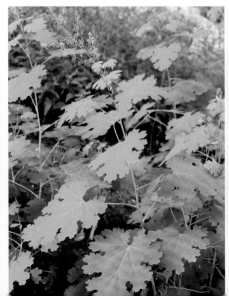
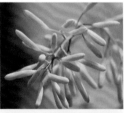
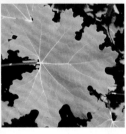

蝎子草

【科属】荨麻科。

【识别】一年生草本,高达1m。茎直立,有棱,伏生硬毛及螫毛;螫毛直立而开展。叶互生;叶柄长2～10cm;叶片圆卵形,先端渐尖或尾状尖,基部圆形或近平截,叶缘有粗锯齿,两面伏生粗硬毛和螫毛。花序腋生,单一或分枝,雌花序生于茎上部;雄花被4深裂;雌花被2裂,上方一片椭圆形,先端有不明显的3齿裂,下方一片线形而小,花序轴上有长螫毛。瘦果宽卵形,表面光滑或有小疣状突起。花期7～8月,果期8～10月。分布于东北、华北及陕西、河南等地。

【药用】夏、秋季采收全草,多鲜用。有止痛的功效。主治风湿痹痛。外用适量。

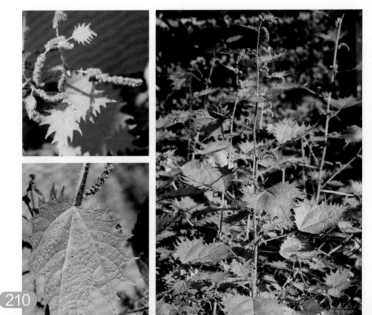

罂 粟

【科属】罂粟科。

【识别】一年生草本，高30～60cm。茎直立，不分枝，无毛，具白粉。叶互生，茎下部的叶有短柄，上部的叶无柄，抱于茎上；叶片长卵形或狭长椭圆形，叶脉明显，边缘为不整齐的波状锯齿。花单一，顶生，花瓣4，有时为重瓣，近圆形或近扇形，边缘浅波状或各种分裂，白色、粉红色、红色至紫色。蒴果球形或长圆状椭圆形。花期4～6月，果期6～8月。

【药用】秋季将成熟果实摘下，破开，除去种子和枝梗，干燥。有敛肺、涩肠、止痛的功效。主治久咳、久泻、脱肛、脘腹疼痛。煎服，3～6g。

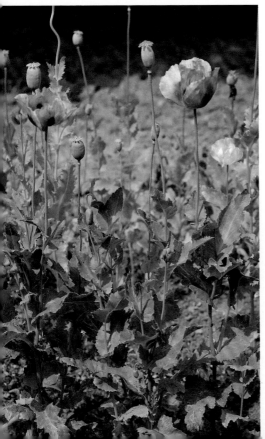

4 复叶

（1）羽状复叶、小叶不裂

龙芽草

【科属】蔷薇科。

【识别】多年生草木，高30～120cm。奇数羽状复叶互生，小叶有大小2种，相间生于叶轴上，小叶几无柄，倒卵形至倒卵状披针形，边缘有急尖至圆钝锯齿。总状花序生于茎顶，花瓣5，长圆形，黄色。瘦果倒卵圆锥形，外面有10条肋，先端有数层钩刺。花果期5～12月。我国大部分地区有分布。

【药用】夏、秋季茎叶茂盛时采割地上部分，干燥。有收敛止血、截疟、止痢、解毒、补虚的功效。主治咯血、吐血、崩漏下血、疟疾、血痢、痈肿疮毒、阴痒带下、脱力劳伤。煎服，6～12g。

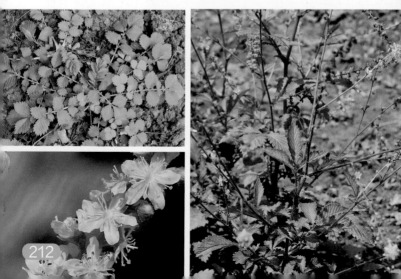

地榆

【科属】蔷薇科。

【识别】多年生草本，高1～2m，茎直立，有棱。单数羽状复叶互生，茎生叶有半圆形环抱状托叶，托叶边缘具三角状齿；小叶5～19片，椭圆形至长卵圆形，边缘具尖圆锯齿。穗状花序顶生，花小，暗紫色，花被4裂，裂片椭圆形或广卵形。瘦果椭圆形或卵形，有4纵棱，呈狭翅状。花、果期6～9月。我国大部分地区有分布。

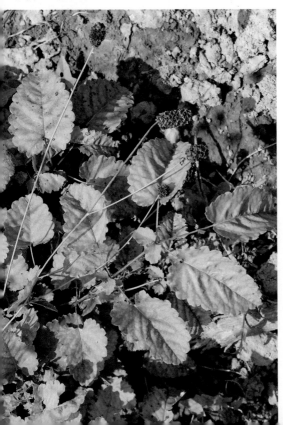

【药用】春季将发芽时或秋季植株枯萎后采挖根，除去须根，洗净，趁鲜切片，干燥。有凉血止血、解毒敛疮的功效。主治便血、痔血、血痢、崩漏、水火烫伤、痈肿疮毒。煎服，10～15g，大剂量可用至30g；外用适量。

长叶地榆

【科属】蔷薇科。

【识别】与地榆主要区别为小叶带状长圆形至带状披针形。

【药用】同地榆。

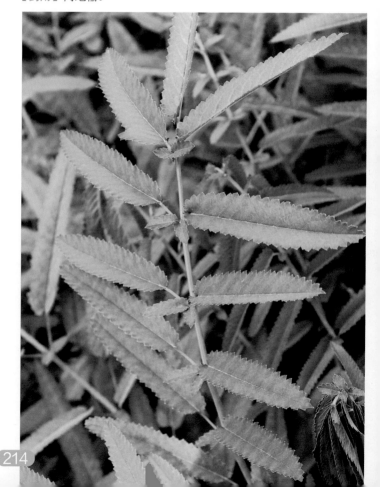

荷青花

【科属】罂粟科。

【识别】多年生草本，高约30cm，茎叶含有黄色液汁。单数羽状复叶，广卵形至菱状卵形，边缘有缺刻及不整齐的锯齿；茎生叶具小叶3～5。花1～2朵腋生成稀疏的聚伞花序，花瓣4，黄色，圆卵形。果为蒴果，线形，内有种子多数。花期4～6月，果期6～7月。生于高山林下阴湿处。分布四川、湖南、湖北、陕西、山西、安徽、浙江、辽宁、吉林等地。

【药用】全年可采根。有祛风湿、舒筋活络、散瘀消肿、止痛止血的功效。主治风湿性关节炎、跌打损伤。煎汤，3～9g。

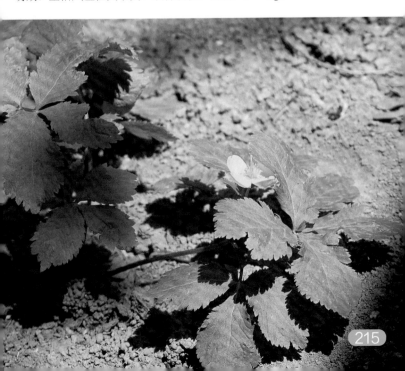

白 鲜

【科属】芸香科。

【识别】多年生草本，高达1m。全株有特异的香味。奇数羽状复叶互生；叶轴有狭翼，无叶柄；小叶9～13，叶片卵形至椭圆形，边缘具细锯齿。总状花序顶生，花瓣5，色淡红而有紫红色线条。蒴果，密被腺毛，成熟时5裂，每瓣片先端有一针尖。花期4～5月，果期6月。主产于辽宁、河北、四川、江苏等地。

【药用】春、秋季采挖根部，除去泥沙和粗皮，剥取根皮，干燥。有清热燥湿、祛风解毒的功效。主治湿热疮毒、黄水淋漓、湿疹、风疹、疥癣疮癞、风湿热痹、黄疸尿赤。煎服，5～10g。外用适量，煎汤洗或研粉敷。

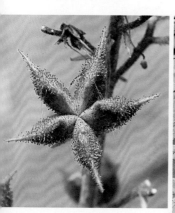

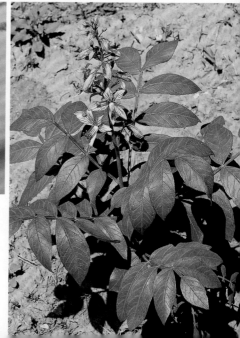

丹　参

【科属】唇形科。

【识别】多年生草本，高30～100cm。全株密被淡黄色柔毛及腺毛。叶对生，奇数羽状复叶，小叶通常5，顶端小叶最大，侧生小叶较小，小叶片卵圆形至宽宽卵圆形，边具圆锯齿，两面密被白色柔毛。轮伞花序组成顶生或腋生的总状花序，花冠二唇形，蓝紫色，上唇直立，呈镰刀状。小坚果长圆形，熟时棕色或黑色。花期5～9月，果期8～10月。分布于辽宁、河北、山西、陕西、宁夏、甘肃、山东、江苏、安徽、浙江、福建、江西、河南、湖北、湖南、四川、贵州等地。

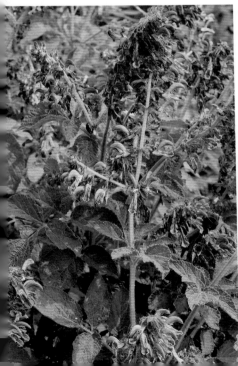

【药用】春、秋季采挖根，干燥。有活血祛瘀、通经止痛、清心除烦、凉血消痈的功效。主治胸痹心痛、脘腹胁痛、癥瘕积聚、热痹疼痛、心烦不眠、月经不调、痛经经闭、疮疡肿痛。煎服，5～15g。

南丹参

【科属】唇形科。

【识别】多年生草本，高约1m。茎粗壮，呈钝四棱形，具沟槽，被下向长柔毛。羽状复叶对生，有小叶5～7片，顶生小叶卵圆状披针形，边缘具圆齿状锯齿。轮伞花序组成顶生总状花序或总状圆锥花序；花冠淡紫色、紫色至蓝紫色，冠檐二唇形，上唇略呈镰刀状，下唇稍呈长方形。小坚果椭圆形。花期3～7月。生于山地、林间、路旁及水边。分布于浙江、江西、福建、湖南、广东及广西等地。

【药用】秋季采挖根，除去茎叶及须根，洗净，晒干。有活血化瘀、调经止痛的功效。主治胸痹绞痛、心烦、心悸、脘腹疼痛、月经不调、痛经、经闭、产后瘀滞腹痛、崩漏、肝脾肿大、关节痛、疝气痛、疮肿。煎汤，9～15g。

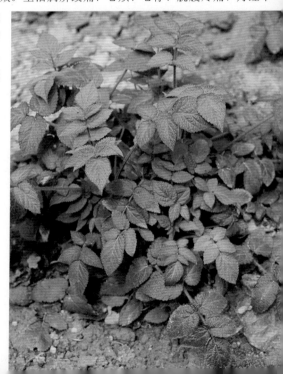

猫尾草

【科属】豆科。

【识别】亚灌木状草本，高1～1.5m。奇数羽状复叶，托叶长三角形；小叶3～5，长椭圆形或卵状披针形，顶端1片较大。总状花序顶生，长15～30cm或更长，粗壮，密被灰白色长硬毛；花冠紫色。荚果3～7节，荚节膨胀，被极短的毛。花期5～6月，果期7～10月。生于山坡、荒地、灌木林边或杂草丛中。分布于福建、广东、海南、广西、云南。

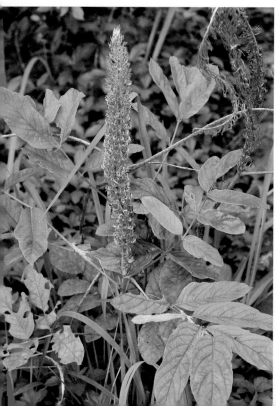

【药用】秋季采收全草，洗净，切段，晒干或鲜用。有清肺止咳、散瘀止血的功效。主治肺热咳嗽、肺痈、积聚、乳吹、脱肛、子宫脱垂、吐血、尿血、外伤出血。煎汤，9～30g，鲜品30～90g。

含羞草

【科属】豆科。

【识别】披散状草本，高可达1m。有散生、下弯的钩刺及倒生刚毛。叶对生，羽片通常4，指状排列于总叶柄之顶端；小叶10～20对，触之即闭合而下垂；小叶片线状长圆形。头状花序具长梗，单生或2～3个生于叶腋，直径约1cm；花小，淡红色；花冠钟形，上部4裂，裂片三角形，外面有短柔毛。荚果扁平弯曲，有3～4节，荚缘波状，具刺毛。花期3～4月，果期5～11月。生于旷野、山溪边、草丛或灌木丛中。分布于西南及福建、台湾、广东、海南、广西等地。

【药用】夏季采收全草，除去泥沙，洗净，鲜用，或扎成把，晒干。有凉血解毒、清热利湿、镇静安神的功效。主治感冒、支气管炎、肝炎、肠炎、结膜炎、泌尿系结石、水肿、劳伤咳血、鼻衄、血尿、神经衰弱、失眠、疮疡肿毒、带状疱疹、跌打损伤。煎服，15～30g，鲜品30～60g；外用适量，捣敷。

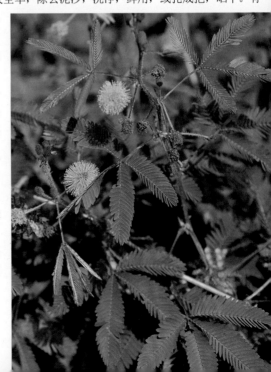

苦豆子

【科属】豆科。

【识别】直立草本。枝密被灰色绢状毛。叶互生，单数羽状复叶；小叶15～25，灰绿色，矩形，两面被绢毛。总状花序顶生，长12～15cm；花密生；萼密被灰绢毛，顶端有短三角状萼齿；花冠蝶形，黄色。荚果串珠状，长3～7cm，密被细绢状毛，种子淡黄色，卵形。分布于宁夏、甘肃、内蒙古、新疆、西藏等地。

【药用】全草夏季采收，种子秋季采收。有清热燥湿、止痛、杀虫的功效。主治痢疾、胃痛、白带过多、湿疹、疮疖顽癣。炒黑研末服，每次5粒。外用适量，研末，煎水洗。

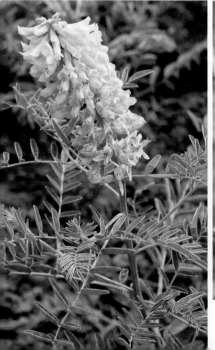 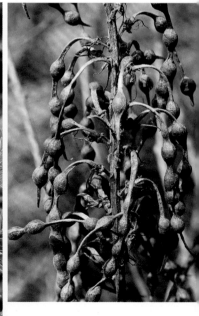

膜荚黄芪

【科属】豆科。

【识别】多年生草本，高0.5～1.5m，茎直立，具分枝。单数羽状复叶互生，叶柄基部有披针形托叶；小叶13～31片，卵状披针形或椭圆形，全缘。夏季叶腋抽出总状花序，蝶形花冠淡黄色。荚果膜质，卵状长圆形。花期6～7月，果期7～9月。分布于黑龙江、吉林、辽宁、河北、山西、内蒙古、陕西、甘肃、宁夏、青海、山东、四川和西藏等省区。

【药用】春、秋季采挖根，除去须根和根头，晒干。有补气升阳、固表止汗、利水消肿、生津养血、行滞通痹、托毒排脓、敛疮生肌的功效。主治气虚乏力、食少便溏、中气下陷、久泻脱肛、便血崩漏、表虚自汗、气虚水肿、内热消渴、血虚萎黄、半身不遂、痹痛麻木、痈疽难溃、久溃不敛。煎服，9～30g。

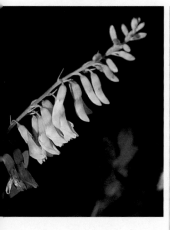
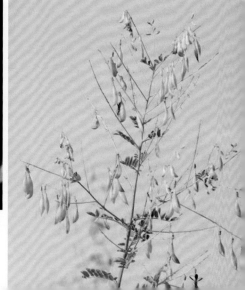

蒙古黄芪

【科属】豆科。

【识别】形似膜荚黄芪，惟其托叶呈三角状卵形，小叶较多，25～37片。花冠黄色。荚果无毛，有显著网纹。分布于黑龙江、吉林、内蒙古、河北、山西和西藏等省区。

【药用】同膜荚黄芪。

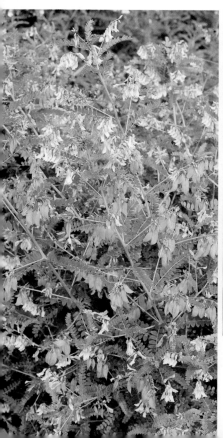
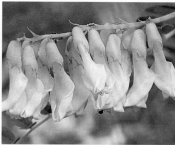
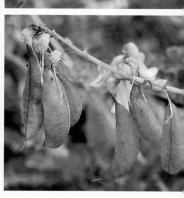

甘 草

【科属】豆科。

【识别】多年生草本，高约30～70cm。茎直立，被白色短毛及腺鳞或腺状毛。单数羽状复叶，小叶4～8对，小叶片卵圆形、卵状椭圆形。总状花序腋生，花冠淡紫堇色，旗瓣大，长方椭圆形，先端圆或微缺，龙骨瓣直。荚果线状长圆形，镰刀状或弯曲呈环状，密被褐色的刺状腺毛。花期6～7月，果期7～9月。分布东北、西北、华北等地。

【药用】春、秋季采挖根和根茎，除去须根，晒干。有补脾益气、清热解毒、祛痰止咳、缓急止痛、调和诸药的功效。主治脾胃虚弱、倦怠乏力、心悸气短、咳嗽痰多、脘腹及四肢挛急疼痛、痈肿疮毒、缓解药物毒性及烈性。煎服，1.5～9g。

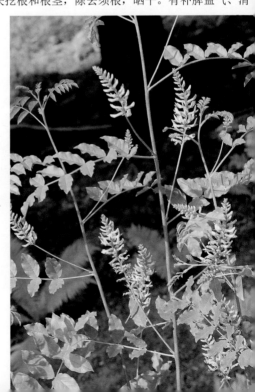

决 明

【科属】豆科。

【识别】一年生半灌木状草本，高0.5～2m。叶互生，羽状复叶，小叶3对，叶片倒卵形或倒卵状长圆形。成对腋生，最上部的聚生；花冠黄色；荚果细长，近四棱形；种子多数，菱柱形或菱形略扁，淡褐色，光亮，两侧各有1条线形斜凹纹。花期6～8月，果期8～10月。分布于我国华东、中南、西南及吉林、辽宁、河北、山西等地。

【药用】秋季采收成熟果实，晒干，打下种子。有清热明目、润肠通便的功效。主治目赤涩痛、羞明多泪、头痛眩晕、目暗不明、大便秘结。煎服，10～15g；用于润肠通便，不宜久煎。

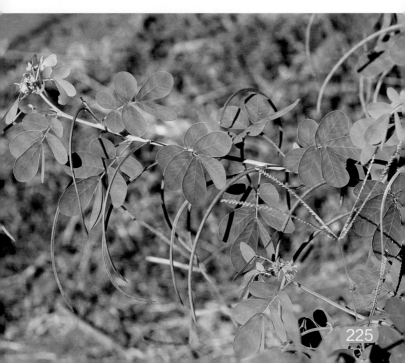

望江南

【科属】豆科。

【识别】灌木或半灌木，高1～2m。叶互生，偶数羽状复叶，小叶4～5对，叶片卵形至椭圆状披针形，全缘。伞房状总状花序顶生或腋生；花黄色，花瓣5，倒卵形，先端圆形，基部具短狭的爪。荚果扁平，线形，褐色。花期4～8月，果期6～10月。生于河边滩地、旷野或丘陵的灌木林或疏林中。分布于长江以南各地。

【药用】夏季植株生长旺盛时采收茎叶，阴干。鲜用者可随采新鲜茎叶供药用。有肃肺、清肝、利尿、通便、解毒消肿的功效。主治咳嗽气喘、头痛目赤、小便血淋、大便秘结、痈肿疮毒、蛇虫咬伤。煎服，6～9g，鲜品15～30g。外用适量，鲜叶捣敷。

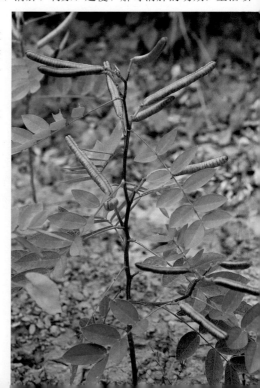

华黄芪

【科属】豆科。

【识别】多年生草本，高20～100cm。茎直立，有条棱。单数羽状复叶互生，小叶21～31，椭圆形或卵状椭圆形，全缘。总状花序腋生；花多数，花冠黄色。荚果椭圆形，革质，膨胀，密生横纹，成熟后开裂。花期5～6月。生于山坡、路旁、砂地、河边。分布于河北、河南、山东、内蒙古以及东北等地。

【药用】秋末冬初，果实成熟而尚未开裂时连茎割下，晒干后打下种子，去净杂质，再晒干。有温补肝肾、固精、缩尿、明目的功效。主治肾虚腰痛、遗精早泄、白浊带下、小便余沥、眩晕目昏。用量9～15g。

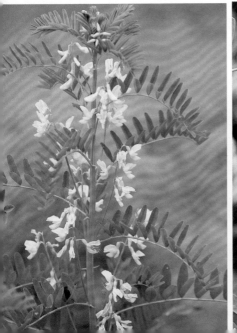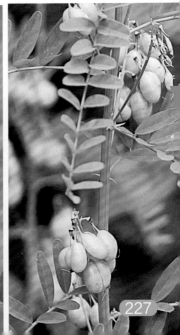

苦 参

【科属】豆科。

【识别】落叶半灌木，高1.5～3m。茎直立，多分枝，具纵沟。奇数羽状复叶，互生；小叶15～29，叶片披针形至线状披针形，全缘。总状花序顶生，花冠蝶形，淡黄白色。荚果线形，呈不明显的串珠状。种子近球形，黑色。花期5～7月，果期7～9月。生于沙地或向阳山坡草丛中及溪沟边。分布于全国各地。

【药用】春、秋季采挖根，除去根头和小支根，洗净，干燥，或趁鲜切片，干燥。有清热燥湿、杀虫、利尿的功效。主治热痢、便血、黄疸尿闭、赤白带下、阴肿阴痒、湿疹、湿疮、皮肤瘙痒、疥癣麻风，外治滴虫性阴道炎。煎服，5～10g。外用适量。

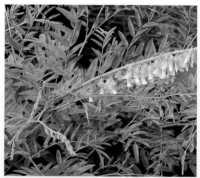

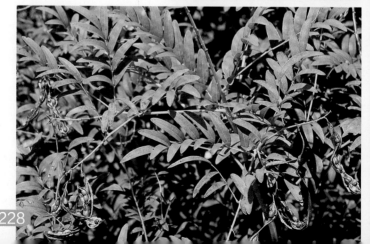

接骨草

【科属】忍冬科。

【识别】高大草本或半灌木，高达2m。茎有棱条，髓部白色。奇数羽状复叶对生，小叶5～9，小叶片披针形，边缘具细锯齿。大型复伞房花序顶生，具由不孕花变成的黄色杯状腺体；花冠辐状，花冠裂片卵形，反曲。浆果红色，近球形。花期4～5月，果期8～9月。生于林下、沟边或山坡草丛，也有栽种。分布于河北、陕西、甘肃、青海、江苏、安徽、浙江、江西、福建、台湾、湖北、湖南、广东、广西、四川、贵州、云南等地。

【药用】夏，秋季采收茎叶，鲜用或晒干。有祛风、利湿、舒筋、活血的功效。主治风温痹痛、腰腿痛、水肿、黄疸、跌打损伤、风疹瘙痒、丹毒、疮肿。煎服，9～15g，鲜品60～120g。外用适量，捣敷或煎水洗。

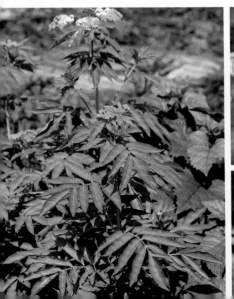
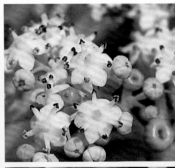
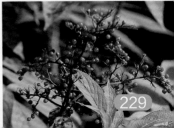

229

东北土当归

【科属】五加科。

【识别】多年生草本，高约1m。叶互生；二至三回羽状复叶，有小叶3～7，叶片顶生者倒卵形或椭圆状倒卵形，侧生者长圆形、椭圆形至卵形，边缘有不整齐的锯齿。伞形花序集成大形圆锥花序；花瓣5，三角状卵形。花期7～8月，果期8～9月。分布于东北、华北及陕西、河南、四川、西藏等地。

【药用】秋后挖根，或剥取根皮，鲜用或晒干。有祛风除湿、活血、解毒的功效。主治风寒湿痹、腰膝酸痛、头痛、齿痛、跌打伤痛、痈肿。煎服，3～10g。外用适量，煎水洗或捣敷。

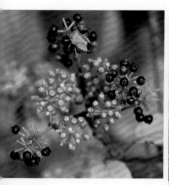

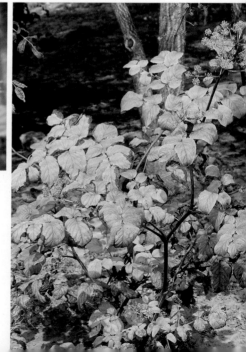

歪头菜

【科属】豆科。

【识别】多年生草本，高可达1m。幼枝被淡黄色柔毛。羽状复叶，互生，小叶2枚，卵形至菱形，边缘粗糙；卷须不发达而变为针状。总状花序腋生，花冠紫色或紫红色。荚果狭矩形，两侧扁。花期6～8月，果期9月。生于草地、山沟、林缘或向阳的灌丛中。我国大部分地区有分布。

【药用】秋季采收根或嫩叶。有补虚的功效。根泡酒可治痨伤，嫩叶蒸鸡蛋吃可治头晕。

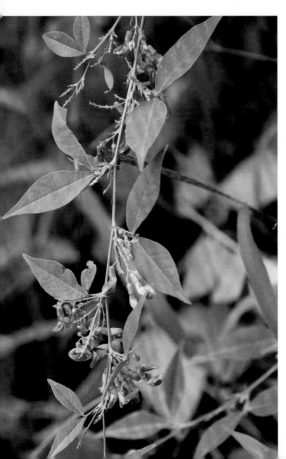

（2）三复叶、小叶不裂

淫羊藿

【科属】小檗科。

【识别】多年生草本，高30～40cm。茎直立，有棱。无基生叶。茎生叶2，生于茎顶；有长柄；二回三出复叶，小叶9，宽卵形或近圆形，边缘有刺齿；顶生小叶基部裂片圆形，均等，两侧小叶基部裂片不对称，内侧圆形，外侧急尖。圆锥花序顶生，花白色，花瓣4，近圆形，具长距。蓇葖果纺锤形，成熟时2裂。花期4～5月，果期5～6月。分布于黑龙江、吉林、辽宁、山东、江苏、江西、湖南、广西、四川、贵州、陕西、甘肃。

【药用】夏、秋季茎叶茂盛时采收叶，晒干或阴干。有补肾阳、强筋骨、祛风湿的功效。主治肾阳虚衰、阳痿遗精、筋骨痿软、风湿痹痛、麻木拘挛。煎服，3～15g。

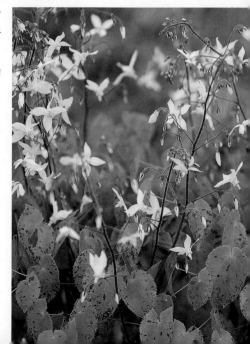

箭叶淫羊藿

【科属】小檗科。

【识别】多年生草本，高30～50cm。根茎匍行呈结节状。根出叶1～3枚，3出复叶，小叶卵圆形至卵状披针形，先端尖或渐尖，边缘有细刺毛，基部心形，侧生小叶基部不对称，外侧裂片斜而较大、三角形，内侧裂片较小而近于圆形；茎生叶常对生于顶端，形与根出叶相似，基部呈歪箭状心形，外侧裂片特大而先端渐尖。花多数，聚成总状或下部分枝而成圆锥花序，花小，花瓣有短距或近于无距。花期2～3月，果期4～5月。生于山坡竹林下或路旁岩石缝中。分布浙江、安徽、江西、湖北、四川、台湾、福建、广东、广西等地。

【药用】同淫羊藿。

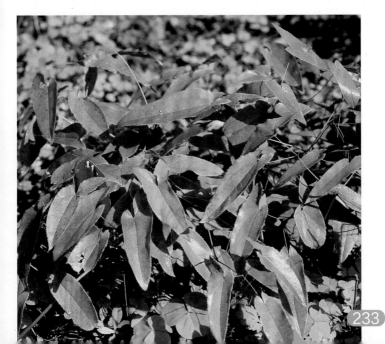

三叶委陵菜

【科属】蔷薇科。

【识别】多年生草本，高约30cm。茎细长柔软。3出复叶；基生叶的小叶椭圆形、矩圆形，边缘有钝锯齿，连叶柄长4～30cm；茎生叶小叶片较小。总状聚伞花序顶生，花黄色，花瓣5，倒卵形，顶端微凹。花期4～5月。分布四川、湖南、河北、江苏、浙江、福建等地。

【药用】夏季采收开花的全草，晒干。有清热解毒、散瘀止血的功效。主治口腔炎、跌打损伤。煎服，15～30g。外用捣敷、煎水洗或研末撒。

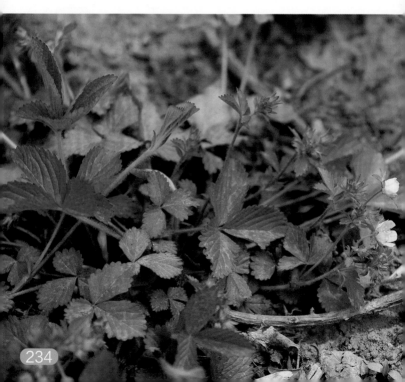

胡芦巴

【科属】豆科。

【识别】一年生草本。茎丛生。3出复叶，小叶卵状长卵圆形或宽披针形，近先端有锯齿。花腋生，花冠蝶形，初为白色，后渐变淡黄色，基部微带紫晕。荚果细长圆筒状。花期4～6月，果期7～8月。均为栽培品种。主产于河南、四川等地。

【药用】夏季果实成熟时采割植株，晒干，打下种子，除去杂质。有温肾助阳、祛寒止痛的功效。主治肾阳不足、下元虚冷、小腹冷痛、寒疝腹痛、寒湿脚气。煎服，5～10g。

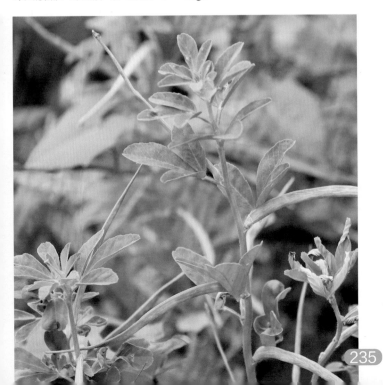

小叶野决明

【科属】豆科。

【识别】多年生草本，高达50～90cm。三出复叶，小叶片倒卵形或长圆状倒披针形，全缘；托叶2，呈叶状，披针形或条形。总状花序顶生，花冠蝶形，黄色。荚果线状披针形至线形，扁平，茶褐色。花期4月，果期7～8月。生于田边、路旁、园地内及空旷杂草中。分布于河北、陕西、江苏、安徽、浙江、湖南。

【药用】夏、秋季采集果实，晒干。有清热明目的功效。主治目赤肿痛。煎服，30～60g。

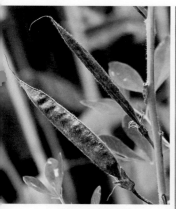
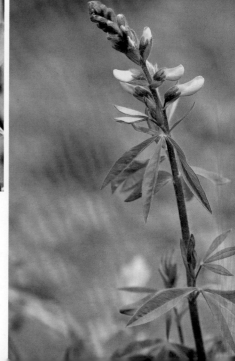

白花鬼针草

【科属】菊科。

【识别】一年生直立草本，高30～100cm。茎钝四棱形。叶对生，茎下部叶较小，3裂或不分裂；中部叶具无翅的柄，三出，小叶常为3枚，两侧小叶椭圆形或卵状椭圆形，边缘有锯齿，顶生小叶较大，长椭圆形或卵状长圆形。头状花序；舌状花5～7枚，舌片椭圆状倒卵形，白色，先端钝或有缺刻；盘花筒状，冠檐5齿裂。瘦果黑色，条形，先端芒刺3～4枚，具倒刺毛。生于村旁、路边及旷野。分布华东、中南、西南及西藏等地。

【药用】夏、秋季采收全草，切段晒干。有清热解毒、利湿退黄的功效。主治感冒发热、风湿痹痛、湿热黄疸、痈肿疮疖。煎汤，15～30g。

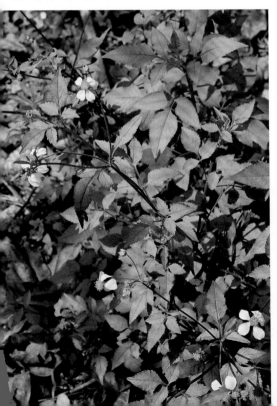

大叶千斤拔

【科属】豆科。

【识别】自立半灌木，高1～3m。嫩枝密生黄色短柔毛。三出复叶互生，顶生小叶宽披针形，基出脉3条，侧生小叶较小，偏斜，基出脉2条。总状花序腋生，花多而密，花序轴及花梗均密生淡黄色短柔毛；花冠紫红色。荚果椭圆形，褐色，有短柔毛。种子1～2颗，球形，黑色。花期6～8月，果期7～9月。生于空旷山坡上或山溪水边。分布于江西、福建、广东、海南、广西、贵州、云南等地。

【药用】秋季采根，抖净泥土，晒干。有祛风湿、益脾肾、强筋骨的功效。主治风湿骨痛、腰肌劳损、四肢痿软、偏瘫、阳痿、月经不调、带下、腹胀、食少、气虚足肿。煎汤，15～30g。

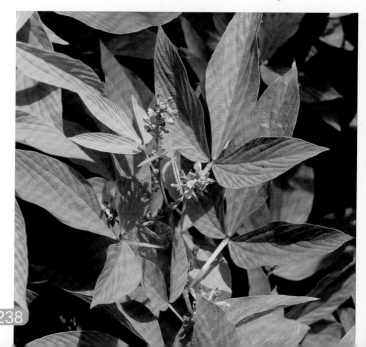

猪屎豆

【科属】豆科。

【识别】直立草本。叶互生,三出复叶,小叶片倒卵状长圆形或窄椭圆形。总状花序顶生及腋生,有花20～50朵;萼筒杯状,先端5裂,裂片三角形。蝶形花冠,黄色,旗瓣嵌以紫色条纹。荚果长圆形,下垂,果瓣开裂时扭转。花、果期6～10月。分布于山东、浙江、福建、台湾、湖南、广东、广西、四川、云南等地。

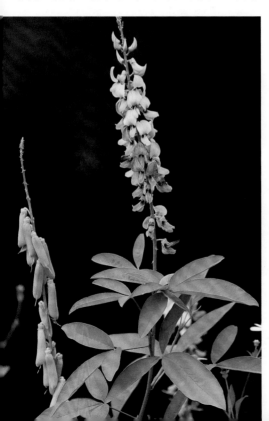

【药用】秋季采收全草,打去荚果及种子,晒干或鲜用。有清热利湿、解毒散结的功效。主治湿热腹泻、小便淋沥、小儿疳积、乳腺炎。煎服,6～12g。外用适量,捣敷。

草木犀

【科属】豆科。

【识别】二年生或一年生草本。茎直立，多分枝，高50～120cm。羽状三出复叶，小叶椭圆形或倒披针形，叶缘有疏齿。总状花序腋生或顶生，长而纤细，花小，花冠蝶形，黄色，旗瓣长于翼瓣。荚果卵形或近球形，成熟时近黑色，具网纹，含种子1粒。分布于内蒙古、黑龙江、吉林、辽宁、河北、河南、山东、山西、陕西、甘肃、青海、西藏、江苏、安徽、江西、浙江、四川和云南等省区。

【药用】夏秋采收全草，洗净，切碎晒干。有芳香化浊、截疟的功效。主治暑湿胸闷、口臭、头胀、头痛、疟疾、痢疾。煎服，15～30g。

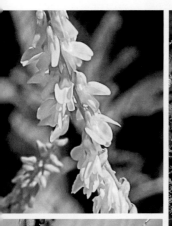

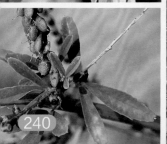

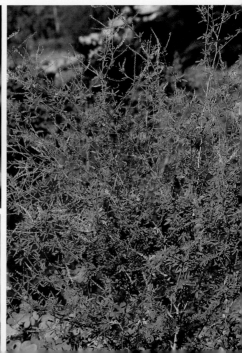

苜 蓿

【科属】豆科。

【识别】多年生草本，茎高30～100cm，直立或匍匐。3出复叶，小叶片倒卵状长圆形，仅上部尖端有锯齿，叶柄长而平滑，托叶大。花梗由叶腋抽出，花有短柄；8～25朵形成簇状的总状花序；花冠紫色；花期5～6月。荚果螺旋形，黑褐色，不开裂；种子肾形，黄褐色，很小。生于旷野和田间。我国大部分地区有分布。

【药用】夏季采挖根，鲜用或晒干。有清热利湿、通淋排石的功效。主治热病烦满、黄疸、尿路结石。煎服，15～30g，或捣汁。

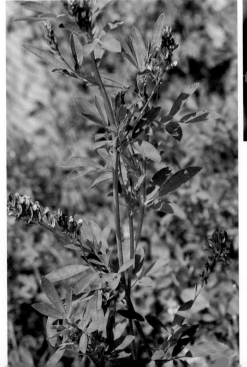

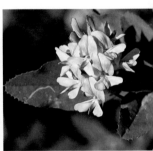

鸭儿芹

【科属】伞形科。

【识别】多年生直立草本，高30～100cm。茎光滑，具叉状分枝。基生叶及茎下部叶有长叶柄，通常为3小叶，小叶片边缘均有不规则的尖锐重锯齿；最上部的叶近无柄；小叶片卵状披针形至窄披针形，边缘有锯齿。复伞形花序呈疏松的圆锥状；花瓣白色，倒卵形。分生果线状长圆形。花期4～5月，果期6～10月。分布于河北、山西、陕西、甘肃、安徽、江苏、浙江、福建、江西、广东、广西、湖北、湖南、四川、贵州、云南等地。

【药用】夏、秋间割取茎叶，鲜用或晒干。有祛风止咳、利湿解毒、化瘀止痛的功效。主治感冒咳嗽、肺痛、淋痛、疝气、月经不调、风火牙痛、目赤翳障、痈疽疮肿、皮肤瘙痒、跌打肿痛、蛇虫咬伤。煎服，15～30g。外用适量。

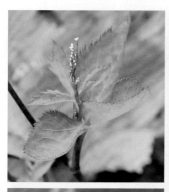

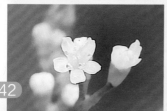

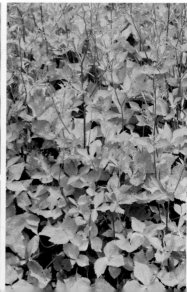

（3）复叶、小叶裂

委陵菜

【科属】蔷薇科。

【识别】多年生草本，高20～70cm。基生叶为羽状复叶，小叶5～15对，上部小叶较长，向下渐变短，无柄；小叶边缘羽状中裂；茎生叶与基生叶相似，叶片对数较少，边缘通常呈齿牙状分裂。伞房状聚伞花序，花瓣5，宽倒卵形，先端微凹，黄色。瘦果卵球形。花、果期4～10月。我国大部地区有分布。

【药用】春季未抽茎时采挖全草，除去泥沙，晒干。有清热解毒、凉血止痢的功效。主治赤痢腹痛、久痢不止、痔疮出血、痈肿疮毒。煎服，9～15g。外用鲜品适量，煎水洗或捣烂敷患处。

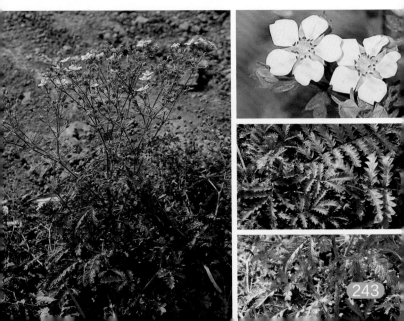

多裂委陵菜

【科属】蔷薇科。

【识别】多年生草本。基生叶羽状复叶，有小叶3～5对，小叶片对生，羽状深裂，裂片带形或带状披针形；茎生叶与基生叶形状相似，惟小叶对数向上逐渐减少。伞房状聚伞花序，花瓣黄色，倒卵形，顶端微凹。瘦果平滑或具皱纹。花期5～8月。生山坡草地、沟谷及林缘，分布于黑龙江、吉林、辽宁、内蒙古、河北、陕西、甘肃、青海、新疆、四川、云南、西藏。

【药用】秋季采挖全草，洗净，晒干。有清热利湿、止血、杀虫的功效。主治肝炎、蛲虫病、功能性子宫出血、外伤出血。煎服，15～30g；外用适量，研末外敷伤处。

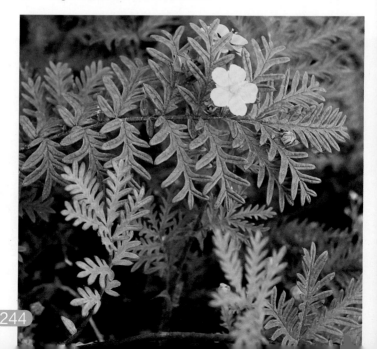

天 葵

【科属】毛茛科。

【识别】基生叶多数，为掌状三出复叶，小叶扇状菱形或倒卵状菱形，三深裂，深裂片又有2～3个小裂片。茎生叶与基生叶相似，较小。花梗纤细；萼片白色，常带淡紫色，狭椭圆形；花瓣匙形，顶端近截形。蓇葖果卵状长椭圆形，表面具凸起的横向脉纹。3～4月开花，4～5月结果。生于疏林下、路旁或山谷地的阴处。分布于四川、贵州、湖北、湖南、广西北部、江西、福建、浙江、江苏、安徽、陕西南部。

【药用】夏初采挖块根，洗净，干燥，除去须根。有清热解毒、消肿散结的功效。主治痈肿疔疮、乳痈、瘰疬、蛇虫咬伤。煎服，9～15g。

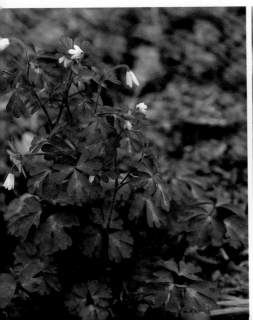
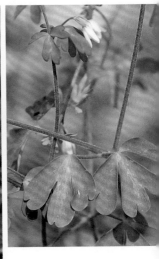

箭头唐松草

【科属】毛茛科。

【识别】直立草本，茎高54～100cm。茎生叶为二回羽状复叶，小叶圆菱形、菱状宽卵形或倒卵形，三裂，裂片顶端钝或圆形，有圆齿。圆锥花序，萼片4，早落，狭椭圆形。瘦果狭椭圆球形或狭卵球形，有8条纵肋。7月开花。分布于我国新疆、内蒙古等地区。

【药用】春末夏初采全草，洗净，晒干。有清热、利尿的功效。主治黄疸、腹水、小便不利；外用治眼结膜炎。煎汤服，9～30g；外用适量煎水洗眼。

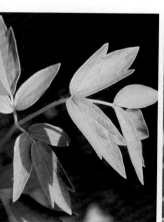
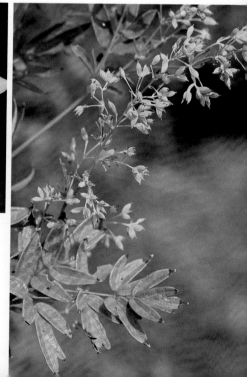

贝加尔唐松草

【科属】毛茛科。

【识别】多年生草本，茎高50～120cm。3回3出复叶，小叶草质，顶生小叶宽菱形、扁菱形或菱状宽倒卵形，基部宽楔形或近圆形，3浅裂，裂片有圆齿；叶轴基部扩大呈耳状，抱茎。复单歧聚伞花序近圆锥状，萼片4，绿白色，早落，椭圆形或卵形。瘦果卵球形或宽椭圆球形，有8条纵肋。5～6月开花。生于山地林下或湿润草坡。分布在甘肃、青海、陕西、河南、山西、河北、内蒙古和东北。

【药用】秋、冬季采挖根茎及根，洗净，切段，干燥。生用或鲜用。有清热燥湿、泻火解毒的功效。主治湿热泻痢、黄疸、热病烦躁、肺热咳嗽、痈疮肿毒、目赤肿痛。煎服，6～12g。

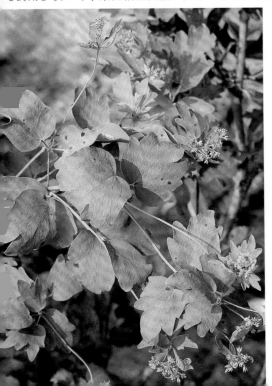

打破碗碗花

【科属】毛茛科。

【识别】一年生草本，高20～120cm。三出复叶，中央小叶较大，小叶片卵形或宽卵形，不分裂或3～5浅裂，边缘有粗锯齿，侧生小叶较小，斜卵形，2浅裂或不裂，边缘具粗锯齿。聚伞花序，二至三回分枝；萼片5，花瓣状，紫红色，倒卵形；花瓣无。聚合果球形。花期7～9月，果期9～11月。生于低山、丘陵草坡或沟边。分布于陕西南部、甘肃、浙江、江西、湖北西部、广东北部、广西北部、四川、贵州、云南东部。

【药用】6～8月花未开放前挖取根部，除去茎叶、须根及泥土，晒干。有清热利湿、解毒杀虫、消肿散瘀的功效。主治痢疾、泄泻、疟疾、蛔虫病、疮疖痈肿、瘰疬、跌打损伤。煎服，3～9g。外用适量，煎水洗或捣敷。

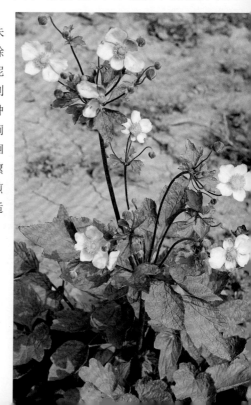

伏生紫堇

【科属】罂粟科。

【识别】多年生草本，高16～30cm。茎细弱，2～3枝丛生，不分枝。基生叶常1枚，具长柄；叶片轮廓三角形，二回三出全裂，末回裂片无柄，狭倒卵形，全缘，叶下面有白粉；茎生叶3～4枚，互生或对生，似基生叶而小，柄短。总状花序顶生，疏列数花；花冠淡紫红色，瓣片近圆形，先端微凹，边缘波状。蒴果细长椭圆形，略呈念珠状。花期4～5月，果期5～6月。

【药用】春季或初夏出苗后采挖块茎，除去茎、叶及须根，洗净，干燥。有活血止痛、舒筋活络、祛风除湿的功效。主治中风偏瘫、头痛、跌扑损伤、风湿痹痛、腰腿疼痛。煎服，5～15g。

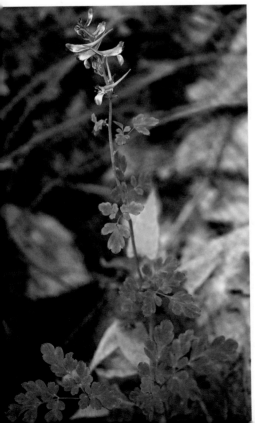

小花黄堇

【科属】罂粟科。

【识别】一年生草本，高10～55cm，具恶臭。茎直立，多分枝。叶互生，2～3回羽状全裂，末回裂片卵形，先端钝圆，边缘羽状深裂。总状花序顶生或腋生，花冠黄色，外轮上花瓣不具鸡冠状突起。蒴果条形。花期3～4月，果期4～5月。生于旷野山坡、墙根沟畔。广泛分布于长江流域中下游和珠江流域等地。

【药用】夏季采收全草或根，洗净，晒干。有清热利湿、解毒杀虫的功效。主治湿热泄泻、痢疾、黄疸、目赤肿痛、聤耳流脓、疮毒、疥癣、毒蛇咬伤。煎汤，3～6g，鲜者15～30g。外用适量，捣敷或用根以酒、醋磨汁搽。

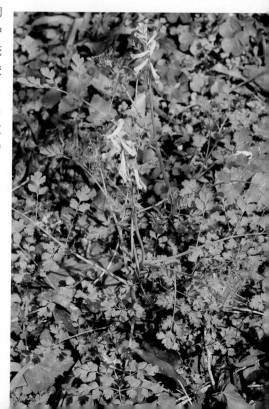

白屈菜

【科属】罂粟科。

【识别】多年生草本，高30～100cm，含橘黄色乳汁。茎直立，多分枝，有白粉，具白色细长柔毛。叶互生，一至二回奇数羽状分裂；基生叶裂片5～8对，裂片先端钝，边缘具不整齐缺刻；茎生叶裂片2～4对，边缘具不整齐缺刻。花数朵，排列成伞形聚伞花序；花瓣4枚，卵圆形或长卵状倒卵形，黄色。蒴果长角形。花期5～8月，果期6～9月。生于山谷湿润地、水沟边、绿林草地或草丛中。分布于东北、华北、西北及江苏、江西、四川等地。

【药用】盛花期采收全草，割取地上部分，晒干，贮放于通风干燥处，亦可鲜用。有镇痛、止咳、利尿、解毒的功效。主治胃痛、腹痛、肠炎、痢疾、慢性支气管炎、百日咳、咳嗽、黄疸、水肿、腹水、疥癣疮肿、蛇虫咬伤。煎服，3～6g。外用适量，捣汁涂。

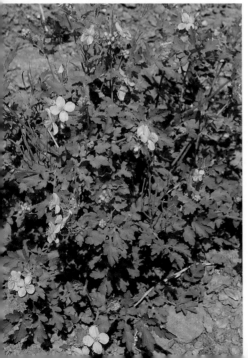

麻叶荨麻

【科属】荨麻科。

【识别】多年生草本。茎高达150cm，有棱，生螫毛和紧贴的微柔毛。叶对生，叶片轮廓五角形，3深裂或3全裂，1回裂片再羽状深裂，两面疏生短柔毛，下面疏生螫毛。花序长达12cm，雄花序多分枝，雄花花被片4；雌花花被片4，深裂，花后增大，包着果实。瘦果卵形，灰褐色，光滑。花期7～8月，果期8～9月。分布于东北、华北、西北等地。

【药用】夏、秋季采收全草，切段，晒干。有祛风通络、平肝定惊、消积通便、解毒的功效。主治风湿痹痛、产后抽风、小儿惊风、小儿麻痹后遗症、高血压、消化不良、大便不通、荨麻疹、跌打损伤、蛇虫咬伤。煎服，5～10g。外用适量，捣汁擦或捣烂外敷，或煎水洗。

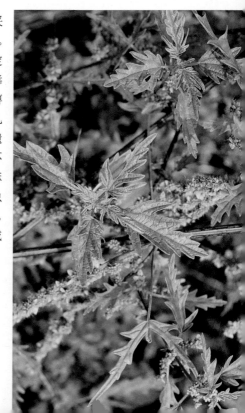

兴安升麻

【科属】毛茛科。

【识别】多年生草本，高达1m余。茎直立，单一。2回3出复叶，小叶片卵形至卵圆形，中央小叶片再3深裂或浅裂，边缘有深锯齿。圆锥状复总状花序，萼片花瓣状，白色，宽椭圆形或宽倒卵形。蓇葖果5，种子多数。花期7～8月，果期9月。分布于黑龙江、吉林、辽宁、河北、湖北、四川、山西、内蒙古等地。

【药用】秋季采挖根茎，除去泥沙，晒至须根干时，燎去或除去须根，晒干。有发表透疹、清热解毒、升举阳气的功效。主治风热头痛、齿痛、口疮、咽喉肿痛、麻疹不透、阳毒发斑、脱肛、子宫脱垂。煎服，3～9g。

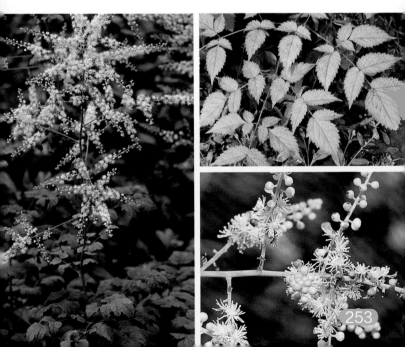

白头翁

【科属】毛茛科。

【识别】多年生草本，高15～35cm，全株密被白色长柔毛。叶基生，3出复叶，小叶再分裂，裂片倒卵形，先端有1～3个不规则浅裂。花单一，顶生；花茎根出；花被6，排列为内外2轮，紫色，瓣状，卵状长圆形或圆形，外被白色柔毛。瘦果密集成头状，花柱宿存，长羽毛状。花期3～5月，果期5～6月。分布于东北、华北及陕西、甘肃、山东、江苏、安徽、河南、湖北、四川。

【药用】春、秋季采挖根，除去泥沙，干燥。有清热解毒、凉血止痢的功效。主治热毒血痢、阴痒带下。煎服，9～15g，鲜品15～30g。外用适量。

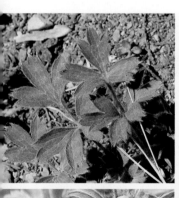

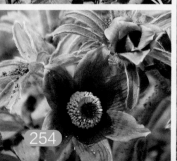

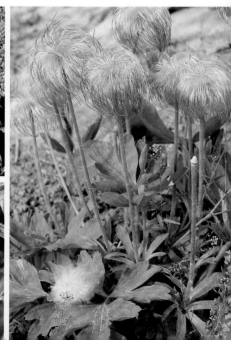

芍 药

【科属】毛茛科。

【识别】多年生草本，高40～70cm。茎直立，上部分枝。叶互生，茎下部叶为二回三出复叶，上部叶为三出复叶；小叶狭卵形、椭圆形或披针形，边缘具白色软骨质细齿。花数朵生茎顶和叶腋，花瓣9～13，倒卵形，白色，栽培品花瓣各色并具重瓣。蓇葖果卵形或卵圆形。花期5～6月，果期6～8月。全国大部分地区有分布。

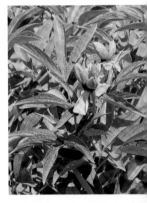

【药用】夏、秋季采挖根，洗净，除去头尾和细根，置沸水中煮后除去外皮或去皮后再煮，晒干。有养血调经、敛阴止汗、柔肝止痛、平抑肝阳的功效。主治血虚萎黄、月经不调、自汗、盗汗、胁痛、腹痛、四肢挛痛、头痛眩晕。煎服，5～15g；大剂量15～30g。

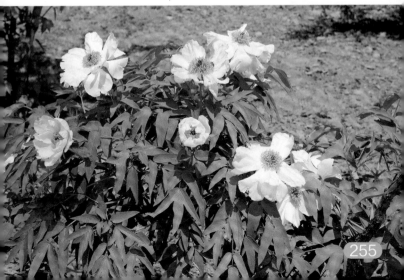

牡 丹

【科属】毛茛科。

【识别】落叶小灌木，高1～2m。茎直立。叶互生，纸质；叶通常为二回三出复叶，近技顶的叶为三小叶，顶生小叶常深3裂。花单生枝顶，花瓣5，或为重瓣，紫色、红色、粉红色、玫瑰色或白色。蓇葖果长圆形。花期4～5月，果期6～7月。全国各地均有栽培。

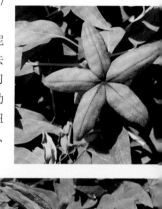

【药用】秋季采挖根部，除去细根和泥沙，剥取根皮，晒干或刮去粗皮，除去木心，晒干。前者习称连丹皮，后者习称刮丹皮。有清热凉血、活血化瘀的功效。主治热入营血、温毒发斑、吐血衄血、夜热早凉、无汗骨蒸、经闭痛经、跌扑伤痛、痈肿疮毒。煎服，6～12g。

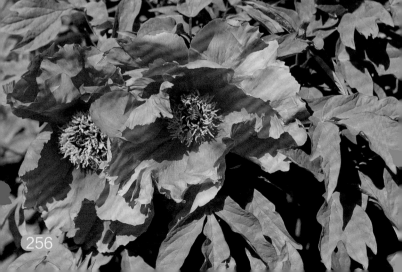

256

拐 芹

【科属】伞形科。

【识别】多年生草本，高0.5～1.5cm。茎单一，有浅沟纹，节处常为紫色。叶二至三回三出分裂，第一回和第二回裂片有长叶柄；末回裂片卵形或菱状长圆形，3裂，两侧裂片又多为不等的2深裂，边缘有大小不等的缺刻状深齿，齿端有锐尖头。复伞形花序，花瓣匙形至倒卵形，白色。果实长圆形，基部凹入。花期8～9月，果期9～10月。生于山沟溪流旁、杂木林下。分布于东北及河北、山东、江苏等地。

【药用】夏、秋间未开花前采挖根，洗净，晒干。有发表祛风、温中散寒、理气止痛的功效。主治风寒表证、风温痹痛、脘腹、胸胁疼痛、跌打损伤。煎服，3～9g，外用适量，捣敷。

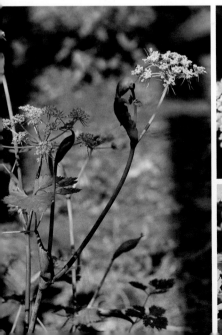
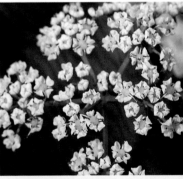
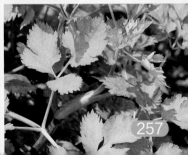

257

当 归

【科属】伞形科。

【识别】多年生草本。茎带紫色，有明显的纵直槽纹。叶2～3回单数羽状分裂，小叶3对，叶片卵形，近顶端的一对无柄，呈1～2回分裂，裂片边缘有缺刻。复伞形花序顶生，花瓣5，白色，呈长卵形。双悬果椭圆形。花期6～7月，果期7～8月。分布甘肃、四川、云南、陕西、贵州、湖北等地。

【药用】秋末采挖根，除去须根和泥沙，待水分稍蒸发后，捆成小把，上棚，用烟火慢慢熏干。有补血活血、调经止痛、润肠通便的功效。主治血虚萎黄、眩晕心悸、月经不调、经闭痛经、虚寒腹痛、风湿痹痛、跌扑损伤、痈疽疮疡、肠燥便秘。煎服，6～12g。

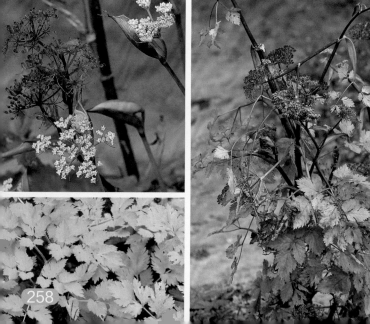

隔山香

【科属】伞形科。

【识别】多年生草本，高50～130cm。全株光骨无毛。茎单生，上部分枝。基生叶及茎生叶均为二至三回羽状分裂，末回裂片长圆披针形至长披针形，叶柄基部膨大为短三角形的鞘。复伞形花序顶生或侧生，花白色，花瓣倒卵形。双悬果广卵圆形，背棱有狭翅。花期6～8月，果期8～10月。生于山坡、灌木林下、林缘、草丛中。分布于浙江、江西、福建、湖南、广东、广西等地。

【药用】秋后挖根，去其茎叶，洗净，鲜用或晒干。有疏风清热、祛痰止咳、消肿止痛的功效。主治感冒、咳嗽、头痛、腹痛、痢疾、肝炎、风湿痹痛、疝气、月经不调、跌打伤肿、疮痈、毒蛇咬伤。煎汤，6～15g；外用适量，捣敷或煎汤洗。

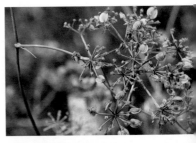

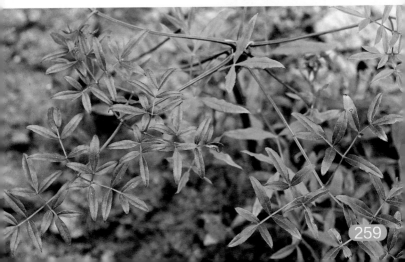

防　风

【科属】伞形科。

【识别】多年生草本，高30～80cm。茎单生，2歧分枝。基生叶丛生，有扁长的叶柄，三角状卵形，2～3回羽状分裂，最终裂片条形至披针形；顶生叶简化，具扩展叶鞘。复伞形花序顶生；花瓣5，白色。双悬果卵形。花期8～9月，果期9～10月。生于草原、丘陵和多石砾山坡上。分布于东北、华北及陕西、甘肃、宁夏、山东等地。

【药用】春、秋季采挖未抽花茎植株的根，晒干。有祛风解表、胜湿止痛、止痉的功效。主治感冒头痛、风湿痹痛、风疹瘙痒、破伤风。煎服，4.5～9g。

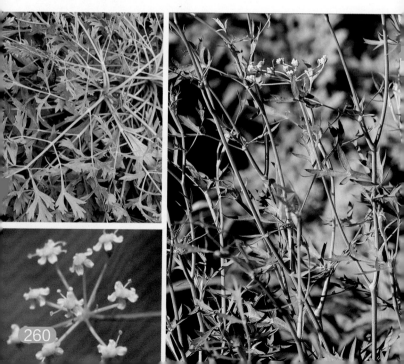

蛇 床

【科属】伞形科。

【识别】一年生直立草本，高20～80cm，茎表面具深纵条纹。根生叶二至三回三出式羽状全裂；末回裂片线形至线状披针形，茎上部的叶和根生叶相似，但叶柄较短。复伞形花序顶生或侧生，花瓣5，白色，倒卵形，先端凹。双悬果椭圆形，果棱成翅状。花期4～6月，果期5～7月。生于低山坡、田野、路旁、沟边、河边湿地。分布几遍全国各地。

【药用】夏、秋季果实成熟时采收成熟果实，晒干。有燥湿祛风、杀虫止痒、温肾壮阳的功效。主治阴痒带下、湿疹瘙痒、湿痹腰痛、肾虚阳痿、宫冷不孕。内服，3～9g；外用适量，多煎汤熏洗或研末调敷。

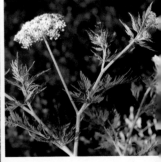

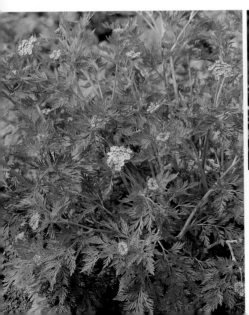

白花前胡

【科属】伞形科。

【识别】多年生直立草本，高30～120cm。基生叶有长柄，基部扩大成鞘状，抱茎；叶片三出或二至三回羽状分裂，第一回羽片2～3对，最下方的1对有长柄，其他有短柄或无柄；末回裂片菱状倒卵形，边缘具不整齐的3～4粗或圆锯齿；茎生叶和基生叶相似，较小；茎上部叶无柄，叶片三出分裂，裂片狭窄，基部楔形，中间一枚基部下延。复伞形花序顶生或侧生；花瓣5，白色，广卵形至近圆形。双悬果卵圆形，背棱线形稍突起，侧棱呈翅状。花期7～9月，果期10～11月。野生于向阳山坡草丛中。分布于山东、陕西、安徽、江苏、浙江、福建、广西、江西、湖南、湖北、四川等地。

【药用】冬季至次春茎叶枯萎或未抽花茎时采挖根，晒干。有降气化痰、散风清热的功效。主治痰热喘满、咯痰黄稠、风热咳嗽痰多。煎服，3～10g。

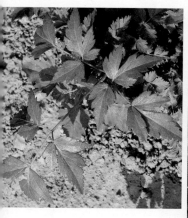
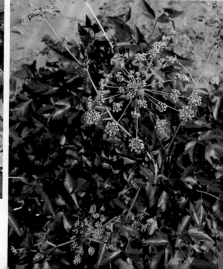

紫花前胡

【科属】伞形科。

【识别】多年生草本，高1～2m。茎直立，圆柱形，紫色。根生叶和茎生叶有长柄，基部膨大成圆形的紫色叶鞘，叶片1～2回羽状全裂，1回裂片3～5片，再3～5裂，叶轴翅状，顶生裂片和侧生裂片基部连合，基部下延成翅状，最终裂片狭卵形或长椭圆形，有尖齿；茎上部叶简化成叶鞘。复伞形花序顶生，总苞卵形，紫色；花瓣深紫色，长卵形。双悬果椭圆形，背棱和中棱较尖锐，呈丝线状，侧棱发展成狭翅。花期8～9月，果期9～10月。分布于山东、河南、安徽、江苏、浙江、广西、江西、湖南、湖北、四川、台湾等地。

【药用】同白花前胡。

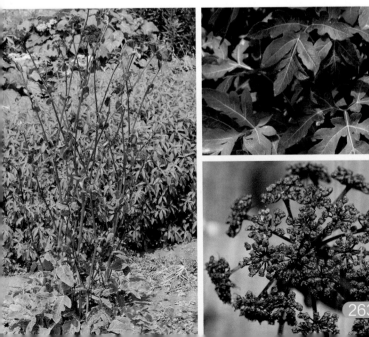

藁 本

【科属】伞形科。

【识别】多年生直立草本。茎表面有纵直沟纹。叶互生，三角形，2回羽状全裂，最终裂片3～4对，卵形，边缘具不整齐的羽状深裂，茎上部的叶具扩展叶鞘。复伞形花序；花小，花瓣5，白色。双悬果广卵形，分果具5条果棱。花期7～8月，果期9～10月。野生于向阳山坡草丛中或润湿的水滩边。分布河南、陕西、甘肃、江西、湖北、湖南、四川、山东、云南等地。

【药用】秋季茎叶枯萎或次春出苗时采挖根茎，晒干或烘干。有祛风、散寒、除湿、止痛的功效。主治风寒感冒、巅顶疼痛、风湿痹痛。煎服，3～9g。

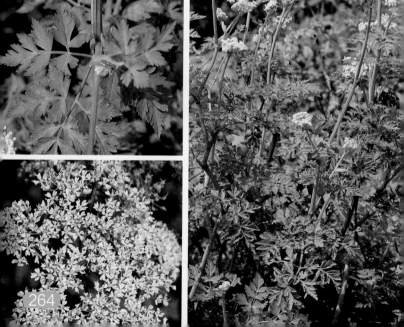

辽藁本

【科属】伞形科。

【识别】多年生草本，高15～60cm。根茎短。茎直立，通常单一，中空，表面具纵棱，常带紫色。基生叶在花期时凋落；茎生叶互生，在下部和中部的叶有长柄；叶片全形为广三角形，通常为3回3出羽状全裂，最终裂片卵形或广卵形，先端短渐尖，基部楔形，或近圆形，边缘有少数缺刻状牙齿；茎上部的叶较小，叶柄鞘状，2回3出羽状全裂。复伞形花序顶生；伞梗6～19个；花瓣5，白色，椭圆形。双悬果椭圆形。花期7～9月，果期9～10月。生于山地林缘以及多石砾的山坡林下。分布吉林、辽宁、河北、山东、山西等地。

【药用】同藁本。

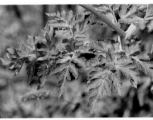

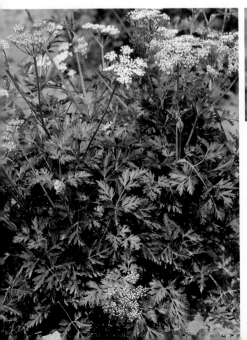

川 芎

【科属】伞形科。

【识别】多年生直立草本，高40～70cm，全株有浓烈香气。茎下部的节膨大成盘状，中部以上的节不膨大。茎下部叶具柄，基部扩大成鞘；叶片三至四回三出式羽状全裂，羽片4～5对，卵状披针形，末回裂片线状披针形至长卵形，顶端有小尖头，茎上部叶渐简化。复伞形花序顶生或侧生，花瓣白色，倒卵形至椭圆形。幼果两侧扁压。花期7～8月，幼果期9～10月。分布四川、贵州、云南一带，多为栽培。

【药用】夏季当茎上的节盘显著突出并略带紫色时采挖根茎，晒后烘干。有活血行气、祛风止痛的功效。主治胸痹心痛、胸胁刺痛、跌扑肿痛、月经不调、经闭痛经、癥瘕腹痛、头痛、风湿痹痛。煎服，3～10g。

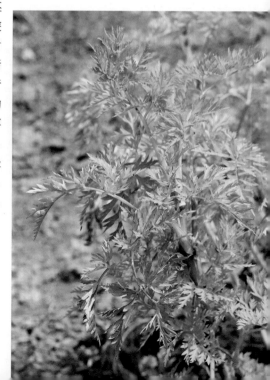

白 芷

【科属】伞形科。

【识别】多年生草本，高1～2m。茎通常带紫色，有纵长沟纹。叶互生，2～3回羽状分裂，最终裂片阔卵形至卵形，边缘有粗锯齿；花序下方的叶简化成膨大的囊状叶鞘。复伞形花序顶生或腋生，花瓣黄绿色。果实长圆形至卵圆形，背棱扁。花期5～6月。果期7～9月。分布于东北、华北等地。

【药用】夏、秋间叶黄时采挖，除去须根和泥沙，晒干或低温干燥。有解表散寒、祛风止痛、宣通鼻窍、燥湿止带、消肿排脓的功效。主治感冒头痛、眉棱骨痛、鼻塞流涕、鼻鼽、鼻渊、牙痛、带下、疮疡肿痛。煎服，3～10g。外用适量。

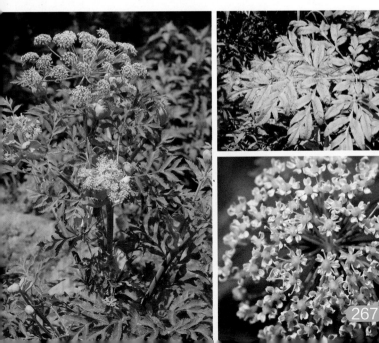

杭白芷

【科属】伞形科。

【识别】本种与白芷的植物形态基本一致，茎及叶鞘多为黄绿色。栽培于四川、浙江、湖南、湖北、江西、江苏、安徽等地。

【药用】同白芷。

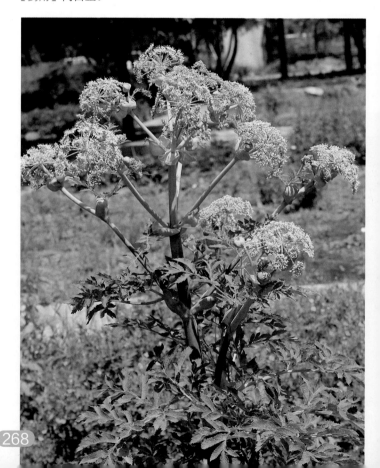

小花鬼针草

【科属】菊科。

【识别】一年生草本，高20～90cm。茎下部圆柱形，有条纹，中上部常为钝四方形。叶对生，叶二至三回羽状分裂，第1次分裂深达中肋，裂片再次羽状分裂，小裂片具1～2个粗齿或再作第三回羽裂，最后一次裂片线形或线状披针形；上部叶互生，二回或一回羽状分裂。头状花序单生，无舌状花，花冠筒状。瘦果线形，两端渐狭，顶端芒刺2枚，有倒刺毛。分布于东北、华北、华东、西南及陕西、甘肃、河南。

【药用】夏、秋间采收全草，鲜用或切段干用。有清热、利尿、活血、解毒的功效。主治感冒发热、咽喉肿痛、肠炎腹泻、小便涩痛、风湿痹痛、跌打瘀肿、痈疽疮疖、毒蛇咬伤。煎服，10～30g，鲜品加倍。外用适量，捣敷。

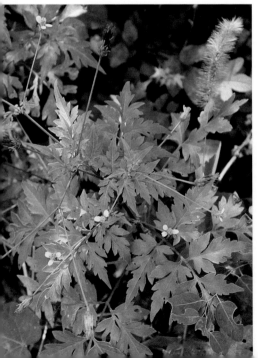

蓝刺头

【科属】菊科。

【识别】多年生草本，高约1m。茎直立，不分枝或少分枝，上部密生白绵毛。叶互生，二回羽状分裂或深裂，边缘短刺；基生叶有长柄，上部叶渐小，长椭圆形至卵形，基部抱茎。复头状花序，集合成圆球形，外总苞片刚毛状；花冠筒状，裂片5，条形，淡蓝色，筒部白色。花期7～9月，果期10月。

【药用】秋季采挖根，除去残茎及须根，洗净泥土，晒干。有清热解毒、消痈、下乳、舒筋通脉的功效。主治乳痈肿痛、痈疽发背、瘰疬疮毒、乳汁不通、湿痹拘挛。用量5～10g。孕妇慎用。

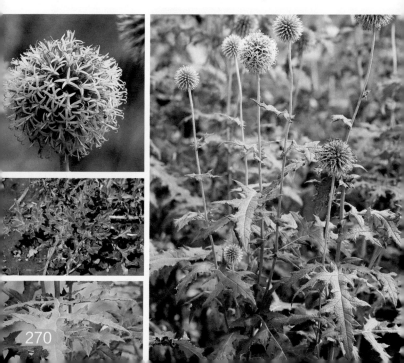

白苞蒿

【科属】菊科。

【识别】多年生草本，高60～150cm。茎直立，有纵棱，上部多分枝。叶互生，下部叶花期枯萎；中部叶二回或一至二回羽状全裂；上部叶羽状深裂或全裂。头状花序长圆形，在分枝的小枝上排成密穗状花序，在分枝上排成复穗状花序，而在茎上端组成圆锥花序；花杂性，外层雌花3～6朵，中央两性花，均为管状。瘦果椭圆形。花、果期8～11月。生于林下、林缘、路旁、山坡草地及灌丛下。分布于华东、中南、西南等地。

【药用】夏、秋季割取地上部分，晒干或鲜用。有活血散瘀、理气化湿的功效。主治血瘀痛经、经闭、产后瘀滞腹痛、慢性肝炎、肝脾肿大、食积腹胀、寒湿泄泻、疝气、阴疽肿痛、跌打损伤、水火烫伤。煎汤，10～15g，鲜品加倍。外用适量，捣烂敷或绞汁涂。

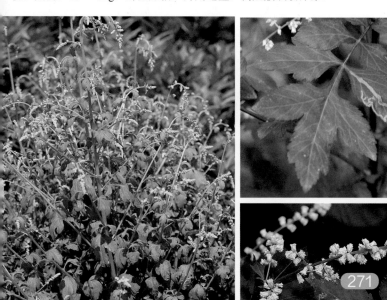

茵陈蒿

【科属】菊科。

【识别】多年生直立草本，高0.5～1m，幼时全体有褐色丝状毛。营养枝上的叶2～3回羽状裂或掌状裂，小裂片线形或卵形，密被白色绢毛；花枝上的叶无柄，羽状全裂，裂片呈线形或毛管状，基部抱茎，绿色，无毛。头状花序多数，密集成圆锥状；花淡紫色。瘦果长圆形。花期9～10月，果期11～12月。全国各地均有分布。

【药用】春季幼苗高6～10cm时采收或秋季花蕾长成至花初开时采割地上部分，晒干。有清利湿热、利胆退黄的功效。主治黄疸尿少、湿温暑湿、湿疮瘙痒。煎服，6～15g。外用适量，煎汤熏洗。

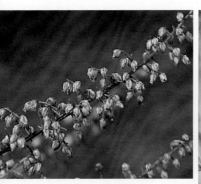

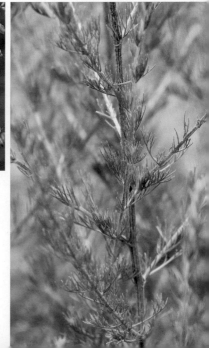

青 蒿

【科属】菊科。

【识别】一年生直立草本，高40～150cm，全株具较强挥发油气味。茎生叶互生，为三回羽状全裂，裂片短细。头状花序细小，球形，多数组成圆锥状；管状花，黄色。瘦果椭圆形。花期8～10月，果期10～11月。全国大部地区均有分布。

【药用】秋季花盛开时采割地上部分，除去老茎，阴干。有清虚热、除骨蒸、解暑热、截疟、退黄的功效。主治温邪伤阴、夜热早凉、阴虚发热、骨蒸劳热、暑邪发热、疟疾寒热、湿热黄疸。煎服，6～12g，不宜久煎。

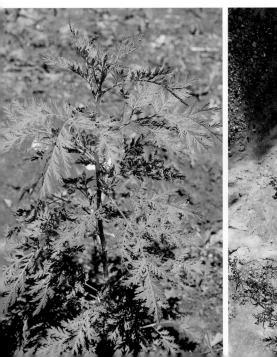
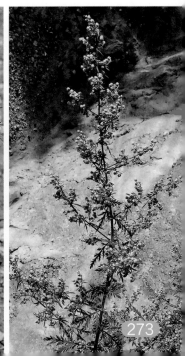

芸 香

【科属】芸香科。

【识别】多年生木质草本，高可达1m。全株无毛但多腺点。叶互生，二至三回羽状全裂至深裂；裂片倒卵状长圆形、倒卵形或匙形，全缘或微有钝齿。聚伞花序顶生或腋生；花两性，金黄色花瓣4～5，边缘细撕裂状。蒴果4～5室；种子有棱，种皮有瘤状突起。花期4～5月，果期6～7月。我国南部多有栽培。

【药用】7～8月生长盛期收割全草，阴干或鲜用。有祛风清热、活血散瘀、消肿解毒的功效。主治感冒发热、小儿高热惊风、痛经、闭经、跌打损伤、热毒疮疡、小儿湿疹、蛇虫咬伤。煎服，3～9g，鲜品15～30g。外用适量，捣敷或塞鼻。

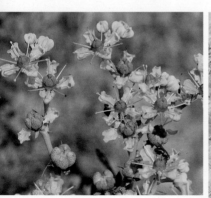
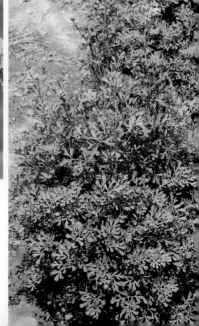

播娘蒿

【科属】十字花科。

【识别】一年生直立草本，高30～70cm，全体被柔毛，茎上部多分枝，较柔细。叶互生，2～3回羽状分裂，最终的裂片狭线形。总状花序顶生，花瓣4，黄色，匙形。长角果线形。花期4～6月，果期5～7月。生于田野间。分布于东北、华北、西北、华东、西南等地。

【药用】夏季果实成熟时，割取全草，晒干，打下种子。种子有泻肺平喘、行水消肿的功效。主治痰涎壅肺、喘咳痰多、胸胁胀满不得平卧、胸腹水肿、小便不利。煎服，3～9g。

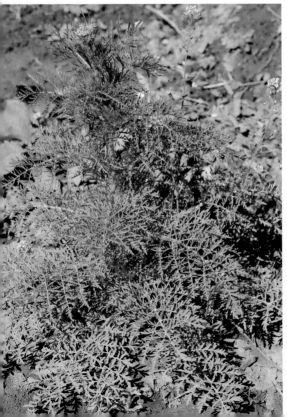

1 卵圆形单叶

紫花地丁

【科属】董菜科。

【识别】多年生草本，无地上茎，高4～14cm。根状茎短，垂直，有数条淡褐色或近白色的细根。叶多数，基生，莲座状；叶片下部者通常较小，呈三角状卵形或狭卵形，上部者较长，呈长圆形、狭卵状披针形或长圆状卵形。花紫堇色或淡紫色，喉部色较淡并带有紫色条纹，花瓣倒卵形或长圆状倒卵形。蒴果长圆形，种子卵球形，淡黄色。花果期4～9月。生于田间、荒地、山坡草丛、林缘或灌丛中。分布于全国大部分地区。

【药用】春、秋季采收全草，晒干。有清热解毒、凉血消肿的功效。主治疔疮肿毒、痈疽发背、丹毒、毒蛇咬伤。煎服，15～30g。外用鲜品适量，捣烂敷患处。

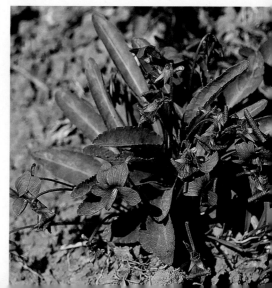

犁头草

【科属】堇菜科。

【识别】多年生草本。主根粗短，白色。叶丛生，长卵形至三角状卵形，先端钝，基部心形，边缘具钝锯齿，下面稍带紫色。花梗长6～12cm，中部有线状小苞片2枚。花两性，花萼5，披针形，附属物上常有钝齿；花瓣5，紫色，倒卵状椭圆形。蒴果长圆形。花期4月，果期5～8月。生于山野、路旁向阳或半阴处。分布江苏、浙江、安徽、江西、湖南、福建、台湾等地。

【药用】夏季采收全草，鲜用或晒干。有清热解毒、凉血消肿的功效。主治急性结膜炎、咽喉炎、急性黄疸型肝炎、乳腺炎、痈疖肿毒、化脓性骨髓炎、毒蛇咬伤。煎服，干品15～30g，鲜品加倍；外用适量，鲜品捣烂敷患处。

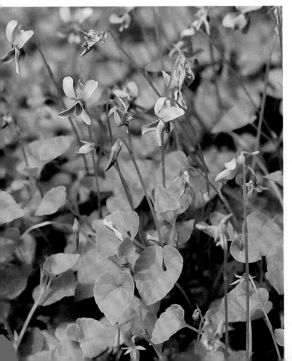

点地梅

【科属】报春花科。

【识别】一年生草本。莲座状叶丛生，叶片倒披针形或长圆状披针形，通常中部以上叶缘具稀疏锯齿。花葶1至多数，直立；伞形花序，花冠白色，高脚碟状，5裂，裂片倒卵状长圆形。蒴果倒卵状球形，先端5瓣裂。花期6月，果期7月。生于草原、山地阳坡和沟谷中。分布于黑龙江、内蒙古、河北、甘肃、青海、新疆、西藏等地。

【药用】夏，秋季连根拔起带根全草，洗净，晒干。有清热解毒、消肿止痛的功效。主治风火赤眼、咽喉红肿、疮疡肿痛。煎汤，9～30g。

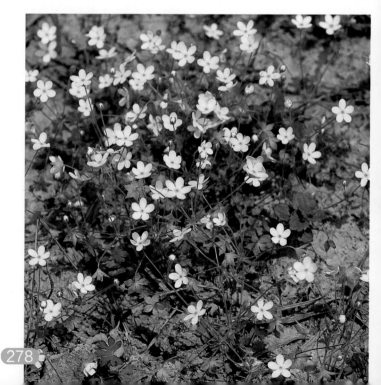

瓦 韦

【科属】水龙骨科。

【识别】植株高6～20cm。根茎粗而横生，密被黑色鳞片，下部卵形，顶部长钻形，边缘有齿。叶远生，有短柄或几无柄；叶片革质，条状披针形，叶脉不明显。生于林中树干、石上或瓦缝中。分布于华东、西南及陕西、台湾、广东、广西等地。

【药用】夏、秋季采收带根茎全草，洗净，晒干或鲜用。有清热解毒、利尿通淋、止血的功效。主治小儿高热、惊风、咽喉肿痛、痈肿疮疡、毒蛇咬伤、小便淋沥涩痛、尿血、咳嗽咳血。煎汤，9～15g。外用适量，捣敷。

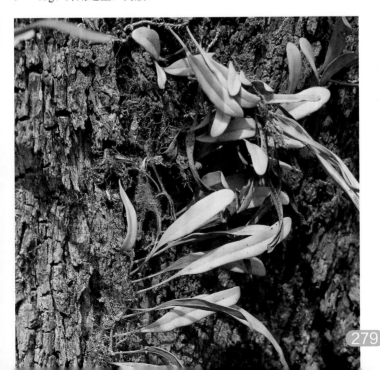

庐山石韦

【科属】水龙骨科。

【识别】植株高20～50cm。根状茎粗壮，横卧，密被线状棕色鳞片。叶近生，一型；叶柄粗壮，基部密被鳞片；叶片椭圆状披针形，近基部处为最宽，向上渐狭，渐尖头，顶端钝圆，基部近圆截形或心形，全缘，上面淡灰绿色或淡棕色，布满洼点，下面棕色，被厚层星状毛。主脉粗壮，两面均隆起，侧脉可见。孢子囊群呈不规则的点状，排列于侧脉间，布满基部以上的叶片下面。生于石上、树干上。分布于长江以南各省区。

【药用】全年均可采收叶，除去根茎和根，晒干或阴干。有利尿通淋、清肺止咳、凉血止血的功效。主治热淋、血淋、石淋、小便不通、淋沥涩痛、肺热喘咳、吐血、衄血、尿血、崩漏。煎服，6～12g。

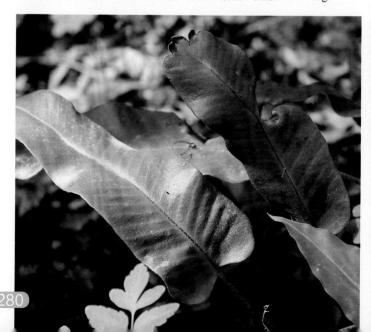

麻花秦艽

【科属】龙胆科。

【识别】多年生草本，高10～20cm。基生叶多丛生，无柄，叶片较大，披针形，先端尖，全缘，主脉5条；茎生叶对生，较小。聚伞花序，花冠管状，黄色，漏斗形，先端5裂，裂片卵圆形。蒴果，开裂为2个果瓣，椭圆状披针形。花期7～9月，果期8～10月。分布于陕西、甘肃、内蒙古、四川等地。

【药用】春、秋季采挖根，除去泥沙；晒软，堆置"发汗"至表面呈红黄色或灰黄色时，摊开晒干，或不经"发汗"直接晒干。有祛风湿、清湿热、止痹痛、退虚热的功效。分布风湿痹痛、中风半身不遂、筋脉拘挛、骨节酸痛、湿热黄疸、骨蒸潮热、小儿疳积发热。煎服，3～10g。

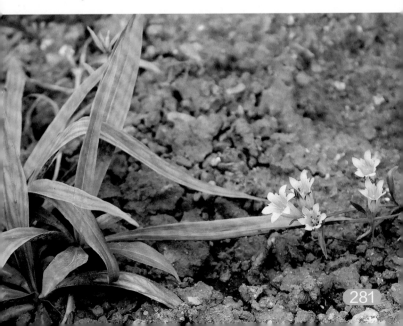

鸭舌草

【科属】雨久花科。

【识别】多年生草本，高10～30cm。近直立。叶互生；叶柄10～20cm，基部扩大成开裂的鞘；叶片卵状至卵状披针形，先端短尖，基部圆形或略呈心形。总状花序从叶鞘中抽出，花3～6朵；花被钟状，6深裂，蓝紫色。蒴果长卵形，室背开裂，种子多数。花果期8～9月。生于潮湿地或稻田中。分布于全国各地。

【药用】夏、秋采收全草，鲜用或切段晒干。有清热、凉血、利尿、解毒的功效。主治感冒高热、肺热咳喘、咳血、吐血、崩漏、尿血、热淋、痢疾、肠炎丹毒、疮肿、咽喉肿痛、牙龈肿痛、风火赤眼。煎汤15～30g，鲜品30～60g。外用适量，捣敷。

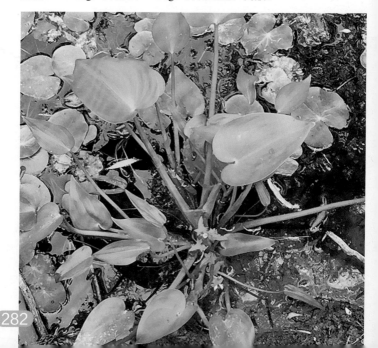

车 前

【科属】车前科。

【识别】多年生草本，具须根。叶根生，具长柄；叶片卵形或椭圆形，全缘或呈不规则波状浅齿，通常有5～7条弧形脉。花茎数个，高12～50cm；穗状花序，花淡绿色，花冠小。蒴果卵状圆锥形。花期6～9月，果期7～10月。分布全国各地。

【药用】夏、秋季种子成熟时采收果穗，晒干，搓出种子，除去杂质。种子有清热利尿通淋、渗湿止泻、明目、祛痰的功效。主治热淋涩痛、水肿胀满、暑湿泄泻、目赤肿痛、痰热咳嗽。煎服，9～15g。

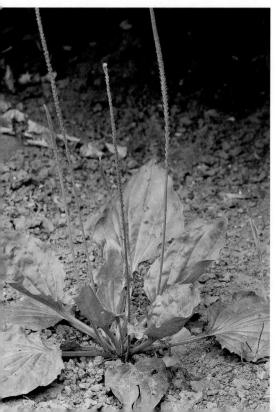

平车前

【科属】车前科。

【识别】与车前相似，主要区别为植株具圆柱形直根。叶片椭圆形、椭圆状披针形或卵状披针形，基部狭窄。

【药用】同车前草。

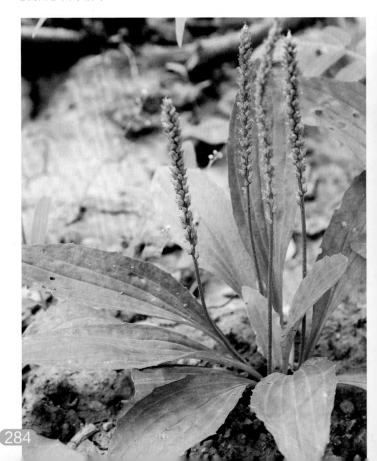

地 黄

【科属】玄参科。

【识别】多年生草本，高10～40cm。全株被灰白色长柔毛及腺毛。茎直立。基生叶成丛，叶片倒卵状披针形，叶面多皱，边缘有不整齐锯齿；茎生叶较小。花茎直立，总状花序；花冠筒状，紫红色或淡紫红色，有明显紫纹，先端5浅裂，略呈二唇形。蒴果卵形或长卵形。花期4～5月，果期5～6月。分布于河南、河北、内蒙古及东北。

【药用】秋季采挖块根，除去芦头、须根及泥沙，鲜用；或将地黄缓缓烘焙至约八成干。前者习称"鲜地黄"，后者习称"生地黄"。鲜地黄有清热生津、凉血、止血的功效，主治热病伤阴、舌绛烦渴、

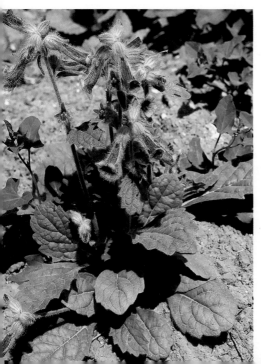

温毒发斑、吐血、衄血、咽喉肿痛。生地黄有清热凉血、养阴生津的功效，主治热入营血、温毒发斑、吐血、衄血、热病伤阴、舌绛烦渴、津伤便秘、阴虚发热、内热消渴。煎服，10～15g。鲜品用量加倍，或以鲜品捣汁入药。

剪刀股

【科属】菊科。

【识别】多年生草本，高 10～30cm。全株无毛，具匍茎。基生叶莲座状，叶基部下延成叶柄，叶片匙状倒披针形至倒卵形，全缘或具疏锯齿或下部羽状分裂；花茎上的叶仅 1～2 枚，全缘，无叶柄。头状花序 1～6，舌状花黄色。瘦果成熟后红棕色，冠毛白色。花期 4～5 月。分布于东北、华东及中南。

【药用】春季采收全草，洗净，鲜用或晒干。有清热解毒、利尿消肿的功效。主治肺脓疡、咽痛、目赤、乳腺炎、痈疽疮疡、水肿、小便不利。煎汤服，10～15g。外用适量，捣敷。

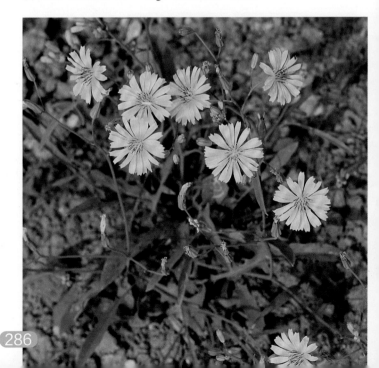

款冬花

【科属】菊科。

【识别】多年生草本。基生叶广心脏形或卵形，长7～15cm，宽8～10cm，边缘呈波状，边缘有顶端增厚的黑褐色疏齿。掌状网脉，主脉5～9条；叶柄长8～20cm；近基部的叶脉和叶柄带红色。冬春之间抽出花葶数条。头状花序顶生；舌状花在周围一轮，鲜黄色，花冠先端凹。花期2～3月，果期4月。分布于华北、西北及江西、湖北、湖南等地。

【药用】12月或地冻前当花尚未出土时采挖花蕾，除去花梗和泥沙，阴干。有润肺下气、止咳化痰的功效。主治新久咳嗽、喘咳痰多、劳嗽咳血。煎服，5～10g。

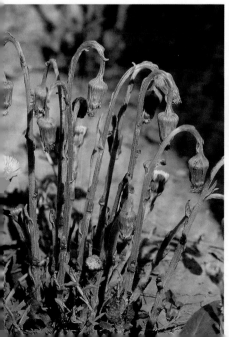
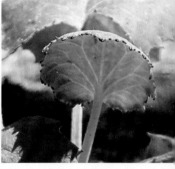

地胆草

【科属】菊科。

【识别】多年生草本，高30～60cm。茎直立，粗壮，二歧分枝，茎枝叶被白色粗硬毛。单叶，大都为基生；叶片匙形、长圆状匙形或长圆状披针形。头状花序约有小花4个；多数头状花序密集成复头状花序，被长圆状卵形的叶状苞片所包围；花冠筒状，淡紫色。瘦果有棱，被白色柔毛，先端具长硬刺毛。花期7～11月，果期11月至次年2月。生于山坡、路旁、山谷疏林中。分布于江西、福建、广东、广西、贵州及云南等地。

【药用】夏末采收全草，洗净，鲜用或晒干。有清热、凉血、解毒、利湿的功效。主治感冒、百日咳、扁桃体炎、咽喉炎、眼结膜炎、黄疸、肾炎水肿、月经不调、白带、疮疖、湿疹、虫蛇咬伤。煎汤，6～15g，鲜品30～60g；或捣汁。外用适量，捣敷或煎水熏洗。

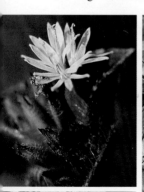

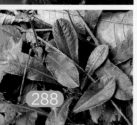

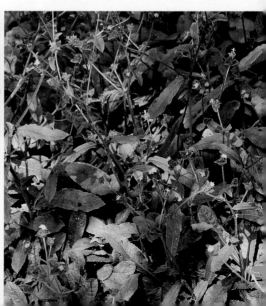

大吴风草

【科属】菊科。

【识别】常绿多年生草本，高30～70cm。基生叶有长柄，丛生，叶片肾形，边缘波状，具凸头状细齿。花葶直立，苞叶长椭圆形或长椭圆状披针形，基部多抱茎。头状花序呈疏生的伞房状。花黄色。瘦果圆筒形。花期10～12月。生于深山、溪谷、石崖下等处。我国东南部各省有分布，也有栽培。

【药用】夏、秋季采收全草，鲜用或晒干。有活血止血，散结消肿的功效。主治咳嗽咯血、便血、月经不调、跌打损伤、乳腺炎、痈疖肿毒。用量，15～30g；外用适量，鲜品捣烂敷患处。

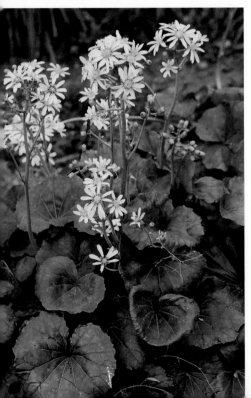

补血草

【科属】白花丹科。

【识别】多年生草本，高20～60cm。基生叶簇生，呈莲座状，叶片倒卵状长圆形、长圆状披针形，基部渐狭成具翅的柄。伞房状花序顶生，花瓣5，淡黄色。花期北方7月上旬和11月中旬，南方4～12月。生于沿海潮湿盐土或土地。分布于我国南北沿海地区及台湾等地。

【药用】全年均可采根，洗净，切片鲜用。有清热、利湿、止血、解毒的功效。主治湿热便血、脱肛、血淋、月经过多、白带、痈肿疮毒。煎汤，15～30g，鲜品可用至60g。外用适量，捣烂敷或水煎坐浴。

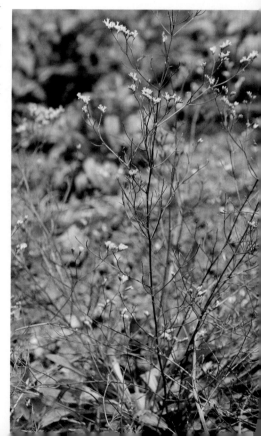

拳 参

【科属】蓼科。

【识别】多年生草本，高35～90cm。茎直立，单一或数茎丛生，不分枝。根生叶丛生，有长柄，叶片椭圆形至卵状披针形；茎生叶互生，向上叶柄渐短至抱茎，托叶鞘筒状。总状花序呈穗状顶生，小花密集，花淡红色或白色。瘦果三棱状椭圆形。花期6～9月，果期9～11月。分布华北、西北及河南、湖北、山东、江苏、浙江。

【药用】春初发芽时或秋季茎叶将枯萎时采挖根茎，除去泥沙，晒干，去须根。有清热解毒、消肿、止血的功效。主治赤痢热泻、肺热咳嗽、痈肿瘰疬、口舌生疮、血热吐衄、痔疮出血、蛇虫咬伤。煎服，5～10g。外用适量。

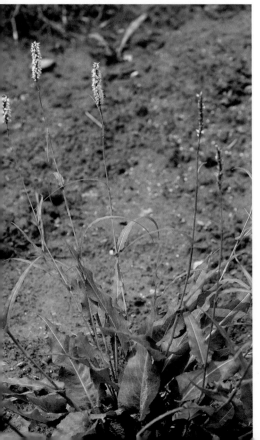

草血竭

【科属】蓼科。

【识别】多年生草本，高约40cm。根茎块状，棕黑色。茎纤细，绿色，有棱。根生叶披针形至矩圆状披针形，先端尖或锐尖，基部阔楔形或近圆形，全缘略反卷。茎生叶披针形，较小，具短柄，最上部的叶为线形。穗状花序，花淡红色，花被5裂，覆瓦状排列。小坚果三棱形，黑褐色有光泽。花期夏季。生山石间或草坡。分布于云南、四川、贵州等地。

【药用】秋季采挖根茎，洗净，晒干。有散瘀止血、下气消积、消毒、利湿的功效。主治癥瘕积聚、跌打损伤、外伤出血、吐血、咯血、衄血、经闭、崩漏、慢性胃炎、胃十二指肠溃疡、食积停滞、痢疾、肠炎、水肿、疮毒、蛇咬伤、烫火伤。煎汤，10～15g。外用适量，研末调敷。

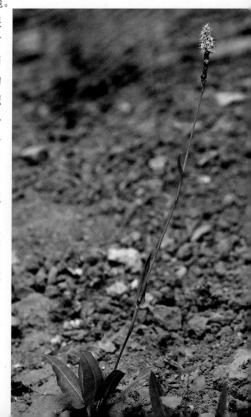

酸 模

【科属】蓼科。

【识别】多年生草本，高达1m。茎直立，通常不分枝，具沟槽，中空。单叶互生，卵状长圆形，先端钝或尖，基部箭形或近戟形，全缘；茎上部叶较窄小，披针形，无柄且抱茎。圆锥状花序顶生，花数朵簇生。瘦果圆形，具三棱，黑色，有光泽。花期5～6月，果期7～8月。全国大部分地区有分布。

【药用】夏、秋季采收根，晒干。有凉血止血、泄热通便、利尿、杀虫的功效。主治吐血、便血、月经过多、热痢、目赤、便秘、小便不通、淋浊、恶疮、疥癣、湿疹。煎汤，9～15g。外用适量，捣敷。

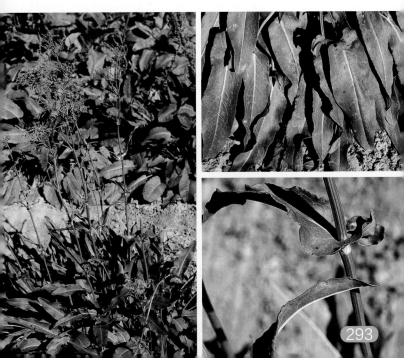

波叶大黄

【科属】蓼科。

【识别】多年生草本，高可达1m以上。根茎肥厚，表面黄褐色。茎粗壮，直立，具细纵沟纹，通常不分枝，中空。基生叶有长柄，卵形至卵状圆形，边缘波状；茎生叶较小，具短柄或几无柄，托叶鞘长卵形，暗褐色，抱茎。圆锥花序顶生，花小，多数，白绿色。瘦果具3棱，有翅。花期夏季。生于山坡、石隙、草原。分布于河北、山西、内蒙古等地。

【药用】春、秋季采挖根及根茎，切片，晒干。有祛热、通便、破积、行瘀的功效。主治热结便秘、湿热黄疸、痈肿疔毒、跌打瘀痛、口疮糜烂、汤火伤。煎汤，3～10g。外用适量，研末撒或调敷。

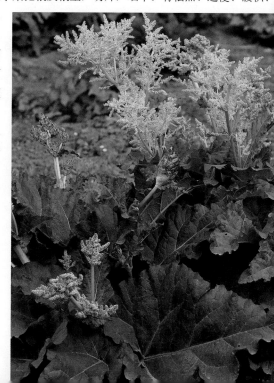

华北大黄

【科属】蓼科。

【识别】直立草本，高50～90cm，直根粗壮。基生叶较大，叶片心状卵形至宽卵形，边缘具皱波；叶柄半圆柱状，常暗紫红色；茎生叶较小，叶片三角状卵形。大型圆锥花序，具2次以上分枝；花黄白色，3～6朵簇生，花被片6，外轮3片稍小，宽椭圆形，内轮3片稍大，极宽椭圆形至近圆形。果实宽椭圆形至矩圆状椭圆形，两端微凹，翅宽1.5～2mm，纵脉在翅的中间部分。花期6月，果期6～7月。分布于山西、河北、内蒙古南部及河南北部。

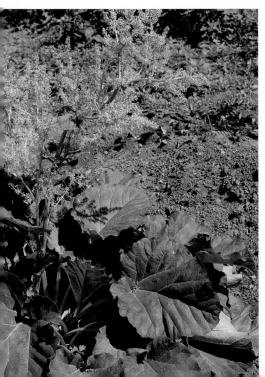

【药用】春、秋季采挖根部，除去茎叶，洗净切片，晒干。有泻热通便、行瘀破滞的功效。主治大便热秘、经闭腹痛、湿热黄疸；外用治口疮糜烂、烫火伤。煎服，10～20g。

犁头尖

【科属】天南星科。

【识别】多年生草本。幼株叶1～2，叶片深心形、卵状心形至戟形；多年生植株叶4～8枚，叶柄长20～24cm，基部鞘状，淡绿色，上部圆柱形，绿色；叶片戟状三角形，绿色。花序柄从叶腋抽出，淡绿色，圆柱形，直立；佛焰苞管部绿色，卵形，檐部绿紫色，卷成长角状；肉穗花序无柄；附属器具强烈的粪臭，鼠尾状。浆果卵圆形。种子球形。花期5～7月。生于地边、田头、草坡。分布于西南及浙江、江西、福建、广东、海南、广西等地。

【药用】秋季采挖块茎及全草，洗净，鲜用或晒干。有解毒消肿、散瘀止血的功效。主治痈疽疔疮、无名肿毒、瘰疬、血管瘤、毒蛇咬伤、蜂蜇伤、跌打损伤、外伤出血。外用适量，捣敷或磨涂。

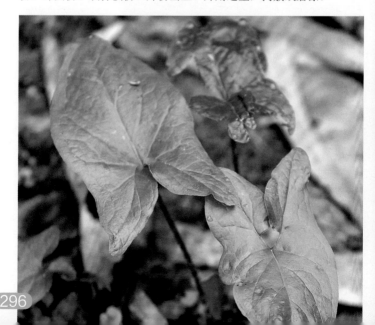

独角莲

【科属】天南星科。

【识别】多年生草本。地下块茎卵形至卵状椭圆形。叶1～7，块茎生；叶柄肥大肉质，下部常呈淡粉红色或具紫色条斑；叶片三角状卵形、戟状箭形或卵状宽椭圆形，初发时向内卷曲如角状，后即开展，先端渐尖。花梗自块茎抽出，佛焰苞紫红色，管部圆筒形或长圆状卵形，顶端渐尖而弯曲，檐部卵形；肉穗花序位于佛焰苞内，附属器圆柱形，紫色，不伸出佛焰苞外。浆果熟时红色。花期6～8月，果期7～10月。分布于河北、河南、山东、山西、陕西、甘肃、江西、福建等地。

【药用】秋季采挖块茎，除去残茎、须根外皮。有祛风痰、定惊搐、解毒散结、止痛的功效。主治中风痰壅、口眼歪斜、惊风癫痫、痰厥头痛、偏正头痛、毒蛇咬伤。煎服，3～5g，宜炮制后用。外用生品适量，捣烂，熬膏或研末以酒调敷患处。

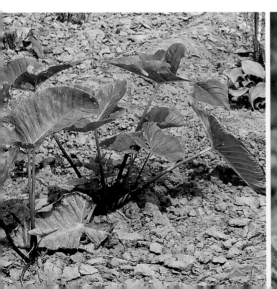
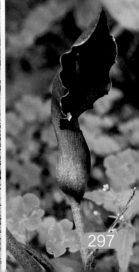

杜　衡

【科属】马兜铃科。

【识别】多年生草本。叶柄长3～15cm，叶片阔心形至肾状心形，长和宽各为3～8cm，先端钝或圆，基部心形，上面深绿色，中脉两旁有白色云斑，脉上及其近缘有短毛，下面浅绿色。花暗紫色，花被管钟状或圆筒状，喉都不缢缩，内壁具明显格状网眼，花被裂片直立，卵形，平滑，无乳突皱褶。花期4～5月。生于林下或沟边阴湿地。分布于江苏、安徽、浙江、江西、河南、湖北、四川等地。

【药用】4～6月间采挖根茎及根或全草，洗净，晒干。有疏风散寒、消痰利水、活血止痛的功效。主治风寒感冒、痰饮喘咳、水肿、风寒湿痹、跌打损伤、头痛、齿痛、胃痛、肿毒、蛇咬伤。煎服，1.5～6g；外用适量，研末吹鼻或鲜品捣敷。

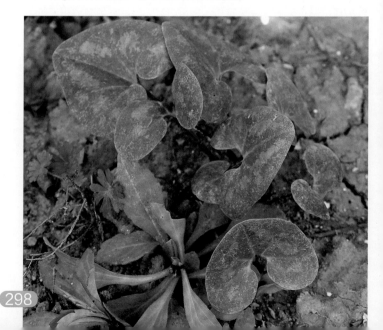

细　辛

【科属】马兜铃科。

【识别】多年生草本。根茎直立或横走。叶通常2枚，叶片心形或卵状心形，先端渐尖或急尖，基部深心形，上面疏生短毛，脉上较密，下面仅脉上被毛。花紫黑色，花被管钟状。蒴果近球状。花期4～5月。生于林下阴湿腐殖土中。分布于陕西、山东、安徽、浙江、江西、河南、湖北、四川等地。

【药用】夏季果熟期或初秋采挖根和根茎，除净地上部分和泥沙，阴干。有祛风散寒、祛风止痛、通窍、温肺化饮的功效。主治风寒感冒、头痛、牙痛、鼻塞流涕、鼻鼽、鼻渊、风湿痹痛、痰饮喘咳。煎服，1～3g；散剂每次服0.5～1g。

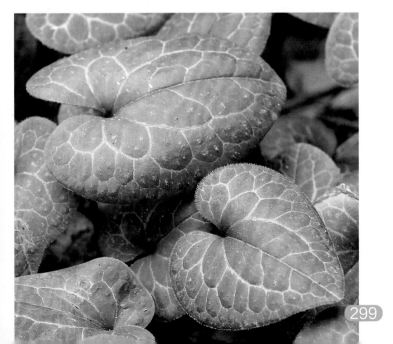

铃 兰

【科属】百合科。

【识别】多年生草本，高达30cm。叶2枚；叶柄长约16cm，呈鞘状互相抱着，基部有数枚鞘状的膜质鳞片。叶片椭圆形。花葶高15～30cm，稍外弯；总状花序偏向一侧；苞片披针形，膜质，短于花梗；花乳白色，阔钟形，下垂，花被先端6裂，裂片卵状三角形。浆果球形，熟后红色。种子椭圆形，扁平。花期5～6月，果期6～7月。生于潮湿处或沟边。分布于东北、华北、陕西、甘肃、宁夏、山东、江苏、浙江、河南、湖南等地。

【药用】7～9月采挖全草或根，去净泥土，晒干。有温阳利水、活血祛风的功效。主治充血性心力衰竭、风湿性心脏病、阵发性心动过速、水肿。煎服，3～6g；外用适量，煎水洗。

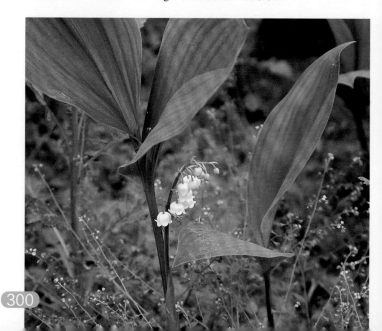

万年青

【科属】百合科。

【识别】多年生常绿草本。叶基生；叶片3～6枚，长圆形、披针形或倒披针形，厚纸质，纵脉明显突出。花葶短于叶，穗状花序具几十朵密集的花；花被合生，球状钟形，裂片6，厚肉质，淡黄色或褐色。浆果直径约8mm，熟时红色。花期5～6月，果期9～11月。分布于山东、江苏、浙江、江西、湖北、湖南、广西、四川、贵州等地，各地常有盆栽。

【药用】全年均可采，挖取根及根茎，洗净，去须根，鲜用或切片晒干。有清热解毒、强心利尿、凉血止血的功效。主治咽喉肿痛、白喉、疮疡肿毒、蛇虫咬伤、心力衰竭、水肿臌胀、咯血、吐血、崩漏。煎服，3～9g；鲜品可用至30g。外用适量，鲜品捣敷或煎水熏洗。

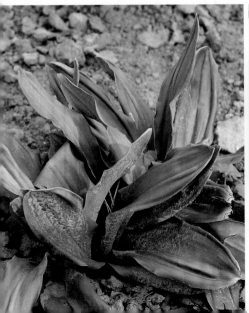
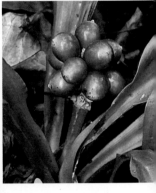

山 奈

【科属】姜科。

【识别】多年生宿根草本。无地上茎。叶2枚，几无柄，平卧地面上；圆形或阔卵形，先端急尖或近钝形，基部阔楔形或圆形，质薄，绿色。穗状花序自叶鞘中生出，具花4～12朵，芳香；花冠裂片狭披针形，白色，唇瓣阔大，中部深裂，2裂瓣顶端微凹白色，喉部紫红色；侧生的退化雄蕊花瓣状，倒卵形，白色。果实为蒴果。花期8～9月。分布于福建、台湾、广东、海南、广西、云南等地。

【药用】冬季采挖根茎，洗净，除去须根，切片，晒干。有行气温中、消食、止痛的功效。主治胸膈胀满、脘腹冷痛、饮食不消。煎服，3～9g。

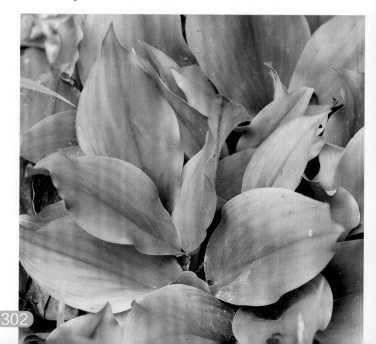

温郁金

【科属】姜科。

【识别】多年生草本。叶基生，叶片宽椭圆形。穗状花序圆柱状，先叶于根茎处抽出，上部无花的苞片长椭圆形，蔷薇红色，中下部有花的苞片长椭圆形，绿白色；花萼筒白色；花冠管漏斗状，白色。花期4～6月。分布于江苏、浙江、福建、广东、广西、江西、四川、云南等地。

【药用】冬季茎叶枯萎后采挖块根，除去泥沙和细根，蒸或煮至透心，干燥。有活血止痛、行气解郁、清心凉血、利胆退黄的功效。主治胸胁刺痛、胸痹心痛、经闭痛经、乳房胀痛、热病神昏、癫痫发狂、血热吐衄、黄疸尿赤。煎服，3～10g。

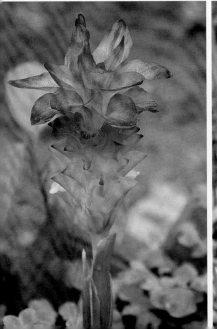
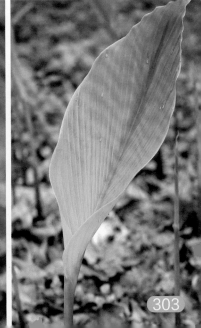

姜 黄

【科属】姜科。

【识别】多年生草本。叶5～7片基生，叶片长圆形或窄椭圆形。花葶由叶鞘中抽出，穗状花序圆柱状，上部无花的苞片粉红色或淡红紫色，中下部有花的苞片嫩绿色或绿白色；花萼筒绿白色；花冠管漏斗形，淡黄色，喉部密生柔毛。蒴果球形，3瓣裂。花期8月。分布福建、广东、广西、云南、四川、湖北、陕西、江西、台湾等地。

【药用】冬季茎叶枯萎时采挖根茎，洗净，煮或蒸至透心，晒干，除去须根。有破血行气、通经止痛的功效。主治胸胁刺痛、胸痹心痛、痛经经闭、癥瘕、风湿肩臂疼痛、跌扑肿痛。煎服，3～10g。外用适量。

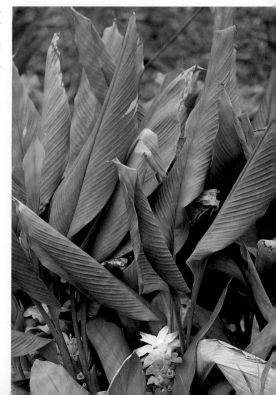

蓬莪术

【科属】姜科。

【识别】多年生草本。叶基生，4～7片，叶片长圆状椭圆形，上面沿中脉两侧有1～2cm宽的紫色晕。穗状花序圆柱状，从根茎中抽出，上部苞片长椭圆形，粉红色；中下部苞片近圆形，淡绿色至白色。花冠黄色。花期4～6月。分布于广东、广西、四川、云南等地。

【药用】冬季茎叶枯萎后采挖根茎，洗净，蒸或煮至透心，晒干或低温干燥后除去须根和杂质。有行气破血、消积止痛的功效。主治癥瘕痞块、瘀血经闭、胸痹心痛、食积胀痛。煎服，6～9g。外用适量。

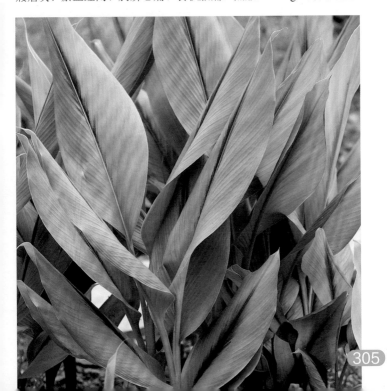

广西莪术

【科属】姜科。

【识别】叶片长椭圆形，两面密被粗柔毛，有的类型沿中脉两侧有紫晕。花序下的苞片淡绿色，上部的苞片淡红色；花萼白色，花冠近漏斗状，粉红色。分布于广西。

【药用】同蓬莪术。

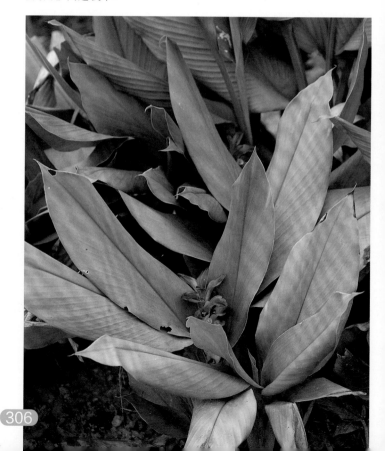

白 及

【科属】兰科。

【识别】多年生草本。茎直立。叶片披针形或宽披针形，全缘。总状花序顶生，花紫色或淡红色，唇瓣倒卵形，白色或具紫纹，上部3裂，中裂片边缘有波状齿，先端内凹，中央具5条褶片。蒴果圆柱形，具6纵肋。花期4～5月，果期7～9月。分布华东、中南、西南及河北、山西、陕西、甘肃、台湾等地。

【药用】夏、秋季采挖块茎，除去须根，洗净，置沸水中煮或蒸至无白心，晒至半干，除去外皮，晒干。有收敛止血、消肿生肌的功效。主治咯血、吐血、外伤出血、疮疡肿毒、皮肤皲裂。煎服，6～15g；研末吞服，3～6g。外用适量。

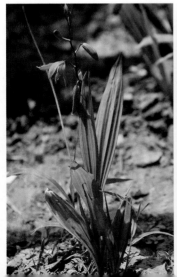
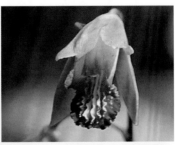
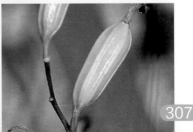

萱　草

【科属】百合科。

【识别】叶基生，排成两列；叶片条形。花葶粗壮，高60～80cm；蝎尾状聚伞花序复组成圆锥状，具花6～12朵或更多；苞片卵状披针形；花橘红色至橘黄色，无香味，具短花梗；花被下部合生成花被管；外轮花被裂片3，长圆状披针形，内轮裂片3，长圆形，具分枝的脉，中部具褐红色的色带，边缘波状皱褶，盛开的裂片反曲。蒴果长圆形。花、果期为5～7月。我国各地有栽培及野生。

【药用】夏、秋采挖根，除去残茎、须根，洗净，晒干。有清热利湿、凉血止血、解毒消肿的功效。主治黄疸、水肿、淋浊、带下、衄血、便血、崩漏、乳痈、乳汁不通。煎服，6～9g。外用适量，捣敷。

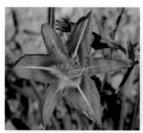
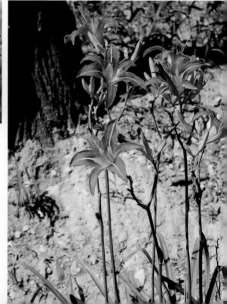

蝴蝶花

【科属】鸢尾科。

【识别】多年生草本，高40～60cm。叶基生，套褶成2列；叶片剑形，全缘。花茎高出于叶，花多排成疏散的总状聚伞花序；花淡紫色或蓝紫色，外轮花被裂片3，倒卵形或椭圆形，中脉上有隆起的黄色鸡冠状附属物，内轮花被裂片先端微凹，边缘有细裂齿。蒴果椭圆形。花期3～4月，果期5～6月。生于山坡较荫蔽而湿润的草地、疏林下或林缘草地。分布于陕西、甘肃、江苏、安徽、浙江、福建、湖北、湖南、广东、广西、四川、贵州、云南等地。

【药用】春、夏季采收全草，切段晒干。有消肿止痛、清热解毒的功效。主治肝炎、肝肿大、肝区痛、胃痛、咽喉肿痛、便血。煎服，6～15g。

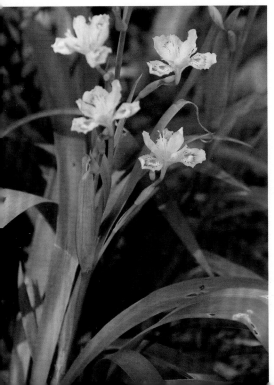

鸢 尾

【科属】鸢尾科。

【识别】多年生草本。叶基生，黄绿色，稍弯曲，中部略宽，宽剑形，有数条不明显的纵脉。花茎光滑，高20～40cm，中、下部有1～2枚茎生叶；花蓝紫色，花被管细长，上端膨大成喇叭形，外花被裂片圆形或宽卵形，顶端微凹，爪部狭楔形，中脉上有不规则的鸡冠状附属物，内花被裂片椭圆形，花盛开时向外平展，爪部突然变细。蒴果长椭圆形或倒卵形；种子黑褐色，梨形。花期4～5月，果期6～8月。生于林缘、水边湿地及向阳坡地。分布于西南及山西、陕西、甘肃、江苏、安徽、浙江、江西、福建、湖北、湖南、广西等地。

【药用】全年均可采挖根茎，除去须根及泥沙，干燥。有清热解毒、祛痰、利咽的功效。主治热毒痰火郁结、咽喉肿痛、痰涎壅盛、咳嗽气喘。煎服，6～10g。

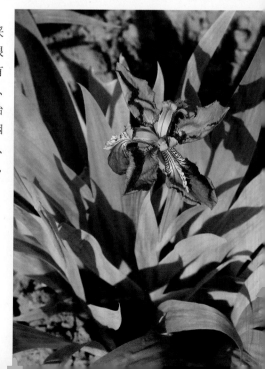

射 干

【科属】鸢尾科。

【识别】多年生草本。茎直立，高50～150cm。叶互生，扁平，宽剑形，排成2列，全缘，叶脉平行。聚伞花序伞房状顶生，2叉状分枝。花被片6，2轮，外轮花被裂片倒卵形或长椭圆形，内轮3片略小，倒卵形或长椭圆形，橘黄色，有暗红色斑点。蒴果椭圆形，具3棱，成熟时3瓣裂。种子黑色，近球形。花期7～9月，果期8～10月。常见栽培。分布于全国各地。

【药用】春初刚发芽或秋末茎叶枯萎时采挖根茎，除去须根和泥沙，干燥。有清热解毒、消痰、利咽的功效。主治热毒痰火郁结、咽喉肿痛、痰涎壅盛、咳嗽气喘。煎服，3～9g。

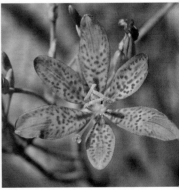

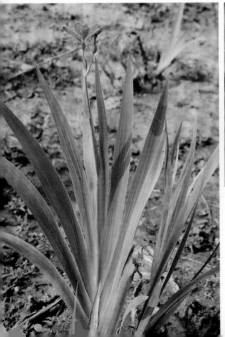

马 蔺

【科属】鸢尾科。

【识别】多年生草本，高40～60cm。叶簇生，叶片条形，基部套褶；无中脉，具多数平行脉。花茎先端具苞片2～3片，内有2～4花；花浅蓝色、蓝色、蓝紫色，花被裂片6，2轮排列，花被上有较深色的条纹。蒴果长圆柱状，有明显的6条纵棱。种子为不规则的多面体，黑褐色。花期5～7月，果期6～9月。分布于东北、华北、西北及山东、江苏、安徽、浙江、河南、湖北、湖南、四川、西藏等地。

【药用】8～9月果熟时采收，将果实割下晒干，打下种子，除去杂质，再晒干。种子（马蔺子）有清热利湿、解毒杀虫、止血定痛的功效。主治黄疸、淋浊、小便不利、肠痈、风湿痛、喉痹、吐血、衄血、便血、崩漏、疮肿、痔疮、烫伤。煎服，3～9g。外用适量，研末调敷或捣敷。

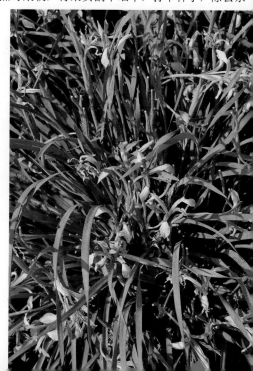

鸦　葱

【科属】菊科。

【识别】多年生草本，高15～25cm。茎常在头状花序下膨大。基生叶宽披针形至条椭圆状卵形，基部渐狭成有翅的叶柄，边缘平展；茎生叶2～3枚，下部的宽披针形，上部鳞片状。头状花序，单生枝端；舌状花黄色。瘦果有纵肋，冠毛污白色，羽状。花期4～5月，果期6～7月。分布于东北、西北、华北等地。

【药用】夏、秋季采收全草，鲜用或晒干。有消肿解毒的功效。煎汤，12～20g。治疗疮及妇女乳房肿胀将鸦葱根打烂敷。

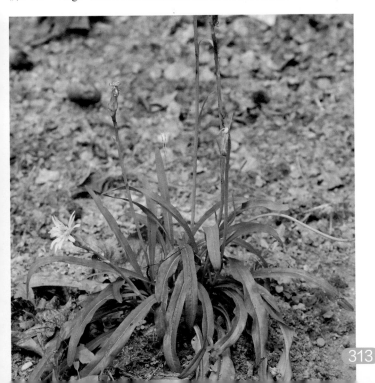

忽地笑

【科属】石蒜科。

【识别】多年生草本。秋季出叶，基生；叶片质厚，宽条形，长约60cm，向基部渐狭，先端渐尖，上面黄绿色，有光泽，下面灰绿色。先花后叶；花茎高30～60cm，总苞片2枚，披针形；伞形花序有花4～8朵，花较大，黄色或橙色；花被裂片6，倒披针形，背面具淡绿色中助，反卷和皱缩。蒴果具3棱，室背开裂。花期8～9月，果期10月。分布于西南及江苏、安徽、浙江、江西、福建、台湾、湖北、湖南、广东、广西等地。

【药用】秋季挖出鳞茎，选大者洗净，鲜用或晒干入药。有润肺止咳、解毒消肿的功效。主治肺热咳嗽、咳血、阴虚痨热、小便不利、痈肿疮毒、疔疮结核、烫火伤。外用适量，捣敷或捣汁涂。

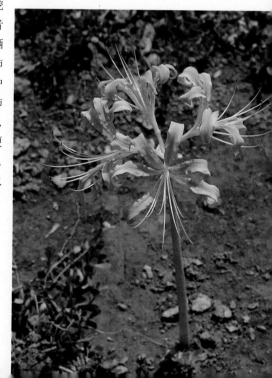

石 蒜

【科属】石蒜科。

【识别】多年生草本。秋季出叶，叶基生；叶片狭带状，全缘；中脉明显，深绿色，被粉。花葶在叶前抽出，实心，高25～60cm；伞形花序，有花4～7朵；花被裂片6，红色，狭倒披针形，广展而强度反卷，边缘皱波状。花期8～10月。生长于山地阴湿处或林缘、溪边、路旁，庭园亦栽培。分布于华东、中南、西南及陕西等地。

【药用】秋季将鳞茎挖出，选大者洗净，晒干入药。有祛痰催吐、解毒散结的功效。主治喉风、乳蛾、咽喉肿痛、痰涎壅塞、食物中毒、胸腹积水、恶疮肿毒、痰核瘰疬、痔漏、跌打损伤、风湿性关节痛、顽癣、烫火伤、蛇咬伤。煎服，1.5～3g。外用适量，捣敷或绞汁涂。

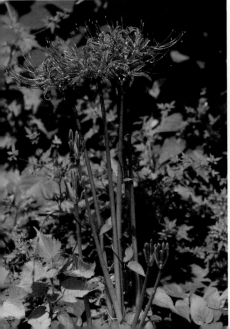
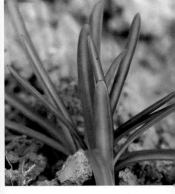

麦门冬

【科属】百合科。

【识别】多年生草本，高12～40cm，须根中部或先端常膨大形成肉质小块根。叶丛生，叶片窄长线形。花葶较叶短，总状花序穗状，顶生；花小，淡紫色，略下垂，花被片6，不展开，披针形。浆果球形，早期绿色，成熟后暗蓝色。花期5～8月，果期7～9月。全国大部分地区有分布，或为栽培。

【药用】夏季采挖块根，洗净，反复暴晒、堆置，至七八成干，除去须根，干燥。有养阴生津、润肺清心的功效。主治肺燥干咳、阴虚劳嗽、喉痹咽痛、津伤口渴、内热消渴、心烦失眠、肠燥便秘。煎服，6～12g。

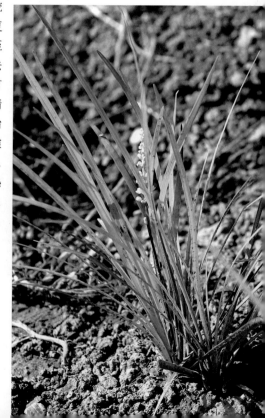

湖北麦冬

【科属】百合科。

【识别】叶丛生，叶片窄长线形，基部常包以褐色的叶鞘，边缘具细锯齿。总状花序长6～15cm，具多数花；花通常3～5朵簇生于苞片腋内；花被片矩圆形、矩圆状披针形，先端钝圆，淡紫色或淡蓝色。种子近球形。花期5～7月，果期8～10月。除东北、内蒙古、青海、新疆、西藏各省区外，其他地区广泛分布和栽培。

【药用】夏初采挖块根，洗净，反复暴晒，堆置，至近干，除去须根，干燥。有养阴生津、润肺清心的功效。主治肺燥干咳、阴虚劳嗽、喉痹咽痛、津伤口渴、内热消渴、心烦失眠、肠燥便秘。煎服，9～15g。

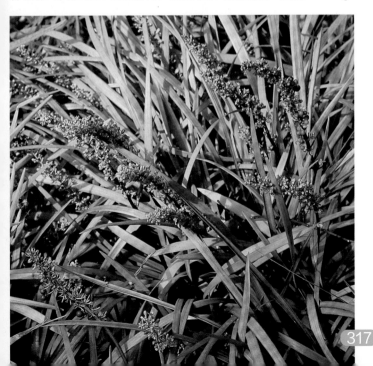

阔叶麦冬

【科属】百合科。

【识别】多年生草本。叶丛生，革质，长20～65cm，宽1～3.5cm，具9～11条脉。花葶通常长于叶，长35～100cm；总状花序具多数花，3～8朵簇生于苞片腋内；苞片小，刚毛状；花被片矩圆形或矩圆状披针形，紫色；子房近球形，柱头三裂。种子球形，初期绿色，成熟后变黑紫色。花期6月下旬至9月。分布于我国中部及南部。

【药用】立夏或清明前后采挖剪下块根，洗净，晒干。有养阴生津的功效。主治阴虚肺燥、咳嗽痰黏、胃阴不足、口燥咽干、肠燥便秘。煎汤服，10～15g。

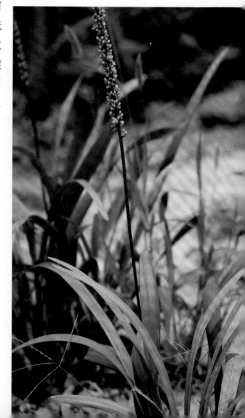

知 母

【科属】百合科。

【识别】多年生草本。叶基生，丛出，线形。花葶直立，不分枝，高50～120cm，下部具披针形退化叶，上部疏生鳞片状小苞片；花2～6朵成一簇，散生在花葶上部呈总状花序；花黄白色，多于夜间开放，具短梗。蒴果卵圆形，种子长卵形，具3棱，黑色。花期5～8月，果期7～9月。分布于东北、华北及陕西、宁夏、甘肃、山东、江苏等地。

【药用】春、秋季采挖根茎，除去须根和泥沙，晒干，习称"毛知母"；或除去外皮，晒干。有清热泻火、滋阴润燥的功效。主治外感热病、高热烦渴、肺热燥咳、骨蒸潮热、内热消渴、肠燥便秘。煎服，6～12g。

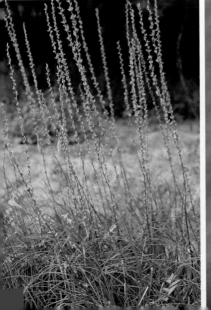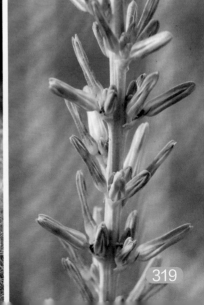

黄花菜

【科属】百合科。

【识别】多年生草本，叶基生，排成两列；叶片条形。花葶长短不一，有分枝；蝎尾状聚伞花序复组成圆锥形，多花；花序下部的苞片披针形，自下向上渐短；花柠檬黄色，具淡的清香味，花被裂片6，具平行脉，外轮倒披针形，内轮长圆形。蒴果钝三棱状椭圆形，种子约20颗，黑色，有棱。花、果期5～9月。生于山坡、山谷、荒地或林缘。分布于河北、陕西、甘肃、山东、河南、湖北、湖南、四川等地。

【药用】5～8月花将要开放时采收花蕾（金针菜），蒸后晒干。有清热利湿、宽胸解郁、凉血解毒的功效。主治小便短赤、黄疸、胸闷心烦、少寐、痔疮便血、疮痈。煎服，15～30g。

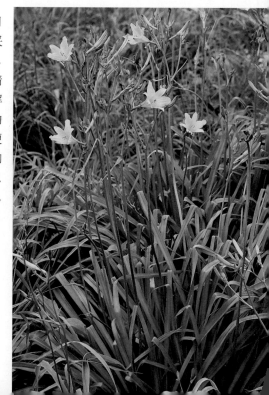

小根蒜

【科属】百合科。

【识别】多年生草本。鳞茎近球形，外被白色膜质鳞皮。叶基生，叶片线形，长20～40cm，先端渐尖，基部鞘状，抱茎。花茎由叶丛中抽出，单一，直立；伞形花序密而多花，近球形，顶生；花梗细；花被6，长圆状披针形，淡紫粉红色或淡紫色。蒴果。花期6～8月，果期7～9月。分布黑龙江、吉林、辽宁、河北、山东、湖北、贵州、云南、甘肃、江苏等地。

【药用】夏、秋季采挖鳞茎（薤白），洗净，除去须根，蒸透或置沸水中烫透，晒干。有通阳散结、行气导滞的功效。主治胸痹心痛、脘腹痞满胀痛、泻痢后重。煎服，5～9g。

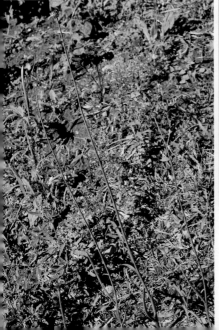
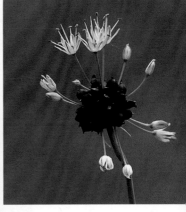

绵枣儿

【科属】百合科。

【识别】多年生草本，鳞茎卵形或近球形，鳞茎皮黑褐色。基生叶通常2～5枚，狭带状，长15～40cm，柔软。花葶通常比叶长；总状花序具多数花；花紫红色、粉红色至白色；花被片近椭圆形、倒卵形或狭椭圆形。果近倒卵形。花果期7～11月。产东北、华北、华中以及四川、云南、广东、江西、江苏、浙江和台湾。

【药用】鳞茎入药。有活血解毒、消肿止痛的功效。主治乳痈、肠痈、跌打损伤、腰腿痛。

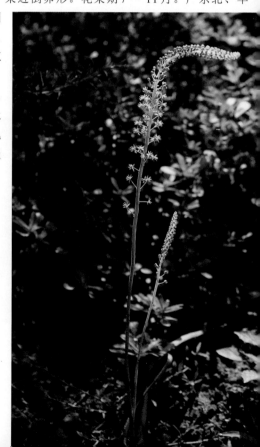

水菖蒲

【科属】天南星科。

【识别】多年生草本。叶基生，基部两侧膜质，叶鞘宽4～5mm，向上渐狭；叶片剑状线形，草质，中脉在两面均明显隆起，侧脉3～5对，平行。花序柄三棱形，长15～50cm；叶状佛焰苞剑状线形，长30～40cm；肉穗花序斜向上或近直立，狭锥状圆柱形。花黄绿色。浆果长圆形，红色。花期2～9月。生于水边、沼泽湿地，也有栽培。分布于全国各地。

【药用】秋、冬季采挖根茎，除去须根和泥沙，晒干。有温胃、消炎止痛的功效。用于补胃阳、消化不良、食物积滞、白喉等。煎服，3～6g。

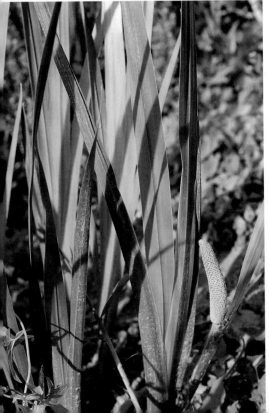

石菖蒲

【科属】天南星科。

【识别】多年生草本。叶根生，剑状线形，长 30 ～ 50cm，宽 2 ～ 6mm，先端渐尖，暗绿色，有光泽，叶脉平行，无中脉。花茎高 10 ～ 30cm，扁三棱形；佛焰苞叶状，长 7 ～ 20cm；肉穗花序自佛焰苞中部旁侧裸露而出，呈狭圆柱形。浆果肉质，倒卵形。花期 6 ～ 7 月，果期 8 月。生长于山涧泉流附近或泉流的水石间。分布长江流域及其以南各地。

【药用】秋、冬季采挖根茎，除去须根和泥沙，晒干。有开窍豁痰、醒神益智、化湿开胃的功效。主治神昏癫痫、健忘失眠、耳鸣耳聋、脘痞不饥、噤口下痢。煎服，3 ～ 9g。鲜品加倍。

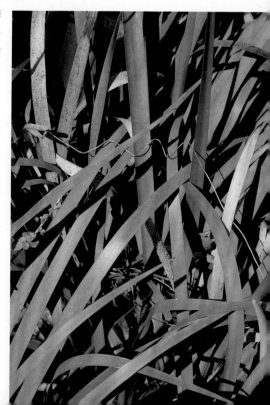

莎 草

【科属】莎草科。

【识别】多年生草本，茎直立，三棱形；叶丛生于茎基部，叶鞘闭合包于茎上；叶片线形，全缘，具平行脉，主脉于背面隆起。花序复穗状，3～6个在茎顶排成伞状，每个花序具3～10个小穗，线形；颖2列，紧密排列，卵形至长圆形，膜质，两侧紫红色，有数脉。小坚果长圆状倒卵形，三棱状。花期5～8月，果期7～11月。生于山坡草地、耕地、路旁、水边潮湿处。全国大部分地区均有分布。

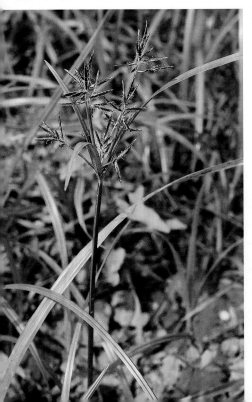

【药用】秋季采挖根茎，燎去毛须，置沸水中略煮或蒸透后晒干，或燎后直接晒干。有疏肝解郁、理气宽中、调经止痛的功效。主治肝郁气滞、胸胁胀痛、疝气疼痛、乳房胀痛、脾胃气滞、脘腹痞闷、胀满疼痛、月经不调、经闭痛经。煎服，6～9g。

白 茅

【科属】禾本科。

【识别】多年生草本。根茎白色，匍匐横走。秆丛生，直立，圆柱形。叶多丛集基部，叶片线形或线状披针形，根生叶长，几与植株相等，茎生叶较短。圆锥花序柱状，分枝短缩密集；小穗披针形或长圆形，每小穗具1花，基部被白色丝状柔毛。颖果椭圆形，暗褐色。花期5～6月，果期6～7月。分布于东北、华北、华东、中南、西南及陕西、甘肃等地。

【药用】春、秋季采挖根茎（白茅根），晒干，除去须根和膜质叶鞘，捆成小把。有凉血止血、清热利尿的功效。主治血热吐血、衄血、尿血、热病烦渴、湿热黄疸、水肿尿少、热淋涩痛。煎服，15～30g，鲜品加倍。以鲜品为佳，可捣汁服。

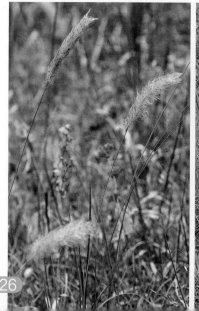
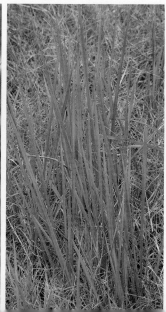

龙舌兰

【科属】龙舌兰科。

【识别】多年生草本。茎短。叶常约30余片呈莲座状着生茎上；叶片肥厚，匙状倒披针形，灰绿色，具白粉，末端具褐色硬尖刺，边缘有波状锯齿，齿端下弯曲呈钩状。生长10余年，抽出高5～8m的花葶，上端具多分枝的狭长圆锥花序；花淡黄绿色，近漏斗状。蒴果长圆形。花期6～8月。华南及西南各省区常引种栽培。

【药用】四季采叶，洗净，鲜用或沸水烫后晒干。有解毒拔脓、杀虫、止血的功效。主治痈疽疮疡、疥癣、盆腔炎、子宫出血。外用适量，捣敷。煎服，10～15g。

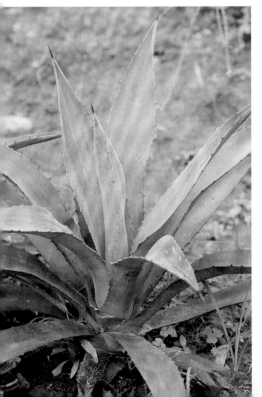

虎尾兰

【科属】龙舌兰科。

【识别】常绿多年生草本。叶1～6枚基生，挺直，质厚实；叶片条状倒披针形至倒披针形，先端对褶成尖头，基部渐狭成有槽的叶柄，两面均具白色和深绿色相间的横带状斑纹。花葶连同花序高30～80cm；花3～8朵1束，花被片6，白色至淡绿色。花期11～12月。我国各地有栽培。

【药用】全年均可采收叶，洗净，鲜用或晒干。有清热解毒、活血消肿的功效。主治感冒、肺热咳嗽、疮疡肿毒、跌打损伤、毒蛇咬伤、烫火伤。煎服，15～30g。外用适量，捣敷。

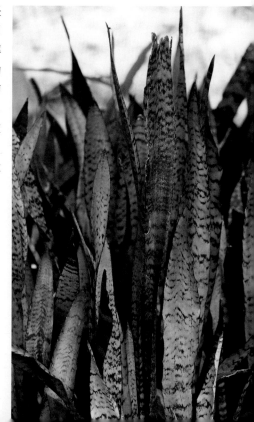

剑 麻

【科属】龙舌兰科。

【识别】多年生草本。茎粗短。叶莲座状排列于茎上；叶剑形，挺直，肉质，初被白霜，后渐脱落而呈深蓝绿色，表面凹，背面凸，常全缘，先端有红褐色刺尖。大型圆锥花序，高达6m；花黄绿色。蒴果长圆形。花期夏季，果期秋季。生于山坡、林缘及路旁。分布于华南及西南地区。多栽培。

【药用】割叶季节以冬季为好。洗净鲜用，晒干。有凉血止血、消肿解毒的功效。主治肺痨咯血、衄血、便血、痢疾、痈疮肿毒、痔疮。煎汤，9～15g。外用适量，鲜品捣敷。

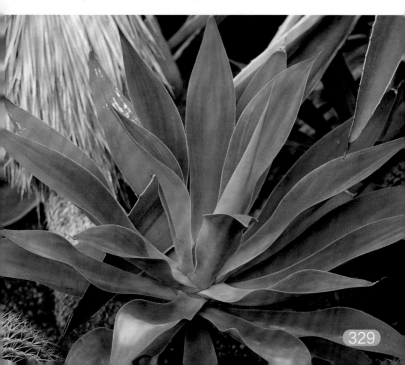

大丁草

【科属】菊科。

【识别】多年生草本。春型植株矮小，高8～20cm。叶广卵形或椭圆状广卵形，基部心形或有时羽裂；头状花序紫红色。秋型植株高大，高30～60cm；叶片倒披针状长椭圆形或椭圆状广卵形，通常提琴状羽裂，边缘有不规则圆齿；头状花序紫红色，全为管状花。春花期4～5月，秋花期8～11月。生于山坡路旁、林边、草地、沟边等阴湿处。分布于我国南北各地。

【药用】夏、秋季采收全草，洗净，鲜用或晒干。有清热利湿、解毒消肿的功效。主治肺热咳嗽、湿热泻痢、热淋、风湿关节痛、痈疖肿毒。煎服，15～30g。外用适量，捣敷。

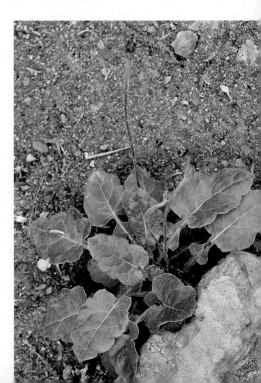

兔儿伞

【科属】菊科。

【识别】多年生草本，高70～120cm。根生叶1枚，幼时伞形，下垂。茎生叶互生，叶片圆盾形，掌状分裂，直达中心，裂片复作羽状分裂，边缘且不规则的锐齿，直达中心；上部叶较小。头状花序多数，密集成复伞房状，顶生；花冠管状，先端5裂。瘦果圆柱形。花期7～9月，果期9～10月。生于山坡荒地、林缘、路旁。分布于全国各地。

【药用】春、夏季采收带根全草，鲜用或切段晒干。有祛风除湿、解毒活血、消肿止痛的功效。主治风湿麻木、肢体疼痛、跌打损伤、月经不调、痛经、痈疽肿毒、痔疮。煎服，10～15g。外用适量，鲜品捣敷或煎洗。

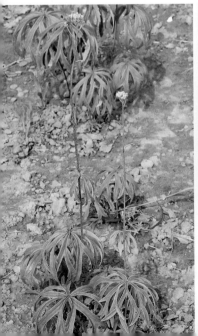
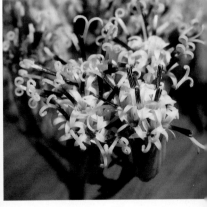

珊瑚菜

【科属】伞形科。

【识别】多年生草本，高5～20cm。全株被白色柔毛。基生叶质厚，有长柄，叶片三出式分裂或三出式二回羽状分裂，末回裂片倒卵形至卵圆形，边缘有缺刻状锯齿，茎生叶形状与基生叶相似，叶柄基部渐膨大成鞘状。复伞形花序顶生，密被灰褐色长柔毛，花瓣白色。双悬果圆球形或椭圆形，密被棕色长柔毛及绒毛，有5个棱角，果棱有木栓质翅。花期5～7月，果期6～8月。生于海岸沙地、沙滩，或栽培于肥沃疏松的砂质壤土。分布于辽宁、河北、山东、江苏、浙江、福建、台湾、广东等地。

【药用】夏、秋季采挖根（北沙参），除去须根，洗净，稍晾，置沸水中烫后，除去外皮，干燥。有养阴清肺、益胃生津的功效。主治肺热燥咳、劳嗽痰血、胃阴不足、热病津伤、咽干口渴。煎服，5～12g。

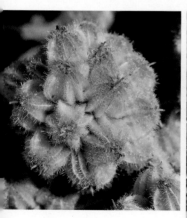
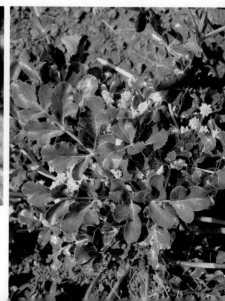

蒲公英

【科属】菊科。

【识别】多年生草本，高10～25cm。叶根生，排列成莲座状；具叶柄，柄基部两侧扩大呈鞘状；叶片线状披针形、倒披针形或倒卵形，边缘浅裂或作不规则羽状分裂，裂片齿牙状或三角状，全缘或具疏齿，裂片间有细小锯齿。头状花序单一，顶生，舌状花，花冠黄色，先端平截。瘦果倒披针形，顶端着生白色冠毛。花期4～5月，果期6～7月。生长于山坡草地、路旁、河岸沙地及田野间。全国各地均有分布。

【药用】春至秋季花初开时采挖全草，晒干。有清热解毒、消肿散结、利尿通淋的功效。主治疔疮肿毒、乳痈、目赤、咽痛、肺痈、肠痈、湿热黄疸、热淋涩痛。煎服，9～15g。外用鲜品适量捣敷或煎汤熏洗患处。

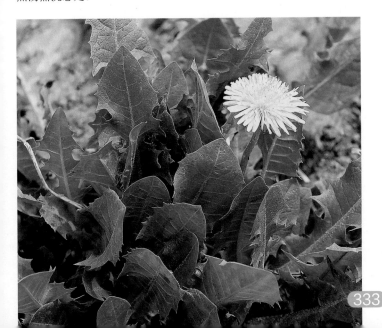

碱地蒲公英

【科属】菊科。

【识别】其与蒲公英的主要区别是小叶为规则的羽状分裂。

【药用】同蒲公英。

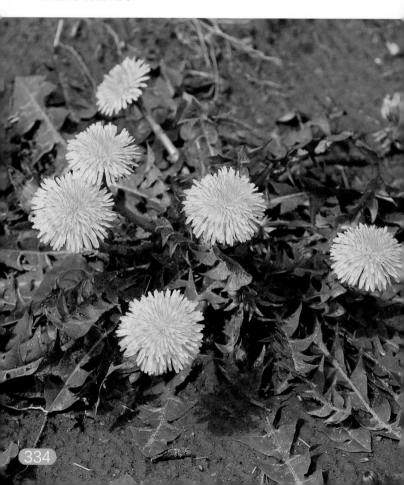

药用大黄

【科属】蓼科。

【识别】多年生高大草本。茎直立，中空。基生叶5浅裂，浅裂片呈大齿形或宽三角；茎生叶向上逐渐变小，上部叶腋具花序分枝。大型圆锥花序，分枝开展，花绿色到黄白色。果实长圆状椭圆形，顶端圆，中央微下凹，基部浅心形，翅宽约3mm。种子宽卵形。花期5～6月，果期8～9月。生于山地林缘或草坡。分布于陕西南部、河南西部、湖北西部、四川、贵州、云南等地。

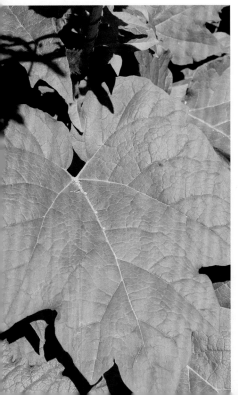

【药用】秋末茎叶枯萎或次春发芽前采挖根茎，除去细根，刮去外皮，切瓣或段，绳穿成串干燥或直接干燥。有泻下攻积、清热泻火、凉血解毒、逐瘀通经、利湿退黄的功效。主治实热积滞便秘、血热吐衄、目赤咽肿、痈肿疔疮、肠痈腹痛、瘀血经闭、产后瘀阻、跌打损伤、湿热痢疾、黄疸尿赤、淋证、水肿；外治烧烫伤。煎服，3～15g。外用适量，研末敷于患处。

掌叶大黄

【科属】蓼科。

【识别】多年生高大草本。茎直立，高2m左右，光滑无毛，中空。根生叶大，有肉质粗壮的长柄；叶片宽心形或近圆形，3～7掌状深裂，裂片全缘或有齿，或浅裂，基部略呈心形，有3～7条主脉，上面无毛或稀具小乳突；茎生叶较小，互生；叶鞘大，淡褐色，膜质。圆锥花序大形，分枝弯曲，开展；花小，数朵成簇，互生于枝上，幼时呈紫红色；花被6，2轮，内轮稍大，椭圆形。瘦果三角形，有翅。花期6～7月，果期7～8月。生于山地林缘半阴湿的地方。分布于四川、甘肃、青海、西藏等地。

【药用】同药用大黄。

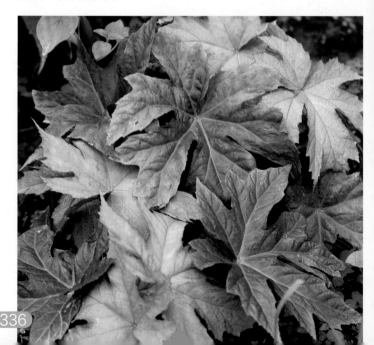

唐古特大黄

【科属】蓼科。

【识别】多年生高大草本，高2m左右，与上种相似。茎无毛或有毛。根生叶略呈圆形或宽心形，直径40～70cm，3～7掌状深裂，裂片狭长，常再作羽状浅裂；茎生叶较小，柄亦较短。圆锥花序大形，幼时多呈浓紫色；花小，具较长花梗；花被6，2轮。瘦果三角形，有翅，顶端圆或微凹，基部心形。花期6～7月，果期7～9月。生于山地林缘较阴湿的地方。分布于青海、甘肃、四川、西藏等地。

【药用】同药用大黄。

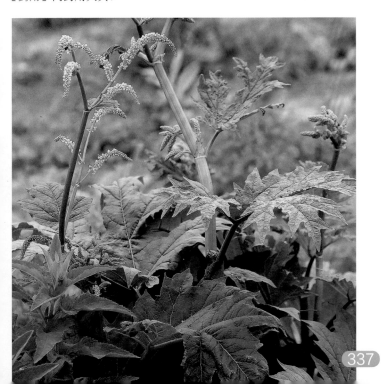

4 复叶

一把伞天南星

【科属】天南星科。

【识别】多年生草本，高40～90cm。叶1片，基生；叶柄肉质，圆柱形，直立，长40～55cm，下部成鞘；叶片放射状分裂，裂片7～23片，披针形至长披针形，先端长渐尖或延长为线尾状。叶脉羽状，全缘。花序柄自叶柄中部分出，短于叶柄；肉穗花序，佛焰苞绿色，先端芒状；花序轴肥厚，先端附属物棍棒状。浆果红色。花期5～6月，果期8月。生长于阴坡较阴湿的树林下。分布于河北、河南、广西、陕西、湖北、四川、贵州、云南、山西等地。

【药用】秋、冬季茎叶枯萎时采挖块茎，除去须根及外皮，干燥。有散结消肿的功效。外用治痈肿、蛇虫咬伤。

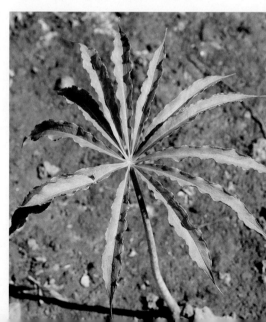

东北天南星

【科属】天南星科。

【识别】多年生草本，高35～60cm。叶1片，鸟趾状全裂，裂片5枚（一年生裂片3枚），倒卵形或广倒卵形，长11～15cm，宽6～8cm，基部楔形，全缘或有不规则牙齿。花序柄长20～40cm，较叶低；佛焰苞全长11～14cm，下部筒状，口缘平截，绿色或带紫色；花序轴先端附属物棍棒状。浆果红色。花期7～8月。生长于阴坡较为阴湿的林下。分布于黑龙江、吉林、辽宁、河北、江西、湖北、四川等地。

【药用】同一把伞天南星。

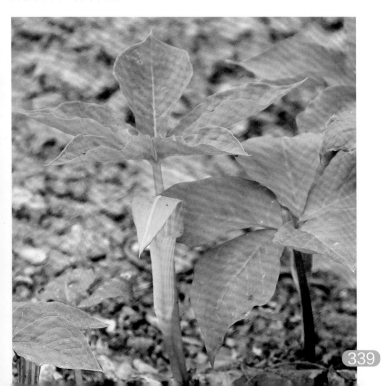

异叶天南星

【科属】天南星科。

【识别】多年生草本，高60～80cm。叶1片，鸟趾状全裂，裂片9～17枚，通常13枚左右，长圆形、倒披针形或长圆状倒卵形，长4～12cm，宽1.3～3cm，先端渐尖，基部楔形，中央裂片最小。花序柄长50～80cm；佛焰苞绿色，下部筒状，花序轴先端附属物鼠尾状，延伸于佛焰苞外。浆果红色。花期7～8月。生长于阴坡或山谷较为阴湿的地方。分布黑龙江、吉林、辽宁、浙江、江苏、江西、湖北、四川、陕西等地。

【药用】同天南星。

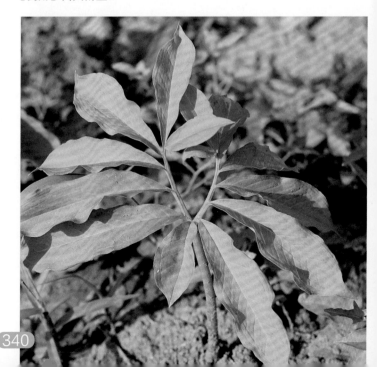

虎　掌

【科属】天南星科。

【识别】多年生草本。叶1年生者心形，2年生者鸟趾状分裂，裂片5～13；叶柄长达45cm。佛焰苞披针形，绿色，肉穗花序下部雌花部分长约1.5cm，贴生于佛焰苞上，上部雄花部分长约7cm；附属体鼠尾状，长约10cm。浆果卵形，绿白色。花期6～7月，果期9～11月。生于林下、山谷、河岸或荒地草丛中。主产河北、河南、山东、安徽。

【药用】多在白露前后采挖块茎（虎掌南星），去净须根，撞去外皮，晒干。制用。

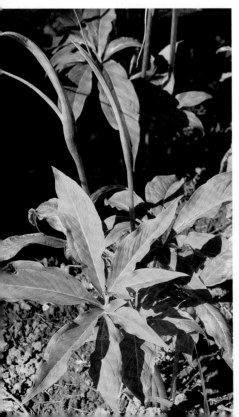

半　夏

【科属】天南星科。

【识别】多年生小草本，高15～30cm。叶出自块茎顶端，叶柄长6～23cm，在叶柄下部内侧生一白色珠芽；一年生的叶为单叶，卵状心形；2～3年后，叶为3小叶的复叶，小叶椭圆形至披针形，中间小叶较大，两侧的较小，全缘。花序梗常较叶柄长，肉穗花序顶生，佛焰苞绿色；雄花着生在花序上部，白色，雄蕊密集成圆筒形，雌花着生于雄花的下部，绿色；花序中轴先端附属物延伸呈鼠尾状，伸出佛焰苞外。浆果卵状椭圆形。果期8～9月。我国大部分地区有分布。

【药用】夏、秋季采挖块茎，洗净，除去外皮和须根，晒干。有燥湿化痰、降逆止呕、消痞散结的功效。主治湿痰寒痰、咳喘痰多、痰饮眩悸、风痰眩晕、痰厥头痛、呕吐反胃、胸脘痞闷、梅核气，外治痈肿痰核。内服一般炮制后使用，3～9g。外用适量，磨汁涂或研末以酒调敷患处。

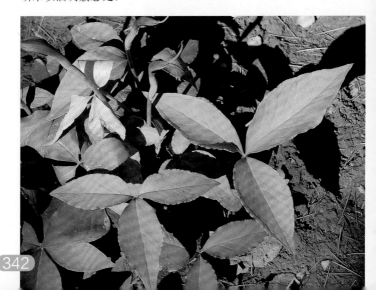

桃儿七

【科属】小檗科。

【识别】多年生草本，高40～70cm。茎单一，基部有2个膜质鞘。叶2～3，生于茎顶，具长叶柄；叶盾状着生，掌状3～5深裂至中下部或几达基部。花单生叶腋，先叶开放，粉红色；花瓣6，排成2轮。浆果卵圆形，被灰粉，熟时红色。种子多数，暗紫色。花期4～6月，果期6～8月。生于山地草丛中或林下。分布于四川、陕西、甘肃、青海、云南、西藏等地。

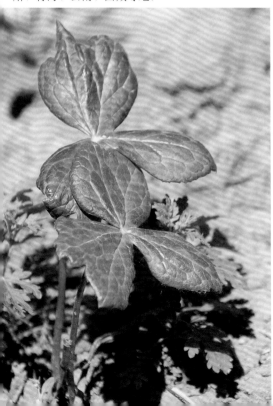

【药用】春、秋季采挖根及根茎，晒干。有祛风除湿、活血止痛、祛痰止咳的功效。主治风湿痹痛、跌打损伤、月经不调、痛经、脘腹疼痛、咳嗽。煎汤，1.5～6g。

延胡索

【科属】罂粟科。

【识别】多年生草本，高10～20cm。基生叶和茎生叶同形，有柄；茎生叶为互生，2回3出复叶，小叶片长椭圆形、长卵圆形或线形，全缘。总状花序，顶生或对叶生；花红紫色，横着于纤细的小花梗上，花瓣4，外轮2片稍大，边缘粉红色，中央青紫色。蒴果条形，熟时2瓣裂。花期3～4月，果期4～5月。分布河北、山东、江苏、浙江等地。

【药用】夏初茎叶枯萎时采挖块茎，除去须根，洗净，置沸水中煮至恰无白心时，取出，晒干。切厚片或用时捣碎。有活血、行气、止痛的功效。主治胸胁脘腹疼痛、胸痹心痛、经闭痛经、产后瘀阻、跌扑肿痛。煎服，3～10g。研粉吞服，每次1.5～3g。

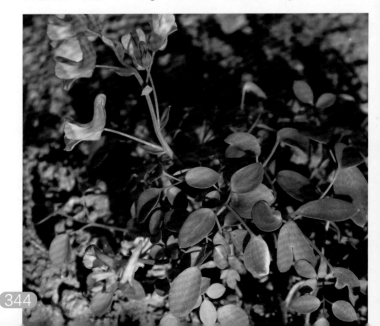

米口袋

【科属】豆科。

【识别】多年生草本，高5～10cm，全株被白色长柔毛，茎短。叶丛生，单数羽状复叶，有长柄，小叶11～21片，广椭圆形、卵形或长卵形，全缘。花茎自叶丛中生出，花5～7朵，顶生，成伞形花序；花冠蝶形，紫堇色；花期4～5月。荚果圆筒状，果期5～6月。野生于原野及山地。分布东北南部、河北、山东、江苏、山西、陕西等地。

【药用】秋季采挖带根全草，洗净晒干。有清热解毒的功效。主治疔疮痈肿、化脓性炎症。外用适量，鲜草捣烂敷患处，或煎水洗。

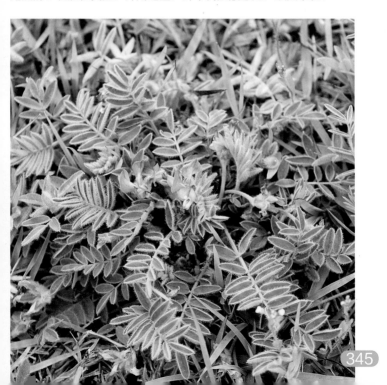

翻白草

【科属】蔷薇科。

【识别】多年生草本，高15～30cm。基生叶丛生，单数羽状复叶；茎生叶小，为三出复叶，小叶长椭圆形或狭长椭圆形，边缘具锯齿，上面稍有柔毛，下面密被白色绵毛。聚伞花序，花瓣黄色，倒卵形，先端微凹或圆钝。瘦果近肾形。花、果期5～9月。分布于东北、华北、华东、中南及陕西、四川等地。

【药用】夏、秋季开花前采挖全草，干燥。有清热解毒、止痢、止血的功效。主治湿热泻痢、痈肿疮毒、血热吐衄、便血、崩漏。煎服，9～15g；鲜品30～60g。外用适量，捣敷患处。

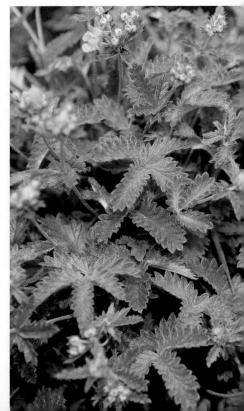

肾 蕨

【科属】肾蕨科。

【识别】多年生草本，高达70cm。叶簇生，叶片革质，光滑无毛，披针形。基部渐变狭，一回羽状；羽片无柄，互生，以关节着生于叶轴，似镰状而钝、基部下侧呈心形，上侧呈耳形，边缘有浅齿。土生或附生于林下、溪边、树干或石缝中。分布于华南、西南及浙江、江西、福建、台湾、湖南等地。

【药用】全年均可挖取块茎，刮去鳞片，洗净，鲜用或晒干。或夏、秋季采取叶或全草，洗净，鲜用或晒干。有清热利湿、通淋止咳、消肿解毒的功效。主治感冒发热、肺热咳嗽、黄疸、淋浊、小便涩痛、泄泻、痢疾、带下、疝气、乳痈、烫伤、刀伤、淋巴结炎、体癣、睾丸炎。煎汤，6～15g，鲜品30～60g。外用适量，鲜全草或根茎捣敷。

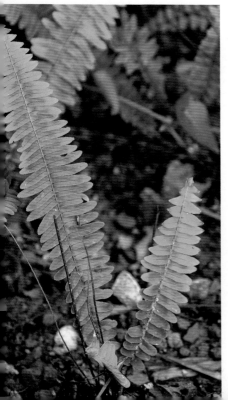

芒萁

【科属】里白科。

【识别】多年生草本，高30～60cm。叶柄褐棕色，无毛；叶片重复假两歧分叉，在每一交叉处均有羽片（托叶）着生，在最后一分叉处有羽片两歧着生；羽片披针形或宽披针形，羽片深裂；裂片长线形。生于强酸性的红壤丘陵、荒坡林缘或马尾松林下。分布于西南及江苏、安徽、浙江、江西、福建、台湾、湖北、湖南、广东、广西等地和甘肃南部。

【药用】全年均可采收幼叶、叶柄，洗净，晒干或鲜用。有化瘀止血、清热利尿、解毒消肿的功效。主治妇女血崩、跌打损伤、热淋涩痛、白带、小儿腹泻、痔瘘、目赤肿痛、外伤出血、烫火伤、毒虫咬伤。煎汤，9～15g。外用适量，研末敷或鲜品捣敷。

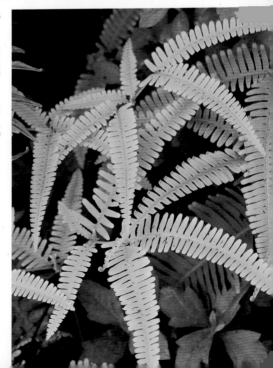

槲　蕨

【科属】水龙骨科。

【识别】附生草本，高20～40cm。叶二型，营养叶厚革质，红棕色或灰褐色，卵形，无柄，边缘羽状浅裂；孢子叶绿色，具短柄，柄有翅，叶片矩圆形或长椭圆形，羽状深裂，羽片6～15对，边缘常有不规则的浅波状齿，基部2～3对羽片缩成耳状。孢子囊群圆形，黄褐色，在中脉两侧各排列成2～4行。分布浙江、福建、台湾、广东、广西、江西、湖北、四川、贵州、云南等地。

【药用】全年均可采挖根茎，除去泥沙，干燥，或再燎去茸毛(鳞片)。

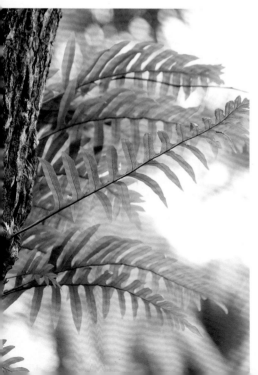

有疗伤止痛、补肾强骨的功效。外用有消风祛斑的功效。主治跌扑闪挫、筋骨折伤、肾虚腰痛、筋骨痿软、耳鸣耳聋、牙齿松动，外治斑秃、白癜风。煎服，3～9g。外用适量，研末调敷或鲜品捣敷，亦可浸酒擦患处。

半边旗

【科属】凤尾蕨科。

【识别】多年生草本。叶疏生；叶柄粗壮，直立深褐色，光亮；叶近革质，卵状披针形；上部羽状深裂达于叶轴，裂片线形或椭圆形，劲直或呈镰形，全缘；下部约在2/3处有近对生的半羽状羽片4～8对，全缘，上缘不分裂，下缘深裂达于中脉，裂片线形或镰形。孢子囊群线形，连续排列于叶缘。生于林下或石上。分布华南、西南及浙江、江西、福建、台湾、湖南等地。

【药用】全草全年可采，洗净，鲜用或晒干。有清热利湿、凉血止血、解毒消肿的功效。主治泄泻、痢疾、黄疸、目赤肿痛、牙痛、吐血、痔疮出血、外伤出血、跌打损伤、皮肤瘙痒、毒蛇咬伤。煎服，9～15g。外用适量，捣敷或煎水熏洗。

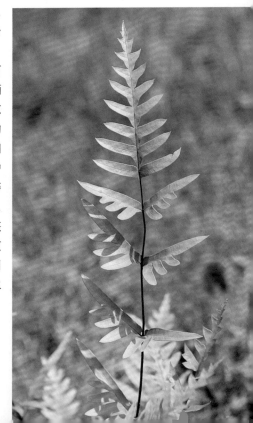

蕨

【科属】蕨科。

【识别】多年生草本。叶柄疏生，粗壮直立，长30～100cm，裸净，褐色或秆黄色，叶呈三角形或阔披针形，革质，3回羽状复叶；羽片顶端不分裂，其下羽状分裂，下部羽状复叶，在最下部最大；小羽片线形、披针形或长椭圆状披针形，多数，密集；叶轴裸净。孢子囊群沿叶缘着生，呈连续长线形，囊群盖线形，有变质的叶缘反折而成的假盖。广布全国各地。

【药用】秋、冬季采收嫩叶，晒干或鲜用。有清热利湿、止血、降气化痰的功效。主治感冒发热、黄疸、痢疾、带下、噎嗝、肺结核咳血、肠风便血、风湿痹痛。煎汤服，9～15g；外用适量，捣敷或研末撒。

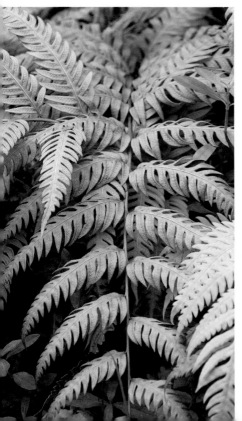

蜈蚣草

【科属】凤尾蕨科。

【识别】多年生草本，高1.3～2m。叶丛生，叶柄长10～30cm，直立，叶柄、叶轴及羽轴均被线形鳞片；羽状复叶；羽片无柄，线形，中部羽片最长，先端边缘有锐锯齿。孢子囊群线形，囊群盖狭线形，膜质，黄褐色。生于空旷钙质土或石灰岩石上。分布于中南、西南及陕西、甘肃、浙江、江西、福建、台湾等地。

【药用】全草全年可采收，洗净，鲜用或晒干。有祛风除湿、舒筋活络、解毒杀虫的功效。主治风湿筋骨疼痛、腰痛、肢麻屈伸不利、半身不遂、跌打损伤、感冒、痢疾、乳痈、疮毒、疥疮、蛔虫病、蛇虫咬伤。煎服，6～12g。外用适量，捣敷或煎水熏洗。

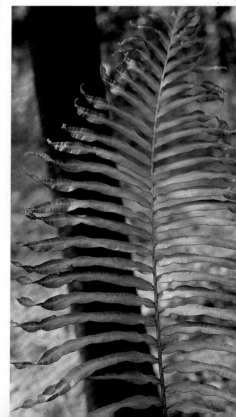

金毛狗脊

【科属】蚌壳蕨科。

【识别】多年生草本，高达2.5～3m。叶柄粗壮，褐色，基部密被金黄色长柔毛和黄色狭长披针形鳞片；叶片卵圆形，3回羽状分裂；下部羽片卵状披针形，上部羽片逐渐短小，至顶部呈狭羽尾状；小羽片线状披针形，渐尖，羽状深裂至全裂，裂片密接，狭矩圆形或近于镰刀形。生于山脚沟边及林下阴处酸性土上。分布于华南、西南及浙江、江西、福建、台湾、湖南。

【药用】秋、冬季采挖根，除去泥沙，干燥；或去硬根、叶柄及金黄色绒毛，切厚片，干燥，为"生狗脊片"；蒸后晒至六、七成干，切厚片，干燥，为"熟狗脊片"。有祛风湿、补肝肾、强腰膝的功效。主治风湿痹痛、腰膝酸软、下肢无力。煎服，6～12g。

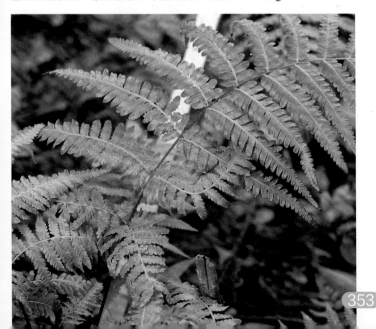

乌毛蕨

【科属】乌毛蕨科。

【识别】高 1 ～ 2m。叶簇生，叶柄棕禾秆色；叶片革质，长阔披针形，一回羽状；羽片多数，下部数对缩短，最下部的突然缩小成耳片，中部羽片线状披针形无柄，全缘。生于山坡灌木丛中或溪沟边。分布于西南及浙江、江西、福建、台湾、湖南、广东、海南、广西等地。

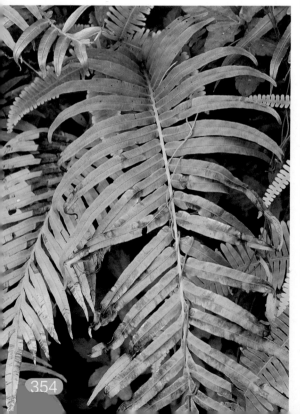

【药用】春、秋季采挖根茎，削去叶柄、须根，除净泥土，鲜用或晒干。有清热解毒、活血止血、驱虫的功效。主治感冒、头痛、腮腺炎、痈肿、跌打损伤、鼻衄、吐血、血崩、带下、肠道寄生虫。煎汤，6 ～ 15g，大剂量可用至60g。外用适量，捣敷或研末调涂。

贯 众

【科属】鳞毛蕨科。

【识别】植株高30～70cm。叶簇生；叶柄长10～25cm，禾秆色，向上被疏鳞片；叶片长圆形至披针形，一回羽状；羽片10～20对，镰状披针形，有短柄，基部圆楔形，上侧稍呈尖耳状突起，边缘有细锯齿。孢子囊群散生于羽片背面；囊群盖圆盾形，棕色。生于林缘、山谷和田埂、路旁。分布于华东、中南、西南及河北、山西、陕西、甘肃等地。

【药用】根茎全年均可采收。全株掘起，清除地上部分及须根后充分晒干。有清热解毒、凉血祛瘀、驱虫的功效。主治感冒、热病斑疹、白喉、乳痈、瘰疬、痢疾、黄疸、吐血、便血、崩漏、痔血、带下、跌打损伤、肠道寄生虫。煎服，9～15g。外用适量，捣敷或研末调敷。

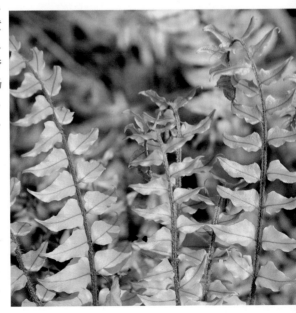

荚果蕨

【科属】球子蕨科。

【识别】植株高约90cm。根茎直立，与叶柄基部密被披针形鳞片。叶簇生，二型，有柄；营养叶长圆倒披针形，叶轴和羽轴偶有棕色柔毛，二回深羽裂；下部10多对羽片向下逐渐缩短成小耳形；裂片边缘浅波状或顶端具圆齿。孢子叶较短，直立，有粗硬较长的柄，一回羽状，纸质；羽片向下反卷成有节的荚果状，包围囊群。孢子囊群圆形，着生于侧脉分枝的中部，成熟时汇合成条形；囊群盖膜质，白色，成熟时破裂消失。分布于东北、华北及陕西、甘肃、河南、四川、西藏等地。

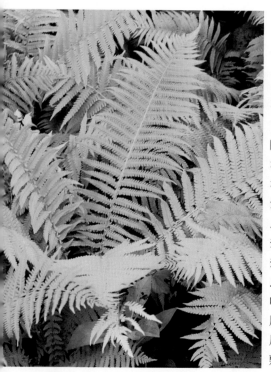

【药用】春、秋季采挖根茎，削去叶柄、须根，除净泥土，晒干或鲜用。有清热解毒、杀虫、止血的功效。主治热病发斑、腮腺炎、湿热疮毒、蛔虫腹痛、蛲虫病、赤痢便血、尿血、吐血、衄血、崩漏。煎服，5～15g，大剂量可用至50g。外用适量，捣敷或煎水洗。

粗茎鳞毛蕨

【科属】鳞毛蕨科。

【识别】多年生草本，高50～100cm。叶簇生于根茎顶端；叶柄长10～25cm，基部以上直达叶轴密生棕色条形至钻形狭鳞片，叶片倒披针形，二回羽状全裂或深裂；羽片无柄。孢子囊群着生于叶中部以上的羽片上，生于叶背小脉中部以下，囊群盖肾形或圆肾形，棕色。分布于东北及内蒙古、河北等地。

【药用】秋季采挖，削去叶柄，须根，除去泥沙，晒干。有清热解毒、止血、杀虫的功效。主治时疫感冒、风热头痛、温毒发斑、疮疡肿毒、崩漏下血、虫积腹痛。煎服，4.5～9g。外用适量。

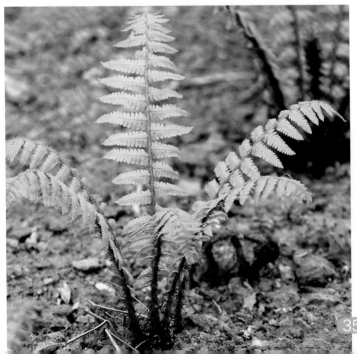

紫萁

【科属】紫萁科。

【识别】多年生草本，高30～100cm。叶二型，幼时密被绒毛；营养叶有长柄，叶片三角状阔卵形，顶部以下二回羽状，小羽片长圆形或长圆状披针形，先端钝或尖，基部圆形或宽楔形，边缘有匀密的细钝锯齿。孢子叶强度收缩，小羽片条形，沿主脉两侧密生孢子囊，形成长大深棕色的孢子囊穗。生于林下、山脚或溪边的酸性土上。分布于甘肃、山东、江苏、安徽、浙江、江西、福建、河南、湖北、湖南、广东、广西、四川、贵州、云南等地。

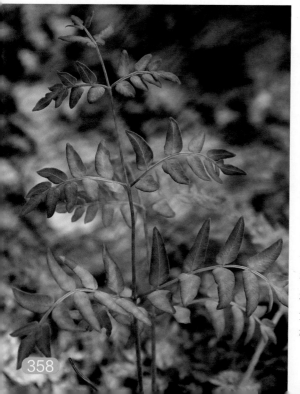

【药用】春、秋季采挖根茎及叶柄残基，削去叶柄、须根，除净泥土，晒干或鲜用。有清热解毒、止血、杀虫的功效。主治疫毒感冒、热毒泻痢、痈疮肿毒、吐血、衄血、便血、崩漏、虫积腹痛。煎服，5～9g；外用适量，鲜品捣敷或研末调敷。

笔管草

【科属】木贼科。

【识别】多年生草本，根茎横走，黑褐色。茎一型，不分枝或不规则的分枝，通常高可达1m，中空，表面有脊和沟；小枝1条，或2～3条一组。叶鞘常为管状或漏斗状，紧贴，顶部常为棕色，鞘齿狭三角形。孢子囊穗顶生，先端短尖或小凸尖。生于河边或山涧旁的卵石缝隙中或湿地上。分布于华南、西南及江南、湖南等地。

【药用】秋季选择身老体大者采挖全草，洗净，鲜用或晒干。有明目、清热、利湿、止血的功效。主治目赤胀痛、翳膜遮睛、淋病、黄疸型肝炎、尿血、崩漏。煎汤，9～15g，鲜品15～30g。

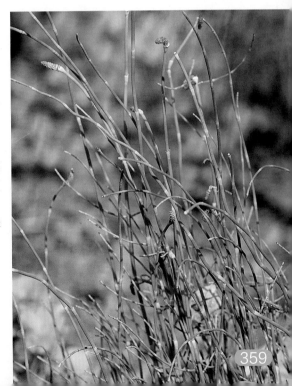

灯心草

【科属】灯心草科。

【识别】多年生草本，高40～100cm。茎簇生，直立，细柱形，内充满乳白色髓。叶鞘红褐色或淡黄色，叶片退化呈刺芒状。花序侧生，聚伞状，多花，花淡绿色，花被片6，条状披针形，排列为2轮，外轮稍长，边缘膜质，背面被柔毛。蒴果长圆状。花期6～7月，果期7～10月。生于水旁、田边等潮湿处。分布于长江下游及陕西、福建、四川、贵州等地。

【药用】夏末至秋季割取茎，晒干，取出茎髓，理直，扎成小把。有清心火，利小便的功效。主治心烦失眠，尿少涩痛，口舌生疮。煎服，1～3g。外用适量。

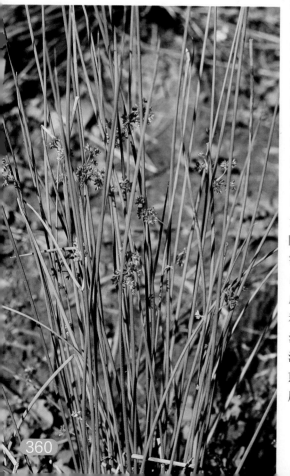

草麻黄

【科属】麻黄科。

【识别】草本状灌木，高20～40cm。草质茎绿色，长圆柱形，节明显。花成鳞球花序；雌球花成熟时苞片增大，肉质，红色。花期5～6月，种子成熟期7～8月。生于干燥山坡、平原、干燥荒地、河床、干燥草原、河滩附近。分布于华北及吉林、辽宁、陕西、新疆、河南西北部等地。

【药用】秋季采割绿色的草质茎，晒干，除去木质茎、残根及杂质，切段。有发汗散寒、宣肺平喘、利水消肿的功效。主治风寒感冒、胸闷喘咳、风水水肿。煎服，2～9g。

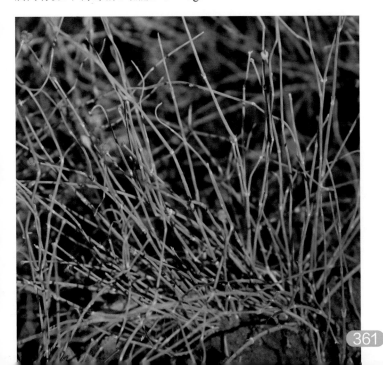

节节草

【科属】木贼科。

【识别】地上枝多年生。枝一型，绿色，主枝多在下部分枝，常形成簇生状；幼枝的轮生分枝明显或不明显；主枝有脊5～14条，脊的背部弧形，有一行小瘤或有浅色小横纹；鞘筒狭长达1cm，下部灰绿色，上部灰棕色；鞘齿5～12枚，三角形，灰白色，黑棕色或淡棕色，边缘为膜质。侧枝较硬，圆柱状，有脊5～8条，脊上平滑或有一行小瘤或有浅色小横纹。孢子囊穗短棒状或椭圆形，顶端有小尖突，无柄。我国各地有分布。

【药用】四季可采，割取地上全草，洗净，晒干。有清热、利尿、明目退翳、祛痰止咳的功效。主治目赤肿痛、角膜云翳、肝炎、咳嗽、支气管炎、泌尿系感染。煎服，3～15g。

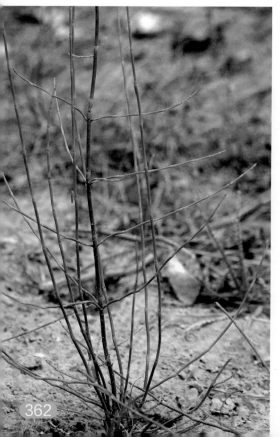

木 贼

【科属】木贼科。

【识别】多年生草本，高50cm以上。茎丛生，坚硬，直立不分枝，圆筒形，有关节状节，节间中空，茎表面有20～30条纵肋棱，每棱有两列小疣状突起。叶退化成鳞片状，基部合生成筒状的鞘，基部有1暗褐色的圈，上部淡灰色，先端有多数棕褐色细齿状裂片，裂片披针状锥形，先端长，锐尖，背部中央有1浅沟。孢子囊穗生于茎顶，长圆形，先端具暗褐色的小尖头。孢子囊穗6～8月间抽出。分布于东北、华北、西北、华中、西南。

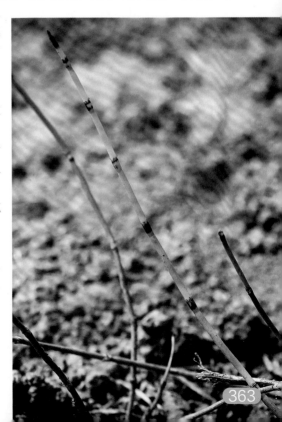

【药用】夏、秋季采收全草，割取地上部分，洗净，晒干。有疏风清热、凉血止血、明目退翳的功效。主治风热目赤、目生云翳、迎风流泪、肠风下血、痔血、血痢、妇人月水不断、脱肛。煎服，3～10g。外用适量，研末撒敷。

问 荆

【科属】木贼科。

【识别】多年生草本。根茎匍匐生根，黑色或暗褐色。地上茎直立，2型。营养茎在孢子茎枯萎后生出，高15～60cm，有棱脊6～15条。叶退化，下部联合成鞘，鞘齿披针形，黑色，边缘灰白色，膜质；分枝轮生，中实，有棱脊3～4条，孢子囊穗5～6月抽出，顶生，钝头。

分布东北、华北及陕西、新疆、山东、江苏、安徽、江西、湖北、湖南、四川、贵州和西藏等地。

【药用】夏、秋季采收，割取全草，置通风处阴干，或鲜用。有止血、利尿、明目的功效。主治吐血、咯血、便血、崩漏、鼻衄、外伤出血、目赤翳膜、淋病。煎服，3～15g。外用适量，鲜品捣敷或干品研末调敷。

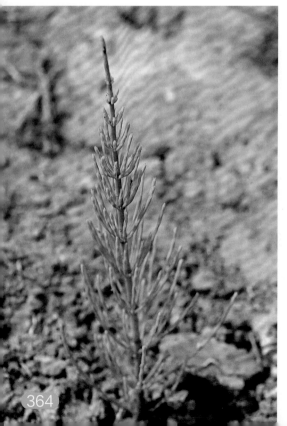

仙人掌

【科属】仙人掌科。

【识别】多年生肉质植物。茎下部稍木质，近圆柱形，上部有分枝，具节；茎节扁平，倒卵形至长圆形，其上散生小窠，每一窠上簇生数条针刺和多数倒生短刺毛；针刺黄色，杂以黄褐色斑纹。叶退化成钻状，早落。花单生或数朵聚生于茎节顶部边缘，鲜黄色。花期5～6月。生于沿海沙滩的空旷处，向阳干燥的山坡、石上、路旁或村庄。分布于西南、华南及浙江、江西、福建等地。

【药用】根及茎有行气活血、清热解毒、凉血止血、清肺止咳的功效。主治胃痛、痞块、痢疾、喉痛、肺热咳嗽、肺痨咯血、吐血、痔血、疮疡疔疖、乳痈、痄腮、癣疾、蛇虫咬伤、烫伤、冻伤。煎服，10～30g。外用适量，鲜品捣敷。

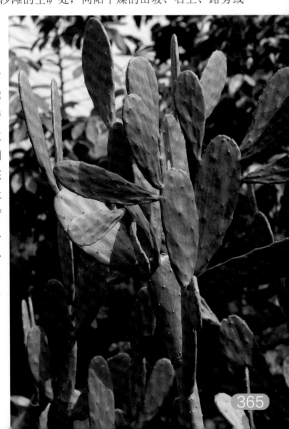

二、水中生植物

莲

【科属】睡莲科。

【识别】多年生水生草本。叶露出水面，叶柄着生于叶背中央，粗壮，圆柱形，多刺；叶片圆形，全缘或稍呈波状，上面粉绿色，下面叶脉从中央射出。花单生于花梗顶端，红色、粉红色或白色，花瓣椭圆形或倒卵形。花后结"莲蓬"，倒锥形；坚果椭圆形或卵形。生于水泽、池塘、湖沼或水田内。广布于南北各地。

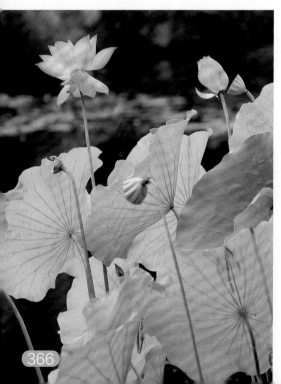

【药用】秋季果实成熟时采割莲房，取出果实，除去果皮，干燥。有补脾止泻、止带、益肾涩精、养心安神的功效。主治脾虚泄泻、带下、遗精、心悸失眠。煎服，10～15g，去心打碎用。

睡 莲

【科属】睡莲科。

【识别】多年生水生草本。叶丛生，浮于水面；纸质，心状卵形或卵状椭圆形，先端圆钝，基部深弯呈耳状裂片，全缘。花梗细长，花浮出水面，花瓣8～17，白色，宽披针形或倒卵形。浆果球形，包藏于宿存花萼中；种子椭圆形，黑色。花期6～8月，果期8～10月。生长于池沼湖泊中。全国广布。

【药用】夏季采收花，洗净，去杂质，晒干。有消暑、解酒、定惊的功效。主治中暑、醉酒烦渴、小儿惊风。煎服，6～9g。

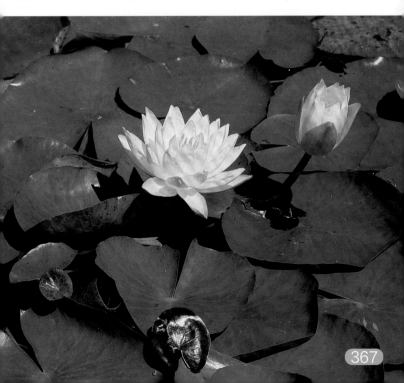

芡　实

【科属】睡莲科。

【识别】一年生大型水生草本。初生叶沉水，箭形或椭圆肾形；后生叶浮于水面，椭圆肾形至圆形，上面深绿色，多皱褶，下面深紫色，叶脉凸起，边缘向上折。花单生，花瓣多数，紫红色，成数轮排列。浆果球形。花期7～8月。果期8～9月。生于池塘、湖沼及水田中。分布于东北、华北、华东、华中及西南等地。

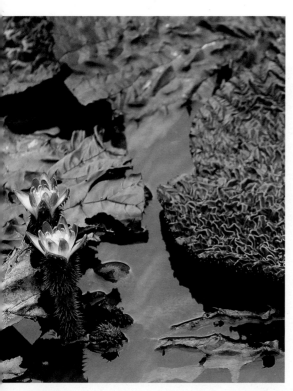

【药用】秋末冬初采收成熟果实，除去果皮，取出种子，洗净，再除去硬壳（外种皮），晒干。有益肾固精、补脾止泻、除湿止带的功效。主治遗精滑精、遗尿尿频、脾虚久泻、白浊、带下。煎服，10～15g。

浮 萍

【科属】浮萍科。

【识别】多年生细小草本，漂浮水面。根5～11条束生。叶扁平，单生或2～5簇生，阔倒卵形，先端钝圆，上面稍向内凹。花序生于叶状体边缘的缺刻内，佛焰苞袋状，2唇形，内有2雄花和1雌花，无花被。果实圆形，边缘有翅。生于水中，广布于我国南北各地。

【药用】6～9月采收全草。捞出后去杂质，洗净，晒干。有发汗解表、透疹止痒、利水消肿、清热解毒的功效。主治风热表证、麻疹不透、隐疹瘙痒、水肿、癃闭、疮癣、丹毒、烫伤。煎服，3～9g，鲜品15～30g；或捣汁饮。外用适量，煎水熏洗。

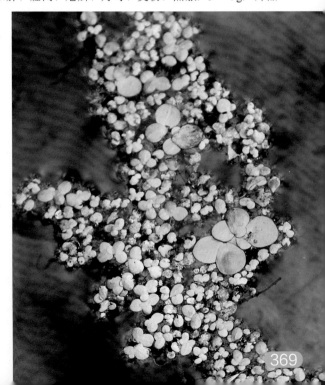

雨久花

【科属】雨久花科。

【识别】直立水生草本，高30～70cm。叶基生和茎生；基生叶宽卵状心形，全缘，具多数弧状脉；叶柄长达30cm，有时膨大成囊状；茎生叶叶柄渐短，基部增大成鞘，抱茎。总状花序顶生，有时再聚成圆锥花序；花10余朵，花被片椭圆形，蓝色。蒴果长卵圆形，种子长圆形。花期7～8月，果期9～10月。生于池塘、湖沼靠岸的浅水处和稻田中。分布于东北、华北、华中、华东和华南。

【药用】夏季采集地上全草，晒干。有清热解毒的功效。主治高热咳喘、小儿丹毒。煎汤服，5～10g。

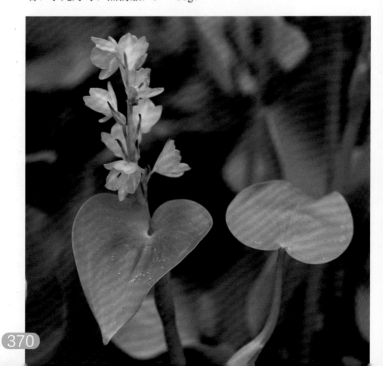

凤眼莲

【科属】雨久花科。

【识别】多年生浮水或生于泥沼中的草本。叶丛生于缩短茎的基部，叶柄长或短，中下部有膨大如葫芦状的气囊，基部有鞘状苞片；叶片卵形或圆形，大小不等。花茎单生，中上部有鞘状苞片；穗状花序有花6～12朵；花被6裂，青紫色。蒴果包藏于凋萎的花被管内。种子多数，卵形，有纵棱。花期夏、秋季。生于水塘中。分布于广东、广西等地。长江以南地区广泛栽培。

【药用】春、夏季采集根或全草，洗净，晒干或鲜用。有疏散风热、利水通淋、清热解毒的功效。主治风热感冒、水肿、热淋、尿路结石、风疹、湿疮、疖肿。煎服，15～30g。外用适量，捣敷。

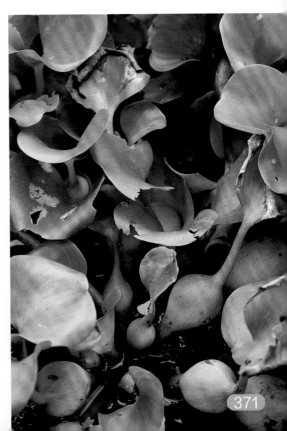

莕 菜

【科属】龙胆科。

【识别】多年生水生草本。茎沉水，圆柱形。叶浮于水面，近革质，基部扩大抱茎；叶片卵状圆形，基部心形，上面亮绿色，下面带紫色，全缘或边缘呈波状。花冠金黄色，辐射状，分裂几达基部，裂片5，倒卵形，先端微凹，边缘有毛。蒴果卵圆形。花期4～8月，果期6～9月。生于池塘中和水不甚流动的河溪中。我国温暖地区多有分布。

【药用】夏、秋季采收全草，鲜用或晒干。有发汗透疹、利尿通淋、清热解毒的功效。主治感冒发热无汗、麻疹透发不畅、水肿、小便不利、热淋、诸疮肿毒、毒蛇咬伤。煎服，10～15g。外用鲜品适量，捣敷。

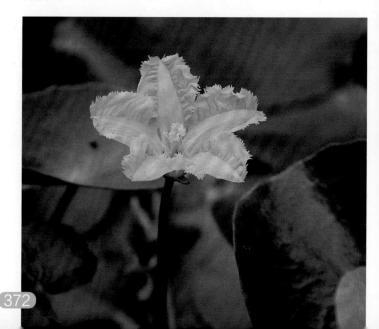

泽 泻

【科属】泽泻科。

【识别】多年生沼生植物。叶根生；叶柄长达50cm，基部扩延成鞘状，叶片宽椭圆形至卵形，全缘。花茎由叶丛中抽出，长10～100cm，花序通常有3～5轮分枝，轮生的分枝常再分枝，组成圆锥状复伞形花序；花瓣倒卵形，白色。瘦果倒卵形。花期6～8月，果期7～9月。生于沼泽边缘或栽培。分布于东北、华东、西南及河北、新疆、河南等地。

【药用】冬季茎叶开始枯萎时采挖块茎，除去须根和粗皮，干燥。有利水渗湿、泄热、化浊降脂的功效。主治小便不利、水肿胀满、泄泻尿少、痰饮眩晕、热淋涩痛、高脂血症。煎服，5～10g。

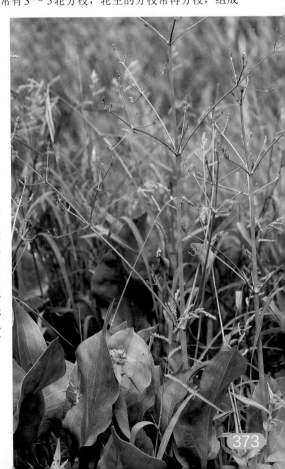

野慈姑

【科属】泽泻科。

【识别】多年生直立水生草本。有纤匐枝，枝端膨大成球茎。叶具长柄，叶通常为戟形，宽大，先端圆钝，基部裂片短。花葶同圆锥花序长20～60cm；花3～5朵为1轮，下部3～4轮为雌花，上部多轮为雄花；外轮花被片3，萼片状，卵形；内轮花被片3，花瓣状，白色，基部常有紫斑。瘦果斜倒卵形，背腹两面有翅。花期8～10月。生于沼泽、水塘，常栽培于水田。分布于南方各地。

【药用】秋季初霜后至翌春发芽前采收球茎，鲜用或晒干用。有活血凉血、止咳通淋、散结解毒的功效。主治胎衣不下、带下、崩漏、衄血、呕血、咳嗽痰血、淋浊、疮肿、目赤肿痛、角膜白斑、睾丸炎、骨膜炎。煎服，15～30g；外用适量，捣敷。

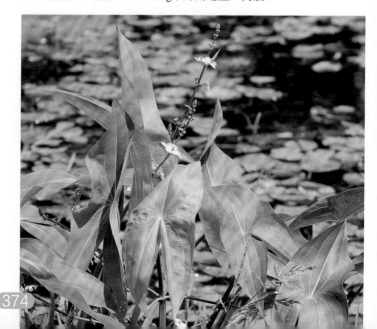

黑三棱

【科属】黑三棱科。

【识别】多年生草本。茎直立，圆柱形，光滑，高50～100cm。叶丛生，2列；叶片线形，长60～95cm，宽约2cm，叶背具1条纵棱，基部抱茎。花茎由叶丛抽出，单一；头状花序，有叶状苞片；雄花序位于雌花序的上部，通常2～10个；雌花序直径通常1～3个；雄花花被3～4，倒披针形。果呈核果状，倒卵状圆锥形。花期6～7月，果期7～8月。生于池沼或水沟等处。分布于黑龙江、吉林、辽宁、河北、河南、安徽、江苏、浙江、江西、湖南、湖北、四川、山西、陕西、甘肃、宁夏等地。

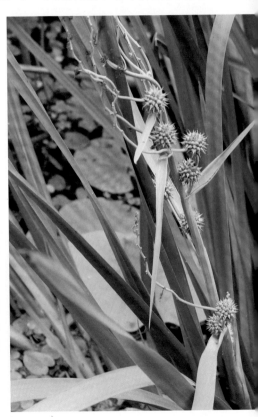

【药用】冬季至次年春采挖块茎，洗净，削去外皮，晒干。有破血行气、消积止痛的功效。主治癥瘕痞块、痛经、瘀血经闭、胸痹心痛、食积胀痛。煎服，3～10g。

水烛香蒲

【科属】香蒲科。

【识别】多年生水生或沼生草本。根状茎乳白色。地上茎粗壮，向上渐细，高 1～2m。叶片条形，光滑无毛，背面逐渐隆起呈凸形。雌雄花序相距 3～7cm；雄花序轴具褐色扁柔毛；雌花序长 15～30cm，雄花序长 3～9cm。花果期 5～8 月。生于湖泊、池塘、沟渠、沼泽及河流缓流带。我国东北、华北、华东、华南、华中等地有分布。

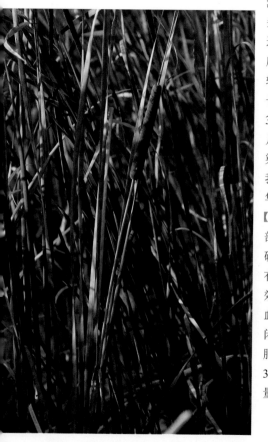

【药用】夏季采收蒲棒上部的黄色雄花序，晒干后碾轧，筛取花粉（蒲黄）。有止血、化瘀、通淋的功效。主治吐血、衄血、咯血、崩漏、外伤出血、经闭通经、胸腹刺痛、跌扑肿痛、血淋涩痛。煎服，3～10g，包煎。外用适量，研末外掺或调敷。

小香蒲

【科属】香蒲科。

【识别】多年生沼生或水生草本，高16～65cm。叶通常基生，鞘状。雌雄花序远离，雄花序长3～8cm，雌花序长1.6～4.5cm。小坚果椭圆形，纵裂，果皮膜质。种子黄褐色，椭圆形。花果期5～8月。分布于中国西南、西北、东北及河南、河北等地。

【药用】同水烛香蒲。

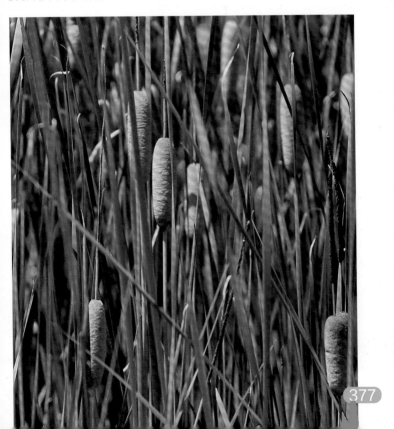

芦苇

【科属】禾本科。

【识别】多年生高大草本，高1～3m。地下茎粗壮，横走，节间中空，节上有芽。茎直立，中空。叶2列，互生，叶片扁平。穗状花序排列成大型圆锥花序，顶生，小穗暗紫色或褐紫色。颖果椭圆形。花、果期7～10月。生于河流、池沼岸边浅水中。全国大部分地区都有分布。

【药用】全年均可采挖根茎（芦根），除去芽、须根，鲜用或晒干。有清热泻火、生津止渴、除烦、止呕、利尿的功效。主治热病烦渴、肺热咳嗽、肺痈吐脓、胃热呕哕、热淋涩痛。煎服，干品15～30g；鲜品加倍。

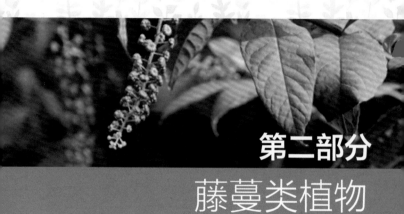

第二部分

藤蔓类植物

- 🌱 匍匐草本
- 🌱 草质藤本
- 🌱 木质藤本和攀援灌木

一、匍匐草本

（一）单叶

① 叶互生

积雪草

【科属】伞形科。

【识别】多年生草本，茎匍匐，细长，节上生根。叶片膜质至草质，圆形、肾形或马蹄形，边缘有钝锯齿，基部阔心形；掌状脉5～7。伞形花序聚生于叶腋；每一伞形花序有花3～4，聚集呈头状；花瓣卵形，紫红色或乳白色，膜质。果实两侧扁平，圆球形，基部心形至平截形，每侧有纵棱数条，棱间有明显的小横脉，网状。花果期4～10月。分布于陕西、江苏、湖南、湖北、福建、台湾、广东、广西、四川、云南等省区。

【药用】夏、秋季采收全草，除去泥沙，晒干。有清热利湿、解毒消肿的功效。主治湿热黄疸、中暑腹泻、石淋血淋、痈肿疮毒、跌扑损伤。煎服，15～30g。

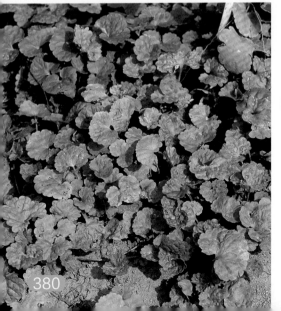

天胡荽

【科属】伞形科。

【识别】多年生草本，有特异气味，茎细长而平铺地上，节上生根。叶互生，叶片圆肾形或近圆形，基部心形，不分裂或3～7裂，裂片阔卵形，边缘有钝齿。伞形花序与叶对生，单生于节上；花瓣卵形，绿白色。双悬果略呈心形，两面扁压。花、果期4～9月。生于湿润的路旁、草地、沟边及林下。分布于西南及陕西、江苏、安徽、浙江、江西、福建、台湾、湖南、湖北、广东、广西等地。

【药用】夏秋间采收全草，晒干。有清热利湿、解毒消肿的功效。主治黄疸、痢疾、水肿、淋症、喉肿、痈肿疮毒、跌打损伤。煎服，9～15g，鲜品30～60g。外用适量，捣烂敷或捣汁涂。

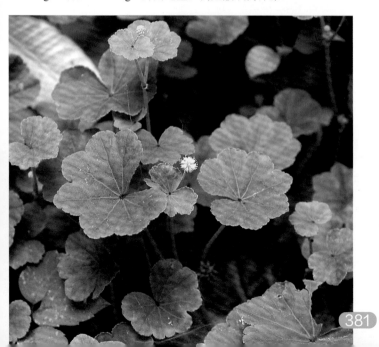

半边莲

【科属】桔梗科。

【识别】多年生蔓性草本。茎细长，多匍匐地面，多节在节上生根，分枝直立。叶互生，叶片狭披针形或条形，全缘或有疏锯齿。花单生于叶腋，有细长的花柄；花冠粉红色或白色，一侧开裂，上部5裂，裂片倒披针形，偏向一方。蒴果倒锥状。花期5～8月，果期8～10月。生于水田边、沟边及潮湿草地上。分布于江苏、安徽、浙江、江西、福建、台湾、湖北、湖南、广东、广西、四川、贵州、云南等地。

【药用】夏季采收全草，洗净，晒干。有清热解毒、利尿消肿的功效。主治痈肿疔疮、蛇虫咬伤、臌胀水肿、湿热黄疸、湿疹湿疮。煎服，干品10～15g，鲜品30～60g。外用适量。

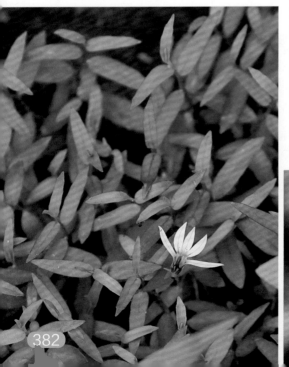

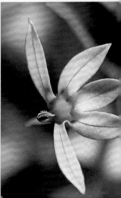

马齿苋

【科属】马齿苋科。

【识别】一年生肉质草本，全株光滑无毛，高20～30cm。圆柱形，平卧或斜向上，由基部分歧四散。叶互生或对生，叶柄极短，叶片肥厚肉质，倒卵形或匙形，全缘。花小，花瓣5，黄色，倒心形，常3～5朵簇生于枝端；花期5～9月。蒴果短圆锥形。果期6～10月。我国大部地区有分布。

【药用】夏、秋季采收地上部分，略蒸或烫后晒干。有清热解毒、凉血止血、止痢的功效。主治热毒血痢、痈肿疔疮、湿疹、丹毒、蛇虫咬伤、便血、痔血、崩漏下血。煎服，9～15g，鲜品30～60g。外用适量，捣敷患处。

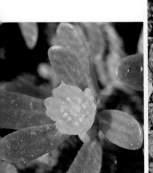

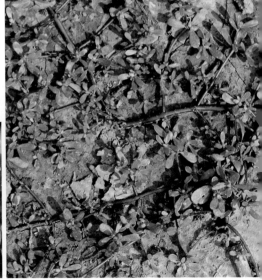

萹 蓄

【科属】蓼科。

【识别】一年生或多年生草本，高10～50cm。茎平卧地上或斜上伸展。单叶互生，几无柄，叶片窄长椭圆形或披针形。花常1～5朵簇生于叶腋，花被绿色，5裂，裂片椭圆形，边缘白色或淡红色，瘦果三角状卵形。花期4～8月，果期6～9月。生于山坡、田野、路旁等处。分布于全国大部分地区。

【药用】夏季叶茂盛时采收地上部分，晒干。具有利尿通淋、杀虫、止痒的功效。主治热淋涩痛、小便短赤、虫积腹痛、皮肤湿疹、阴痒带下。煎服，9～15g。

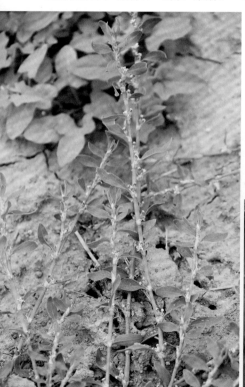

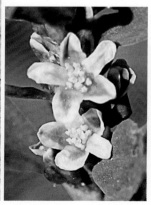

蕺 菜

【科属】三白草科。

【识别】多年生草本，高15～50cm。茎下部伏地，节上生根。叶互生，心形或宽卵形，全缘。穗状花序生于茎的上端，与叶对生；总苞片4枚，长方倒卵形，白色；花小而密，无花被。花期5～6月，果期10～11月。生长于阴湿地或水边。分布于西北、华北、华中及长江以南各地。

【药用】夏季茎叶茂盛花穗多时采割地上部分，除去杂质，晒干。有清热解毒、消痈排脓、利尿通淋的功效。主治肺痈吐脓、痰热喘咳、热痢、热淋、痈肿疮毒。煎服，15～25g。

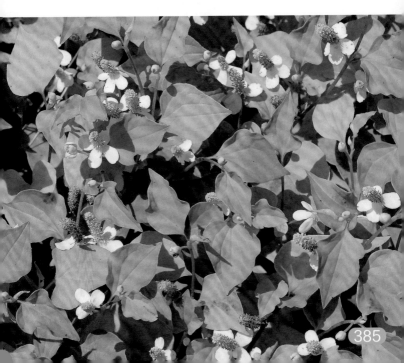

阿拉伯婆婆纳

【科属】玄参科。

【识别】二年生草本，高10～50cm，茎铺散，多分枝。叶在茎基部对生，上部互生。叶片卵形或圆形，边缘具钝齿。总状花序；花冠蓝色、紫色或蓝紫色。蒴果肾形。花期3～5月。生于路边及荒野杂草中。分布于华东、华中及新疆、贵州、云南、西藏东部。

【药用】夏季采收全草，鲜用或晒干。有祛风除湿、截疟的功效。主治风湿痹痛、肾虚腰痛。煎服，15～30g。外用适量，煎水熏洗。

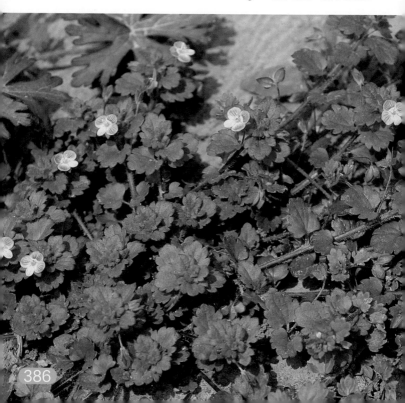

广金钱草

【科属】豆科。

【识别】半灌木状草本。茎平卧或斜举，基部木质，枝呈圆柱形，与叶柄均密被黄色短柔毛。叶互生，小叶1片，有时3片，中间小叶大而形圆，侧生小叶矩圆形，先端微凹，基部浅心形或近平截，全缘。总状花序，蝶形花冠紫红色。荚果被有短柔毛和钩状毛。分布于福建、湖南、广西和广东等省区。

【药用】夏、秋季采割地上部分，除去杂质，晒干。有利湿退黄、利尿通淋的功效。主治黄疸尿赤、热淋、石淋、小便涩痛、水肿尿少。煎服，15～30g。

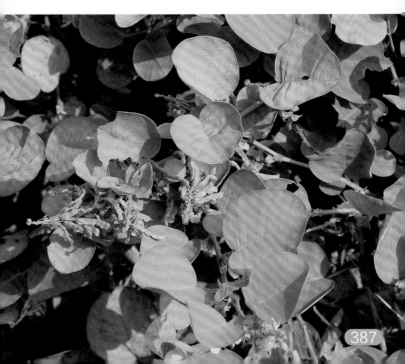

打碗花

【科属】旋花科。

【识别】一年生草木，蔓性，茎自基部分枝，平卧。单叶互生，基部叶片长圆形，先端圆，基部戟形，上部叶片3裂，中裂片长圆形或长圆状披针形，侧裂片近三角形，全缘或2～3裂，叶基心形或戟形。花单一腋生，花冠淡紫色或淡红色，钟状。蒴果卵球形，种子黑褐色，表面有小疣。花期夏季。全国大部分地区有分布。

【药用】夏、秋季采收全草或根，洗净，鲜用或晒干。有健脾、利湿、调经的功效。主治脾胃虚弱、消化不良、小儿吐乳、疳积、五淋、带下、月经不调。煎服，10～30g。

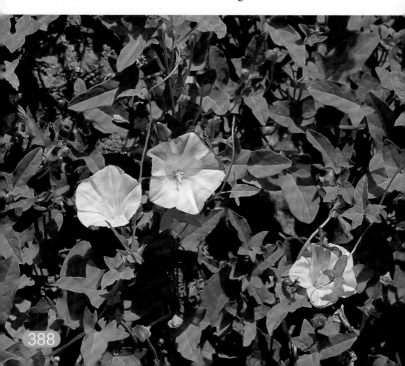

凹叶景天

【科属】景天科。

【识别】多年生肉质草本，高10～20cm。茎细弱，下部平卧，节处生须根，上部直立，淡紫色，略呈四方形，棱钝，有槽，平滑。叶对生或互生，匙状倒卵形至宽卵形，先端圆，微凹，基部渐狭，有短趾，全缘，光滑。蝎尾状聚伞花序顶生，花小，花瓣5，黄色，披针形。蓇葖果，略叉开，腹面有浅囊状隆起。花期4～6月，果期6～8月。生于较阴湿的岩石上或溪谷林下。分布于陕西、安徽、福建、湖北、广东、四川、云南等地。

【药用】夏、秋季采收全草，洗净，鲜用或置沸水中稍烫，晒干。有清热解毒、凉血止血、利湿的功效。主治痈疖、疔疮、带状疱疹、瘰疬、咯血、便血、痢疾、淋病、黄疸、崩漏带下。煎汤，15～30g；或捣汁，鲜品50～100g。外用适量，捣敷。

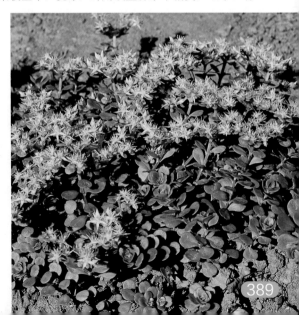

佛甲草

【科属】景天科。

【识别】多年生肉质草本，高10～20cm。全株无毛。茎纤细倾卧，着地部分节上生根。叶3～4片轮生；近无柄；叶片条形，质肥厚。聚伞花序顶生，花细小，花瓣5，黄色，长圆状披针形。蓇葖果，成熟时呈五角星状。花期5～6月，果期7～8月。生于阴湿处或山坡、山谷岩石缝中。分布于中南及甘肃、浙江、江西、四川、云南等地。

【药用】茎叶鲜用随采；或夏、秋两季，拔出全株，洗净，放开水中烫一下，捞起，晒干。有清热解毒、利湿、止血的功效。主治咽喉肿痛、目赤肿痛、热毒痈肿、疔疮、丹毒、缠腰火丹、烫火伤、毒蛇咬伤、黄疸、湿热泻痢、便血、崩漏、外伤出血、扁平疣。煎汤，9～15g，鲜品20～30g；或捣汁。外用适量，鲜品捣敷或捣汁含漱、点眼。

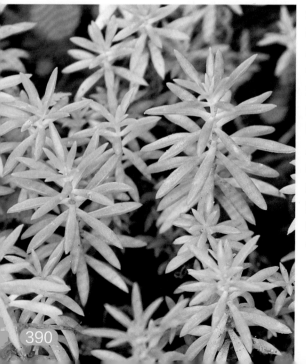

390

垂盆草

【科属】景天科。

【识别】多年生肉质直立草本。不育枝及花茎细，匍匐而节上生根。叶为3片轮生，叶片倒披针状长圆形，全缘。聚伞花序顶生，有3～5分枝，花瓣5，黄色，披针形至长圆形；花期5～7月。我国大部分地区有分布。

【药用】夏、秋季采收全草，干燥。有利湿退黄、清热解毒的功效。主治湿热黄疸、小便不利、痈肿疮疡。煎服，15～30g；鲜品250g。

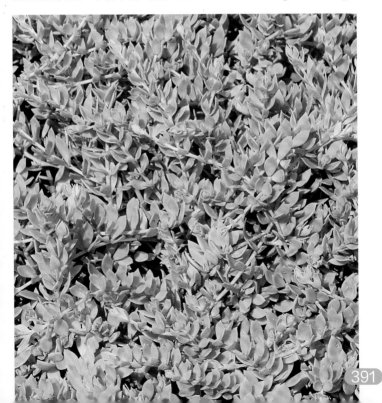

旱田草

【科属】玄参科。

【识别】一年生草本，高10～15cm。茎柔弱，少直立，多分枝而长蔓，节上生根。叶对生，长圆形、椭圆形、卵状长圆形或圆形，边缘明显的急尖细锯齿。总状花序顶生；花冠紫红色，花冠管圆柱状，上唇直立2裂，下唇扩展，3裂，裂片几相等。蒴果圆柱形。种子椭圆形，褐色。花期6～9，果期7～11月。生于草地、平原、山谷及林下。分布于江西、福建、台湾、湖北、湖南、广东、广西、四川、贵州、云南、西藏。

【药用】夏、秋季采收全草，鲜用或晒干。有理气活血、解毒消肿的功效。主治月经不调、痛经、闭经、胃痛、乳痈、瘰疬、跌打损伤、蛇犬咬伤。煎汤，15～30g。外用适量，捣敷。

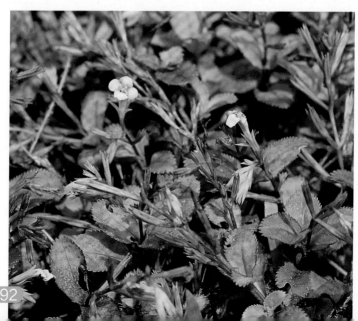

苦玄参

【科属】玄参科。

【识别】草本，长达1m，基部匍匐或倾卧，节上生根；枝叉分，有条纹，被短糙毛，节常膨大。叶对生，叶片卵形，边缘有圆钝锯齿，上面密布粗糙的短毛。花序总状排列，有花4～8朵，总花梗与花梗均细弱；花冠白色或红褐色，上唇直立，基部很宽，下唇宽阔。蒴果卵形，包于宿存的萼片内。分布于广东、广西、贵州和云南南部。

【药用】秋季采收全草，除去杂质，晒干。有清热解毒、消肿止痛的功效。主治风热感冒、咽喉肿痛、喉痹、疟腮、脘腹疼痛、痢疾、跌打损伤、疖肿、毒蛇咬伤。煎服，9～15g。外用适量。

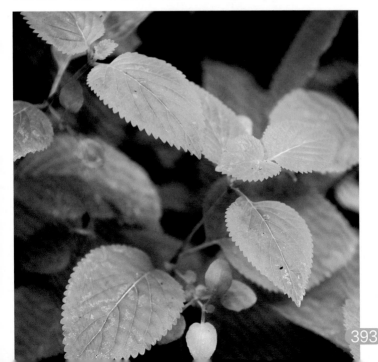

爵 床

【科属】爵床科。

【识别】一年生匍匐草本，高15～30cm。茎方形，绿色，表面被灰白色细柔毛，节稍膨大。单叶对生，卵形、长椭圆形或广披针形，全缘。穗状花序顶生或腋生，花冠淡红色或带紫红色，上部唇形，上唇2浅裂，下唇3裂较深。蒴果线形。花期8～11月。生于旷野草地和路旁的阴湿处。分布山东、浙江、江苏、江西、湖北、四川、云南、广东、福建及台湾等地。

【药用】立秋后采收全草，晒干。有清热解毒、利湿消积、活血止痛的功效。主治感冒发热、咳嗽、咽喉肿痛、目赤肿痛、疳积、湿热泻痢、疟疾、黄疸、水肿、小便淋浊、筋肌疼痛、跌打损伤、痈疽疔疮、湿疹。煎汤，10～15g，鲜品30～60g。外用鲜品适量、捣敷。

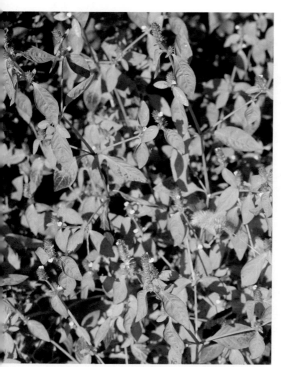

飞扬草

【科属】大戟科。

【识别】一年生草本。茎通常自基部分枝，枝常淡红色或淡紫色，匍匐状或扩展。叶对生，叶片披针状长圆形至卵形或卵状披针形，边缘有细锯齿，中央常有1紫色斑。杯状花序多数密集成腋生头状花序，总苞宽钟状，外面密被短柔毛，顶端4裂；腺体4，漏斗状，有短柄及花瓣状附属物。蒴果卵状三棱形，被短柔毛；种子卵状四棱形。花期全年。

分布于浙江、江西、福建、台湾、湖南、广东、海南、广西、四川、贵州、云南。

【药用】夏、秋间采收带根全草，晒干。有热解毒、利湿止痒、通乳的功效。主治肺痈、乳痈、痢疾、泄泻、热淋、血尿、湿疹、脚癣、皮肤瘙痒、疔疮肿毒、牙疳、产后少乳。煎服，6～9g；鲜品30～60g。外用适量，捣敷或煎水洗。

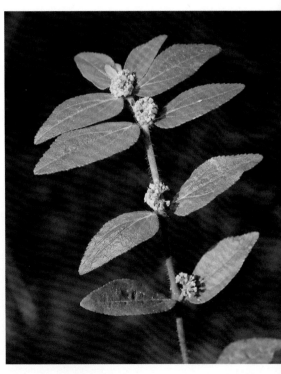

地锦草

【科属】大戟科。

【识别】一年生草本，含白色乳汁，茎平卧地面，呈红色。叶对生，叶柄极短，叶片长圆形，边缘有细齿，绿色或淡红色。杯状花序单生于叶腋；总苞倒圆锥形，浅红色。蒴果三棱状球形，光滑无毛。花期6～10月，果实7月渐次成熟。生于田野路旁及庭院间。全国各地均有分布。

【药用】夏、秋季采收全草，晒干。有清热解毒、凉血止血的功效。主治痢疾、泄泻、咯血、尿血、便血、崩漏、疮疖痈肿。煎汤，9～20g；鲜品30～60g。外用适量。

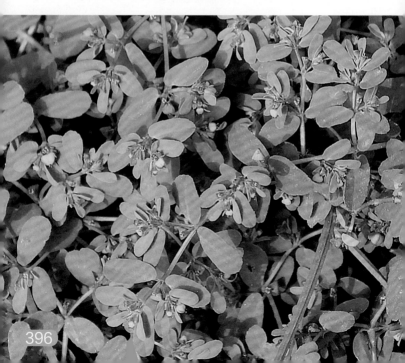

斑叶地锦

【科属】大戟科。

【识别】本种与地锦草极相似，主要区别是叶片中央有一紫斑，蒴果表面密生白色细柔毛。

【药用】同地锦草。

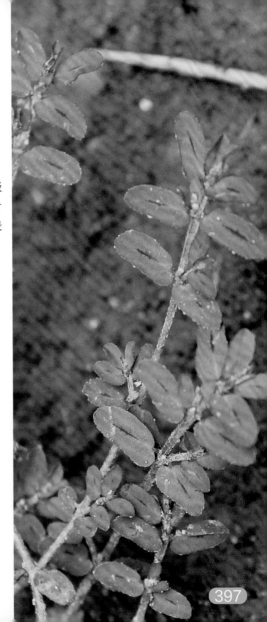

过路黄

【科属】报春花科。

【识别】多年生蔓生草本。茎柔弱，平卧延伸。单叶对生，叶片卵圆形、近圆形至肾圆形。花单生于叶腋，花冠黄色，辐状钟形，5深裂，裂片狭卵形至近披针形，具黑色长腺条。蒴果球形。花期5～7月，果期7～10月。生于沟边、路旁阴湿处和山坡林下。江南各省均有分布。

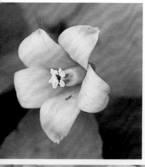

【药用】夏、秋季采收全草（金钱草），晒干。有利湿退黄、利尿通淋、解毒消肿的功效。主治湿热黄疸、胆胀胁痛、石淋、热淋、小便涩痛、痈肿疔疮、蛇虫咬伤。煎服，15～60g。

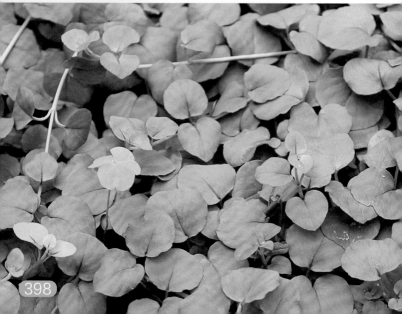

空心莲子菜

【科属】苋科。

【识别】多年生草本，长50～120cm。茎基部匍匐，着地节处生很，上部直立。叶对生，叶片倒卵形或倒卵状披针形，全缘。头状花序单生于叶腋，总花梗长1～4cm，苞片和小苞片白色，花被片白色；花期5～10月。生于水沟、池塘及田野荒地等处。分布于河北、江苏、安徽、浙江、江西、福建、湖南、湖北、广西等地。

【药用】春、夏、秋季采收全草，鲜用或晒干用。有清热凉血、解毒、利尿的功效。主治咳血、尿血、感冒发热、淋浊、疖腮、湿疹。煎服，30～60g，鲜品加倍；外用适量，捣敷或捣汁涂。

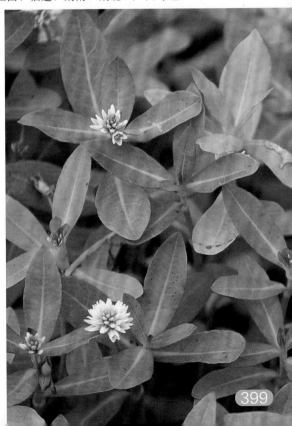

鹅肠菜

【科属】石竹科。

【识别】二年或多年生草本，高20～60cm。茎多分枝，下部伏卧，上部直立，节膨大，带紫色。叶对生，下部叶有短柄，上部叶无柄或抱茎；叶片卵形或卵状心形，全缘。二歧聚伞花序顶生，花梗细长，花瓣5，白色，2深裂至基部。种子多数，扁圆形，褐色，有瘤状突起。全国各地均有分布。

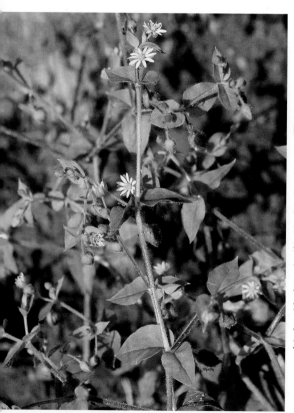

【药用】春季生长旺盛时采收全草，鲜用或晒干。有清热解毒、散瘀消肿的功效。主治肺热喘咳、痢疾、痈疽、痔疮、月经不调、小儿疳积。煎服，15～30g；或鲜品60g捣汁。外用适量，鲜品捣敷或煎汤熏洗。

活血丹

【科属】唇形科。

【识别】多年生草本，高10～30cm，幼嫩部分被疏长柔毛。匍匐茎着地生根，茎上升，四棱形。叶对生，叶片心形或近肾形，边缘具圆齿，两面被柔毛或硬毛。轮伞花序通常2、3花；花冠蓝色或紫色，下唇具深色斑点，花冠筒有长和短两型。小坚果长圆状卵形，深褐色。花期4～5月，果期5～6月。生于林缘、疏林下、草地上或溪边等阴湿处。全国各地除甘肃、青海、新疆及西藏外，均有分布。

【药用】4～5月采收全草，晒干或鲜用。有利湿通淋、清热解毒、散瘀消肿的功效。主治热淋石淋、湿热黄疸、疮痈肿痛、跌仆损伤。煎服，15～30g；外用适量，捣敷或绞汁涂敷。

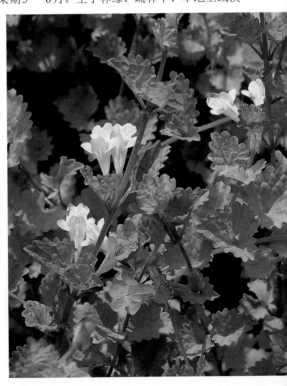

百里香

【科属】唇形科。

【识别】茎多数，匍匐或上升。花枝高2～10cm，具2～4对叶，叶片卵形。花序头状；萼筒状钟形或狭钟状，内面在喉部有白色毛环，上唇具3齿，齿三角形；花冠紫红色至粉红色，上唇直伸，微凹，下唇开展，3裂，中裂片较长。小坚果近圆形或卵圆形，光滑。花期7～8月。分布于河北、山西、陕西、甘肃、青海。

【药用】7～8月采收全草，洗净，鲜用或晒干。有祛风止咳、健脾行气、利湿通淋的功效。主治感冒头痛、咳嗽、百日咳、脘腹疼痛、消化不良、呕吐腹泻、牙痛、小便涩痛、湿疹瘙痒、疮痈肿痛。煎服，9～12g。外用适量，研末撒或煎水洗。

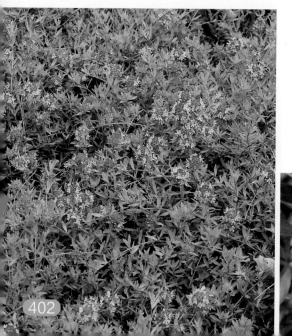

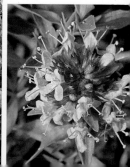

杠板归

【科属】蓼科。

【识别】多年生蔓生草本，长1～2m。全株无毛；茎有棱，棱上有倒钩刺。叶互生；叶柄盾状着生；托叶鞘叶状，圆形或卵形，抱茎；叶片近三角形，下面叶脉疏生钩刺。短穗状花序顶生或生于上部叶腋，两性花；花小，多数，具苞，苞片圆形，花被白色或淡红色，5裂，裂片卵形，果时增大，肉质，变为深蓝色。瘦果球形，暗褐色，有光泽。花期6～8月，果期9～10月。全国各地均有分布。

【药用】夏季开花时采割地上部分，晒干。有清热解毒、利水消肿、止咳的功效。主治咽喉肿痛、肺热咳嗽、小儿顿咳、水肿尿少、湿热泻痢、湿疹、疖肿、蛇虫咬伤。煎服，15～30g。外用适量，煎汤熏洗。

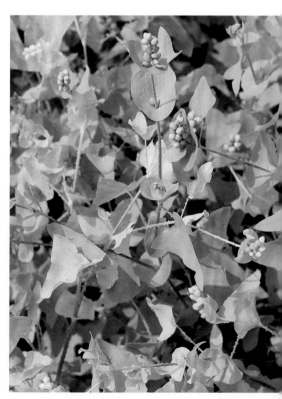

（二）复叶

扁茎黄芪

【科属】豆科。

【识别】多年生草本。茎匍匐。单数羽状复叶，具小叶9～21，小叶椭圆形或卵状椭圆形，全缘。总状花序腋生，总花梗细长，具花3～9朵，花萼钟形，被黑色和白色短硬毛；花冠蝶形，黄色。荚果纺锤形。花期8～9月，果期9～10月。分布辽宁、吉林、河北、陕西、甘肃、山西、内蒙古等地。

【药用】秋末冬初果实成熟尚未开裂时采割植株，晒干，打下种子，除去杂质，晒干。有补肾助阳、固精缩尿、养肝明目的功效。主治肾虚腰痛、遗精早泄、遗尿尿频、白浊带下、眩晕、目暗昏花。煎服，10～20g。

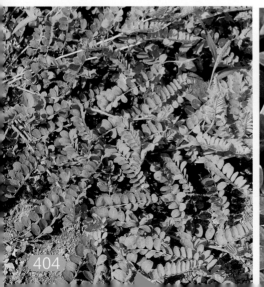
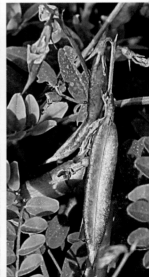

蒺　藜

【科属】蒺藜科。

【识别】一年生草本。茎由基部分枝，平卧地面。偶数羽状复叶对生，一长一短；长叶具6～8对小叶；短叶具3～5对小叶；小叶对生，长圆形。花小，单生于短叶的叶腋；花瓣5，淡黄色，倒卵形。果实为离果，五角形或球形，由5个呈星状排列的果瓣组成，每个果瓣具长短棘刺各1对，背面有短硬毛及瘤状突起。花期5～8月，果期6～9月。分布于全国各地。

【药用】秋季果实成熟时采收果实。割下全株，晒干，打下果实，碾去硬刺，除去杂质。炒黄或盐炙用。有平肝解郁、活血祛风、明目、止痒的功效。主治头痛眩晕、胸胁胀痛、乳闭乳痈、目赤翳障、风疹瘙痒。煎服，6～9g；外用适量。

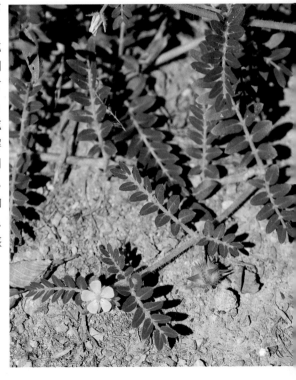

蛇 莓

【科属】蔷薇科。

【识别】多年生草本。匍匐茎多数，在节处生不定根。基生叶数个，茎生叶互生，均为三出复叶，小叶片具小叶柄，倒卵形至棱状长圆形，先端钝，边缘有钝锯齿，两面均有柔毛或上面无毛。花单生于叶腋，花瓣5，倒卵形，黄色，先端圆钝。瘦果卵形，光滑或具不明显突起，鲜时有光泽。花期6～8月，果期8～10月。生于山坡、河岸、草地、潮湿的地方。分布于辽宁以南各地。

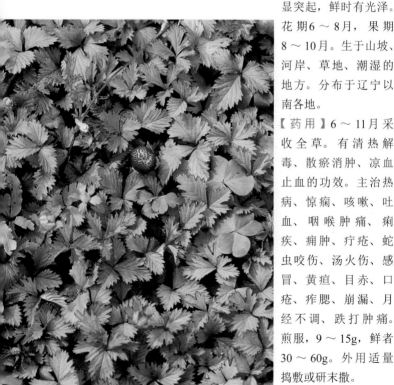

【药用】6～11月采收全草。有清热解毒、散瘀消肿、凉血止血的功效。主治热病、惊痫、咳嗽、吐血、咽喉肿痛、痢疾、痈肿、疔疮、蛇虫咬伤、汤火伤、感冒、黄疸、目赤、口疮、痄腮、崩漏、月经不调、跌打肿痛。煎服，9～15g，鲜者30～60g。外用适量捣敷或研末撒。

蛇含委陵菜

【科属】蔷薇科。

【识别】一年生或多年生宿根草本。茎平卧，具匍匐茎。基生叶为近于鸟足状5小叶；小叶片倒卵形或长圆卵形，边缘有多数急尖或圆钝锯齿；下部茎生叶有5小叶，上部茎生叶有3小叶，与基生叶相似。聚伞花序密集枝顶如假伞形，花瓣5，倒卵形，先端微凹，黄色。瘦果近圆形。花、果期4～9月。生于田边、水旁、草甸及山坡草地。分布于华东、中南、西南及辽宁、陕西、西藏等地。

【药用】在5月和9～10月挖取全草，去杂质，晒干。有清热定惊、截疟、止咳化痰、解毒活血的功效。主治高热惊风、疟疾、肺热咳嗽、百日咳、痢疾、疮疖肿毒、咽喉肿痛、风火牙痛、带状疱疹、目赤肿痛、虫蛇咬伤、风湿麻木、跌打损伤、月经不调、外伤出血。煎服，9～15g，鲜品倍量。外用适量，煎水洗或捣敷。

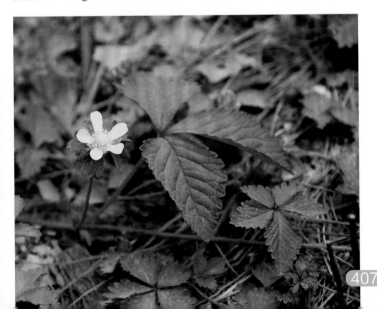

鹅绒委陵菜

【科属】蔷薇科。

【识别】多年生草本。茎匍匐，在节处生根。基生叶为间断羽状复叶。开花时明显丛生，小叶6～11对，对生或互生。茎生叶小叶片通常椭圆形，边缘有多数尖锐锯齿或呈裂片状，上面绿色，被疏柔毛或脱落近无毛，下面密被银白色绢毛。单花腋生，花瓣5，倒卵形，先端圆形，黄色；花枝侧生。瘦果卵形。花期5～7月。生于河岸、路边、山坡草地及草甸。分布于东北、华北、西北及四川、云南、西藏等地。

【药用】6～9月采挖块根，除去杂质，洗净，晒干。有补气血、健脾胃、生津止渴的功效。主治脾虚泄泻、病后贫血、营养不良、水肿、风湿痹痛。煎汤，15～30g。

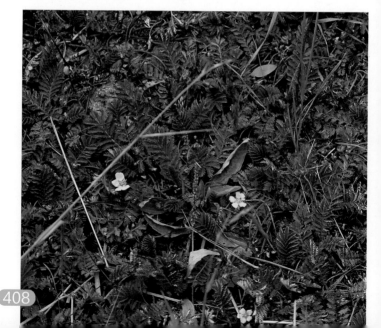

蔓性千斤拔

【科属】豆科。

【识别】直立或披散亚灌木，高1～2m。幼枝有棱角，披白柔毛。三出复叶互生，小叶矩圆形至卵状披针形，全缘。短总状花序腋生，花冠粉红色，旗瓣秃净，圆形，基部白色，外有纵紫纹；翼瓣基部白色，有柄，前端紫色；龙骨瓣2片，基部浅白色。荚果，种子2枚，圆形。花期8～9月，果期10月。生长于山坡草丛中。分布于福建、台湾、广西、广东、湖北、贵州、江西等地。

【药用】秋后采挖根，洗净，切段，晒干。有祛风利湿、强筋壮骨、活血解毒的功效。主治风湿痹痛、腰肌劳损、四肢痿软、跌打损伤、咽喉肿痛。煎汤，15～30g。外用适量，磨汁涂或研末调敷。

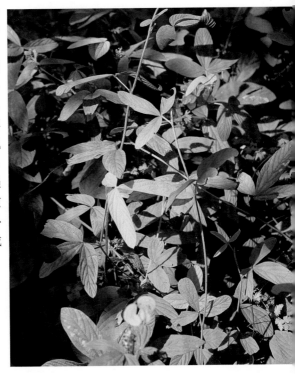

白车轴草

【科属】豆科。

【识别】多年生草本，高15～20cm。茎匍匐，蔓生，随地生根。三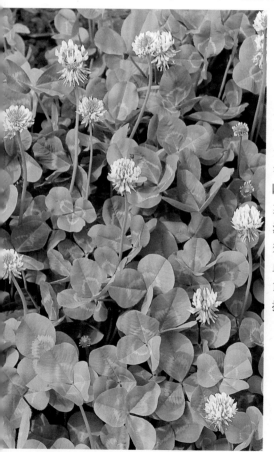出复叶，具长柄；小叶倒卵形至倒心形，边缘具细齿。花序头状，总花梗长；花冠白色或淡红色。荚果线形；种子3～4颗，细小，黄褐色。花、果期5～10月。分布于我国东北、华北、江苏、贵州、云南。

【药用】夏、秋季花盛期采收全草，晒干。有清热、凉血、宁心的功效。主治癫病、痔疮出血、硬结肿块。煎服，15～30g。外用适量，捣敷。

酢酱草

【科属】酢浆草科。

【识别】多年生草本，茎细弱，匍匐或斜生。掌状复叶互生，小叶3片，倒心形，先端凹。花单生或数朵组成腋生伞形花序，花瓣5，黄色，倒卵形；花期5～8月。蒴果近圆柱形，具5棱；种子深褐色，近卵形而扁，有纵槽纹；果期6～9月。分布于全国大部分地区。

【药用】夏、秋季采收全草，鲜用或干用。有清热利湿、凉血散瘀、消肿解毒的功效。主治痢疾、淋病、赤白带下、麻疹、衄血、咽喉肿痛、疔疮、疥癣、汤火伤。煎汤，9～15g，鲜品30～60g；外用适量，煎水洗、捣烂敷。

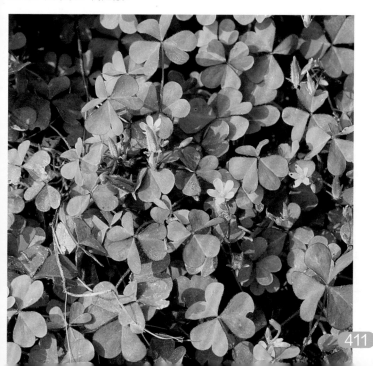

二、草质藤本

（一）单叶

① 叶不分裂

（1）叶互生

天门冬

【科属】百合科。

【识别】多年生攀援草本。茎细，分枝具棱或狭翅；叶状枝通常每3枚成簇，扁平，先端锐尖。叶退化成鳞片，先端长尖，基部有木质倒生刺。花1～3朵簇生叶腋，淡绿色，花被片6。浆果球形，成熟时红色。花期5～7月，果期8月。生于阴湿的山野林边、草丛或灌木丛中，也有栽培。分布于华东、中南、西南、及河北、山西、陕西、甘肃、台湾等地。

【药用】秋、冬季采挖块根，洗净，除去茎基和须根，置沸水中煮或蒸至透心，趁热除去外皮，洗净，干燥。有养阴润燥、清肺生津的功效。主治肺燥干咳、顿咳痰黏、腰膝酸痛、骨蒸潮热、内热消渴、热病津伤、咽干口渴、肠燥便秘。煎服，6～12g。

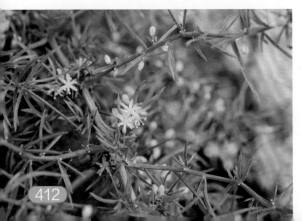

何首乌

【科属】蓼科。

【识别】多年生缠绕藤本。叶互生，具长柄，叶片狭卵形或心形，全缘或微带波状。圆锥花序；花小，花被绿白色，5裂，大小不等，外面3片的背部有翅。瘦果椭圆形，有3棱，黑色，光亮，外包宿存花被，花被具明显的3翅。花期8～10月，果期9～11月。分布于华东、中南及河北、山西、陕西、甘肃、台湾、四川、贵州、云南等地。

【药用】秋、冬季采割藤茎（首乌藤），除去残叶，捆成把或趁鲜切段，干燥。有养血安神、祛风通络的功效；主治失眠多梦、血虚身痛、风湿痹痛、皮肤瘙痒；煎服，9～15g。秋、冬季叶枯萎时采挖块根（何首乌），削去两端，洗净，个大的切成块，干燥。有解毒、消痈、截疟、润肠通便的功效；主治疮痈、瘰疬、风疹瘙痒、久疟体虚、肠燥便秘。煎服，10～30g。

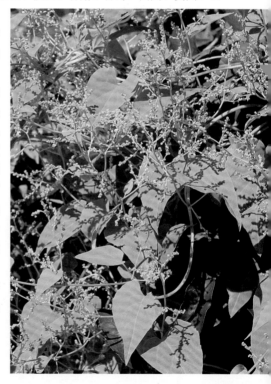

白 英

【科属】茄科。

【识别】草质藤本。叶互生，叶片多为戟形或琴形，先端渐尖，基部心形，上部全缘或波状，下部常有1～2对耳状或戟状裂片，少数为全缘，中脉明显。聚伞花序顶生或腋外侧生；花冠蓝紫色或白色，5深裂，裂片自基部向下反折。浆果球形，熟时红色。花期7～9月，果期10～11月。分布于华东、中南、西南及山西、陕西、甘肃、台湾等地。

【药用】夏、秋季采收全草，鲜用或晒干。有清热利湿、解毒消肿的功效。主治湿热黄疸、胆囊炎、胆石症、肾炎水肿、风湿关节痛、痈肿瘰疬、湿疹瘙痒、带状疱疹。煎服，15～30g，鲜者30～60g；外用适量，煎水洗、捣敷涂。

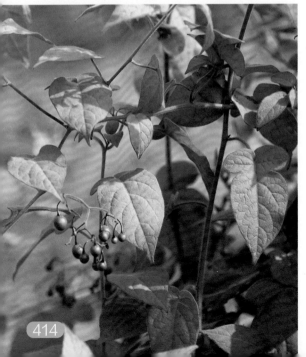

粉防己

【科属】防己科。

【识别】多年生缠绕藤本。茎柔韧，圆柱形，具细条纹。单叶互生，纸质，阔三角形，有时三角状近圆形，顶端有凸尖，基部微凹或近截平，两面被贴伏短柔毛；掌状脉9～10条，叶柄盾状着生。头状聚伞花序，花瓣4。核果球形，熟时红色。花期4～5月。果期5～6月。分布浙江、安徽、江西、福建、广东、广西等地。

【药用】秋季采挖根，洗净，除去粗皮，晒至半干，切段，个大者再纵切，干燥。有祛风止痛、利水消肿的功效。主治风湿痹痛、水肿脚气、小便不利、湿疹疮毒。煎服，4.5～9g。

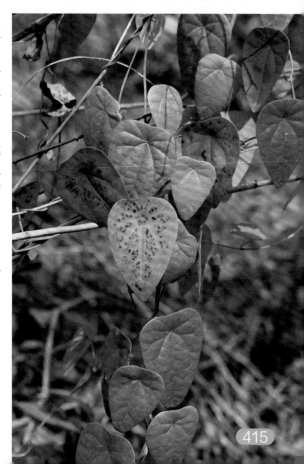

青牛胆

【科属】防己科。

【识别】草质藤本，具连珠状块根，黄色；枝纤细，有条纹，常被柔毛。叶互生，纸质至薄革质，披针状箭形或有时披针状戟形，先端渐尖，基部弯缺常很深，后裂片圆、钝或短尖，常向后伸；掌状脉5条，叶柄长2.5～5cm。聚伞花序腋生；花瓣6，肉质，常有爪，瓣片近圆形或阔倒卵形。核果球形，红色。花期3～5月，果期8～10月。常散生于林下、林缘、竹林及草地上。分布广西、湖南、湖北、四川、贵州等地。

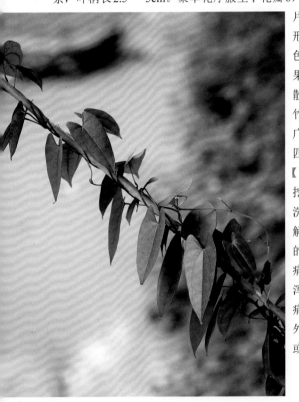

【药用】秋、冬季采挖块根，除去须根，洗净，晒干。有清热解毒、利咽、止痛的功效。主治咽喉肿痛、痈疽疔毒、泄泻、痢疾、脘腹疼痛。煎服，3～9g。外用适量，研末吹喉或醋磨涂敷患处。

羊 乳

【科属】桔梗科。

【识别】多年生缠绕草本。主茎上的叶互生，细小，短枝上的叶4片簇生，椭圆形或菱状卵形，叶缘有刚毛，近无柄。花单生，花冠钟状，5浅裂，黄绿色，内有紫色斑点。蒴果下部半球状，上部有喙，有宿萼。种子有翼。花期7～8月，果期9～10月。生于山野沟洼潮湿地带或林缘、灌木林下。主产东北、华北、华东、中南及贵州、陕西。

【药用】春、秋季挖根，除去须根，纵切，晒干。有益气、养阴、消肿、解毒的功效。主治身体虚弱、四肢无力、头晕头痛、阴虚咳嗽、乳汁不足、肺脓疡、乳腺炎、疔疮、虫咬等。煎汤，15~30g。

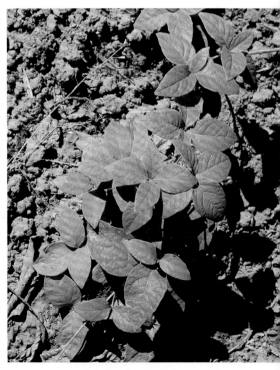

荜茇

【科属】胡椒科。

【识别】多年生草质藤本。茎下部匍匐，枝横卧，质柔软。叶互生，纸质，叶片长圆形或卵形，全缘，掌状叶脉通常5～7条。穗状花序与叶对生，苞片近圆形，盾状。浆果下部与花序轴合生，先端有脐状凸起，直径约2mm。花期春季，果期7～10月。分布于云南东南至西南部。

【药用】果穗由绿变黑时采收，除去杂质，晒干。有温中散寒、下气止痛的功效。主治脘腹冷痛、呕吐、泄泻、寒凝气滞、胸痹心痛、头痛、牙痛。煎服，1.5～3g。外用适量，研末塞龋齿孔中。

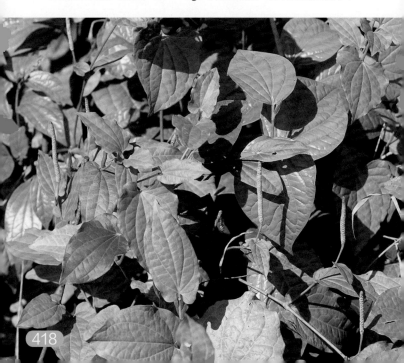

旱金莲

【科属】旱金莲科。

【识别】攀援状肉质草本。叶互生；叶柄着生于叶片近中心处；叶盾状近圆形，有主脉9条，由叶柄着生处向四方发出，边缘有波状钝角。花单生于叶腋，有长梗；多为黄色或橘红色，花瓣5，上面2瓣常较大，下面3瓣较小。果实成熟时分裂成3个小核果。花期春、夏季。我国南、北方各地常见栽培。

【药用】生长盛期，割取全草，鲜用或晒干。有清热解毒、凉血止血的功效。主治目赤肿痛、疮疖、吐血、咯血。煎汤，鲜品15～30g。外用适量，捣烂敷或煎水洗。

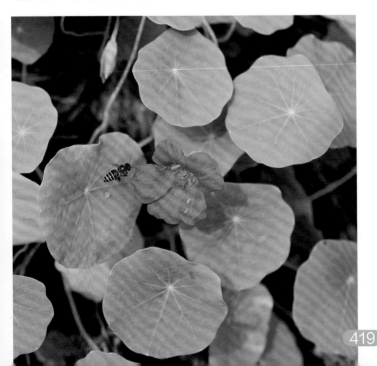

圆叶牵牛

【科属】旋花科。

【识别】一年生缠绕草本，茎上被倒向的短柔毛，杂有倒向或开展的长硬毛。叶圆心形或宽卵状心形，基部圆心形，通常全缘，两面疏或密被刚伏毛。花腋生，单一或2～5朵着生于花序梗顶端成伞形聚伞花序；花冠漏斗状，紫红色、红色或白色，花冠管通常白色。蒴果近球形，3瓣裂。种子卵状三棱形，黑褐色或米黄色。全国各地多有分布。

【药用】秋末果实成熟、果壳未开裂时采割植株，晒干，打下种子，除去杂质。有泻水通便、消痰涤饮、杀虫攻积的功效。主治水肿胀满、二便不通、痰饮积聚、气逆喘咳、虫积腹痛。煎服，3～9g。

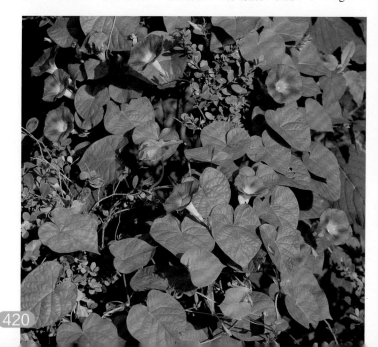

黄 独

【科属】薯蓣科。

【识别】多年生草质缠绕藤本。茎圆柱形，长可达数米，绿色或紫色，光滑无毛；叶腋内有紫棕色的球形或卵形的珠芽。叶互生；叶片广心状卵形，先端尾状，基部宽心形，全缘，基出脉7～9条；叶柄扭曲，与叶等长或稍短。穗状花序腋生，小花黄白色，花被6片，披针形。蒴果反折下垂，三棱状长圆形，表面密生紫色小斑点。花期8～9月，果期9～10月。分布于华东、中南、西南及陕西、甘肃、台湾等地。

【药用】秋冬两季采挖块茎，除去根叶及须根，洗净，切片晒干生用。有化痰散结消瘿、清热凉血解毒的功效。主治瘿瘤痰核、癥瘕痞块、疮痈肿毒、咽喉肿痛、蛇虫咬伤。煎服，5～15g；研末服，1～2g。外用适量，鲜品捣敷或研末调敷。

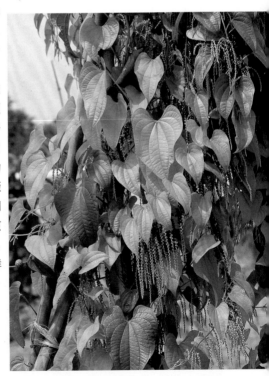

千里光

【科属】菊科。

【识别】多年生攀援草本。茎曲折，多分枝。叶互生，具短柄；叶片披针形至长三角形，边缘有浅或深齿，或叶的下部2～4对深裂片。头状花序顶生，排列成伞房花序状；周围舌状花黄色，中央管状花黄色。瘦果圆筒形。花期10月到翌年3月，果期2～5月。分布于华东、中南、西南及陕西、甘肃、广西、西藏等地。

【药用】全年均可采收地上部分，除去杂质，阴干。有清热解毒、明目、利湿的功效。主治痈肿疮毒、感冒发热、目赤肿痛、泄泻痢疾、皮肤湿疹。煎服，9～15g，鲜品30g。外用适量。

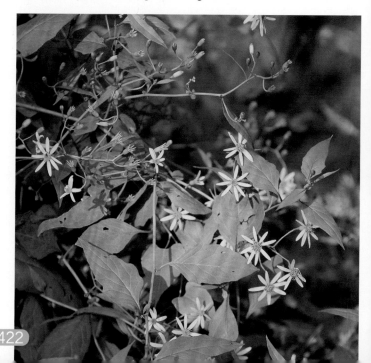

赤瓟

【科属】葫芦科。

【识别】攀缘草质藤本。全株被黄白色长柔毛状硬毛。叶互生，叶片宽卵状心形，边缘浅波状，两面粗糙。卷须纤细。雄花单生，花冠黄色，裂片长圆形；雌花单生，花萼、药冠同雄花。果实长卵状长圆形，表面橙黄色，被柔毛，具10条明显的纵纹。种子卵形，黑色。花期6～8月，果期8～10月。生于山坡、河谷及林缘处。分布于黑龙江、吉林、辽宁、河北、山西、陕西、宁夏、甘肃、山东等地。

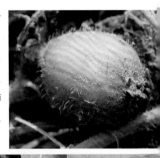

【药用】果实成熟后连柄摘下，用线将果柄串起，挂于日光下或通风处晒干为止。有理气、活血、祛痰、利湿的功效。主治反胃吐酸、肺痨咳血、黄疸、痢疾、胸胁疼痛、跌打扭伤、筋骨疼痛、闭经。煎汤，5～10g。

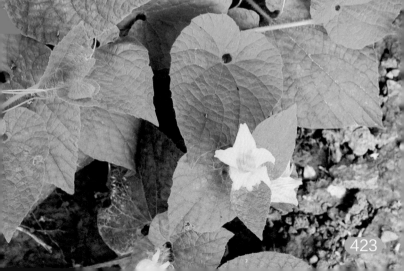

北马兜铃

【科属】马兜铃科。

【识别】草质藤本。叶纸质，叶片卵状心形或三角状心形，先端短尖或钝，基部心形，两侧裂片圆形，边全缘，基出脉5～7条。总状花序腋生；花被基部膨大呈球形，向上收狭呈一长管，管口扩大呈漏斗状；檐部一侧极短，另一侧渐扩大成舌片，舌片卵状披针形，先端长渐尖具延伸成1～3cm线形而弯扭的尾尖，黄绿色，常具紫色纵脉和网纹。蒴果宽倒卵形或椭圆状倒卵形，6棱。花期5～7月，果期8～10月。

分布于东北、华北等地。

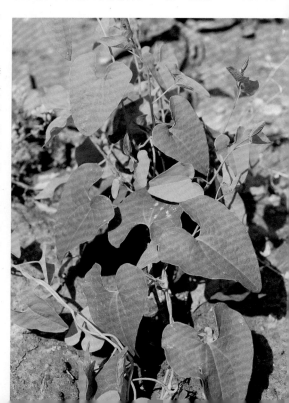

【药用】秋季果实由绿变黄时采收，干燥。有清肺降气、止咳平喘、清肠消痔的功效。主治肺热咳喘、痰中带血、肠热痔血、痔疮肿痛。煎服，3～10g；外用适量，煎汤熏洗。

马兜铃

【科属】马兜铃科。

【识别】草质藤本。茎柔弱，无毛。叶互生，卵状三角形、长圆状卵形或戟形，先端钝圆或短渐尖，基部心形，两侧裂片圆形，下垂或稍扩展；基出脉5～7条。花单生或2朵聚生于叶腋；花被长3～5.5cm，基部膨大呈球形，向上收狭成一长管，管口扩大成漏斗状，黄绿色，口部有紫斑，内面有腺体状毛；檐部一侧极短，另一侧渐延伸成舌片；舌片卵状披针形，顶端钝。蒴果近球形，先端圆形而微凹，具6棱。花期7～8月，果期9～10月。分布于山东、河南及长江流域以南各地。

【药用】同北马兜铃。

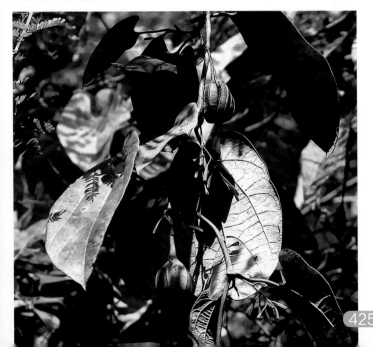

鹅绒藤

【科属】萝藦科。

【识别】草质藤本。叶对生，叶片宽三角状心形，先端锐尖，基部心形，叶面深绿色，叶背苍白色，两面均被短柔毛。伞形聚伞花序腋生，二歧，有花约20朵；花冠白色，裂片5，长圆状披针形；副花冠二形，杯状，上端裂成10个丝状体，分为2轮。蓇葖果双生或仅有1个发育，细圆柱状，向端部渐尖。种子长圆形先端具白色绢质种毛。花期6～8月，果期8～10月。分布辽宁、内蒙古、河北、山西、陕西、宁夏、甘肃、河南及华东等地。

【药用】夏、秋间随采茎中的白色乳汁及根随用。有化瘀解毒的功效。主治寻常性疣。煎服3～15g；外用取汁涂抹患处。

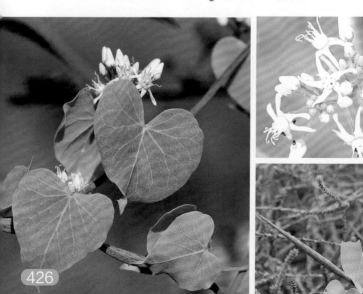

萝 藦

【科属】萝藦科。

【识别】多年生草质藤本。叶对生，膜质，叶片卵状心形，基部心形，叶耳圆。总状聚伞花序腋生；花冠白色，有淡紫红色斑纹，近辐状；花冠短5裂，裂片兜状。果叉生，纺锤形。种子扁平，先端具白色绢质毛。花期7～8月，果期9～12月。分布于东北、华北、华东及陕西、甘肃、河南、湖北、湖南、贵州等地。

【药用】7～8月采收全草，鲜用或晒干。块根夏、秋季采挖，洗净，晒干。有补精益气、通乳、解毒的功效。主治阳痿、遗精白带、乳汁不足、丹毒、瘰疬、疔疮、蛇虫咬伤。煎服，15～60g。外用鲜品适量，捣敷。

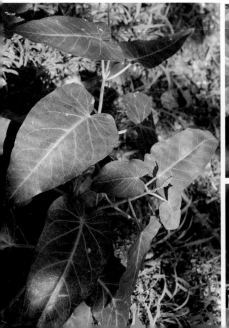
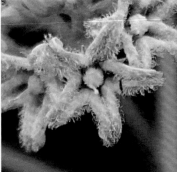
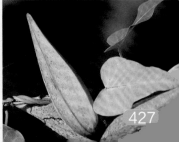

蔓生白薇

【科属】萝藦科。

【识别】多年生藤本，茎上部缠绕，下部直立，全株被绒毛。叶对生，纸质，宽卵形或椭圆形，基部圆形或近心形，两面被黄色绒毛，边具绿毛；侧脉6～8对。聚伞花序腋生，近无总花梗，着花10余

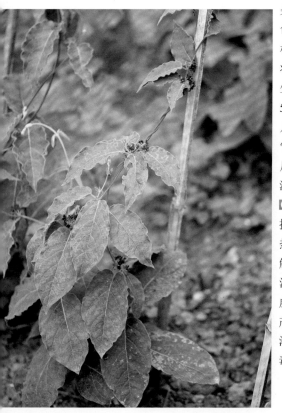

朵；花冠初呈黄白色，渐变为黑紫色，枯干时呈暗褐色，钟状辐形。蓇葖果单生，宽披针形。花期5～8月，果期7～9月。分布于吉林、辽宁、河北、河南、四川、山东、江苏和浙江等地。

【药用】春、秋季采挖根茎，干燥。有清热凉血、利尿通淋、解毒疗疮的功效。主治温邪伤营发热、阴虚发热、骨蒸劳热、产后血虚发热、热淋、血淋、痈疽肿毒。煎服，4.5～9g。

雀 瓢

【科属】萝藦科。

【识别】茎柔弱，分枝较少，茎端通常伸长而缠绕。叶对生或近对生，叶线形或线状长圆形。聚伞花序腋生，花较小、较多；花冠绿白色，副花冠杯状。菁葵果纺锤形，先端渐尖，中部膨大；种子扁平，暗褐色，种毛白色绢质。花期3～8月。分布于辽宁、内蒙古、河北、河南、山东、陕西、江苏等地。

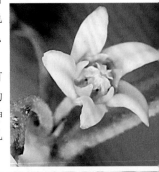

【药用】夏、秋季采收全草、洗净、晒干。有补肺气、清热降火、生津止渴、消炎止痛的功效。主治虚火上炎、咽喉疼痛、气阴不足、神疲健忘、虚烦口渴、头昏失眠、产后体虚、乳汁不足。煎汤服，15～30g。

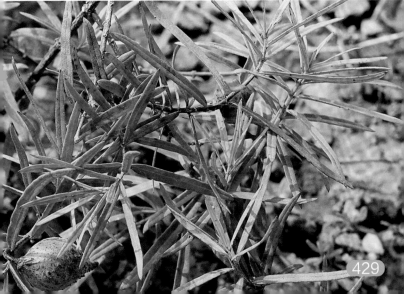

隔山消

【科属】萝藦科。

【识别】多年生草质藤本，肉质根近纺锤形，灰褐色。叶对生，叶片薄纸质，卵形，基部耳状心形，两面被微柔毛；基脉3～4条，放射状，侧脉4对。近伞房状聚伞花序半球形，花冠淡黄色，辐状，裂片长圆形，副花冠裂片近四方形。蓇葖果单生，披针形；种子卵形，顶端具白色绢质种毛。花期5～9月，果期7～10月。分布于辽宁、山西、陕西、甘肃、新疆、山东、江苏、安徽、河南、湖北、湖南和四川等地。

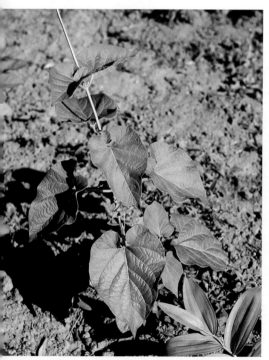

【药用】秋季采收根茎，洗净，切片，晒干。有补肝肾、强筋骨、健脾胃、解毒的功效。主治肝肾两虚、头昏眼花、失眠健忘、须发早白、阳痿、遗精、腰膝酸软、脾虚不运、脘腹胀满、饮食不振、泄泻、产后乳少。煎汤服，9～15g；外用鲜品适量，捣敷。

参 薯

【科属】薯蓣科。

【识别】多年生缠绕草质藤本。茎右旋，无毛，通常有四条狭翅。单叶，在茎下部的互生，中部以上的对生；叶片纸质，卵形至卵圆形，基部心形、深心形至箭形，两面无毛；叶腋内有大小不等的珠芽，珠芽多为球形、卵形或倒卵形。雄花序为穗状花序，通常二至数个簇生或单生于花序轴上排列成圆锥花序，花序轴明显地呈"之"字状曲折；雌花序为穗状花序。蒴果三棱状扁圆形，种子四周有膜质翅。花期11月至翌年1月，果期12月至翌年1月。分布于浙江、江西、福建、台湾、湖北、湖南、广东、广西、贵州、四川、云南、西藏等地。

【药用】冬初挖掘块茎，洗去泥土；或放在缸内，盖沙贮藏。有健脾止泻、益肺滋肾、解毒敛疮的功效。主治脾虚泄泻、肾虚遗精、带下、小便频数、虚劳咳嗽、消渴、疮疡溃烂、汤火伤。煎汤，9～15g；外用适量，研末敷。

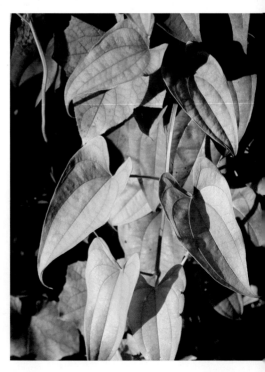

蔓生百部

【科属】百部科。

【识别】茎长达1m多，下部直立，上部攀援状。叶2～4枚轮生，纸质或薄革质，卵形、卵状披针形或卵状长圆形，边缘微波状，主脉通常5条。花序柄贴生于叶片中脉上，花单生或数朵排成聚伞状花序，花柄纤细，花被片淡绿色，披针形。蒴果卵形，赤褐色。花期5～7月，果期7～10月。分布于山东、安徽、江苏、浙江、福建、江西、湖南、湖北、四川、陕西等地。

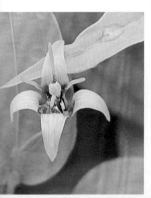

【药用】春、秋季采挖块根，除去须根，洗净，置沸水中略烫或蒸至无白心，取出，晒干。有润肺下气止咳、杀虫灭虱的功效。主治新久咳嗽、肺痨咳嗽、顿咳；外用于头虱、体虱、蛲虫病、阴痒；蜜百部有润肺止咳的功效，主治阴虚劳嗽。煎服，5～15g。外用适量。

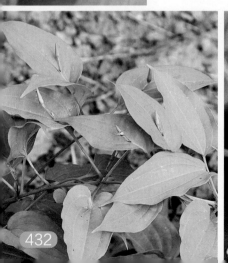

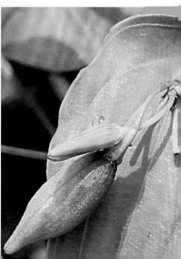

大百部

【科属】百部科。

【识别】茎常具少数分枝，攀援状。叶对生或轮生，卵状披针形、卵形或宽卵形，边缘稍波状，纸质或薄革质；叶柄长3～10cm。花单生或2～3朵排成总状花序，生于叶腋，花被片黄绿色带紫色脉纹。蒴果光滑，具多数种子。

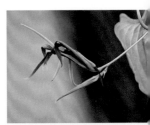

花期4～7月，果期7～8月。分布于台湾、福建、广东、广西、湖南、湖北、四川、贵州、云南等地。

【药用】同蔓生百部。

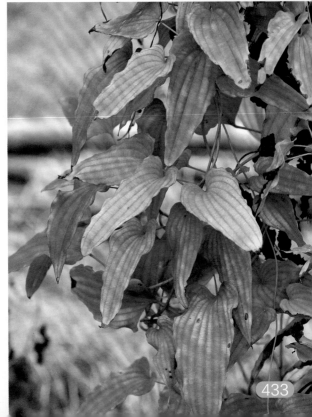

党 参

【科属】桔梗科。

【识别】多年生草本。茎缠绕，长而多分枝。叶对生、互生或假轮生；叶片卵形、广卵形，全缘或微波状。花单生，花梗细；花冠阔钟形，淡黄绿，有淡紫堇色斑点，先端5裂，裂片三角形至广三角形。蒴果圆锥形，有宿存萼。花期8～9月，果期9～10月。生于山地灌木丛中及林缘。分布于东北及河北、河南、山西、陕西、甘肃、内蒙古、青海等地。

【药用】秋季采挖根，晒干。有健脾益肺、养血生津的功效。主治脾肺气虚、食少倦怠、咳嗽虚喘、气血不足、面色萎黄、心悸气短、津伤口渴、内热消渴。煎服，9～30g。

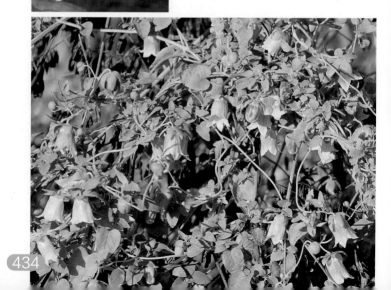

金钱豹

【科属】桔梗科。

【识别】多年生缠绕草本。茎细弱，浅绿色，光滑无毛。单叶对生，卵圆状心形，先端尖，边缘有钝锯齿，基部深心脏形。花钟状，单生于叶腋；花冠淡黄绿色，有紫色条纹。浆果半球形而扁。花期8～9月。生于低山区的向阳坡地上。分布我国南部和西南部。

【药用】秋季挖取根部，洗净，除去须根，晒干。有健脾益气、补肺止咳、下乳的功效。主治虚劳内伤、气虚乏力、心悸、多汗、脾虚泄泻、白带、乳稀少、小儿疳积、遗尿、肺虚咳嗽。煎汤，15～30g；干品9～15g。外用鲜品适量，捣烂敷。

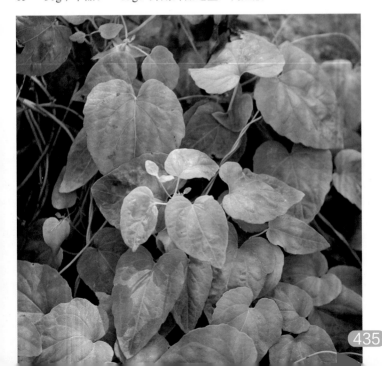

鸡矢藤

【科属】茜草科。

【识别】多年生草质藤本，全株均被灰色柔毛，揉碎后有恶臭。叶对生，有长柄，卵形或狭卵形，基部圆形或心形，全缘。伞状圆锥花序；花冠筒钟形，外面灰白色，内面紫色，5裂。果球形，淡黄色。花期8月，果期10月。主要分布于我国南方各省。

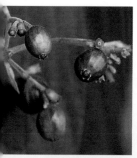

【药用】夏季采收地上部分，秋冬挖掘根部，洗净，地上部分切段，根部切片，鲜用或晒干。有消食、止痛、解毒、祛湿的功效。主治食积不化、胁肋脘腹疼痛、湿疹、疮痛肿痛。煎服，10～30g。外用适量，捣敷或煎水洗。

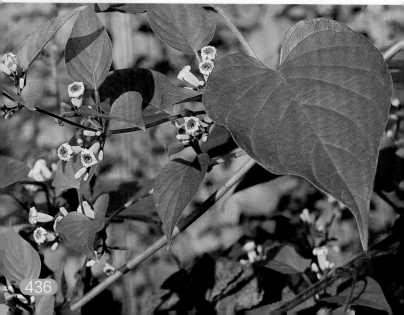

茜 草

【科属】茜草科。

【识别】多年生攀援草本。茎四棱形，棱上生多数倒生的小刺。叶四片轮生，具长柄；叶片形状变化较大，卵形、三角状卵形、宽卵形至窄卵形，上面粗糙，下面沿中脉及叶柄均有倒刺，全缘，基出脉5。聚伞花序圆锥状，腋生及顶生；花小，黄白色；花冠辐状，5裂，裂片卵状三角形。浆果球形。花期6～9月，果期8～10月。分布于全国大部分地区。

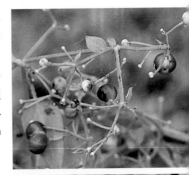

【药用】春、秋季采挖根和根茎，除去泥沙，干燥。有凉血、祛瘀、止血、通经的功效。主治吐血、衄血、崩漏、外伤出血、瘀阻经闭、关节痹痛、跌扑肿痛。煎服，10～15g，大剂量可用30g。

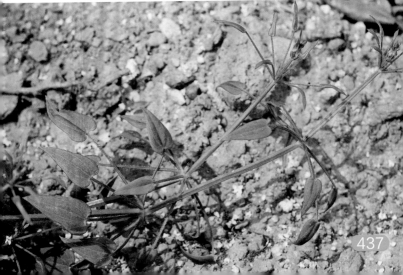

拉拉藤

【科属】茜草科。

【识别】一年蔓生或攀援草本，茎绿色，多分枝，具四棱，沿棱生有倒生刺毛。叶4～8片轮生；近无柄；叶片线状披针形至椭圆状披针形，上面绿色，被倒白刺毛。聚伞花序腋生或顶生，花黄绿色，花冠4裂，裂片长圆形。果实表面密生钩刺。花期4～5月，果期6～8月。生于路边、荒野、田埂边及草地上。分布全国各地。

【药用】秋季采收全草，鲜用或晒干。有清热解毒、利尿通淋、消肿止痛的功效。主治痈疽肿毒、乳腺炎、阑尾炎、水肿、感冒发热、痢疾、尿路感染、尿血、牙龈出血、刀伤出血。煎服，15～30g；或捣汁饮。外用适量，捣敷。

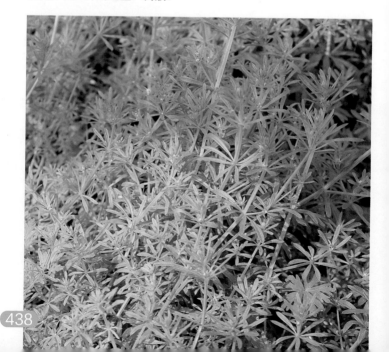

葎　草

【科属】桑科。

【识别】蔓性草本。茎有纵条棱，茎棱和叶柄上密生短倒向钩刺。单叶对生；叶柄长5～20cm，有倒向短钩刺；掌状叶5～7深裂，裂片卵形或卵状披针形，边缘有锯齿，上面有粗刚毛，下面有细油点。雄花序为圆锥花序，雌花序为短穗状花序；雄花小，具花被片5，黄绿色；雌花每2朵具1苞片，苞片卵状披针形，被白色刺毛和黄色小腺点，花被片1，灰白色。果穗绿色，近球形；瘦果淡黄色，扁球形。花期6～10月，果期8～11月。我国大部分地区有分布。

【药用】9～10月收割地上部分，除去杂质，晒干。有清热解毒、利尿通淋的功效。主治肺热咳嗽、肺痈、虚热烦渴、热淋、水肿、小便不利、湿热泻痢、热毒疮疡、皮肤瘙痒。煎服，10～15g，鲜品30～60g。外用适量，捣敷或煎水熏洗。

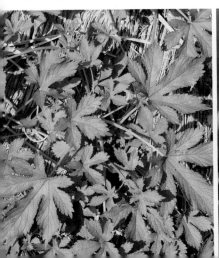
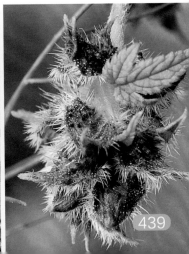

蝙蝠葛

【科属】防己科。

【识别】多年生缠绕藤本。小枝绿色。单叶互生，圆肾形或卵圆形，边缘3～7浅裂，裂片近三角形，掌状脉5～7条；叶柄盾状着生。圆锥花序腋生，花小，黄绿色。核果扁球形，熟时黑紫色。花期5～6月，果期7～9月。分布于东北、华北、华东及陕西、宁夏、甘肃等地。

【药用】春、秋季采挖根茎，除去须根和泥沙，干燥。有清热解毒、祛风止痛的功效。主治咽喉肿痛、热毒泻痢、风湿痹痛。煎服，3～10g。

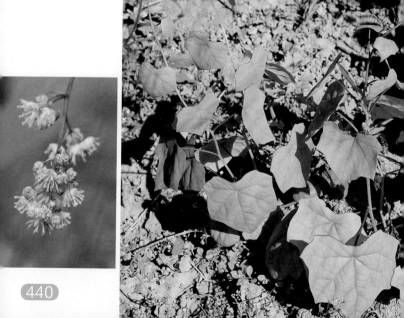

五爪金龙

【科属】旋花科。

【识别】多年生缠绕草本。茎细长，有细棱。叶互生，掌状5深裂或全裂，裂片卵状披针形、卵形或椭圆形，中裂片较大，两侧裂片稍小，全缘或不规则微波状，基部1对裂片通常再2裂。聚伞花序腋生，花冠紫色或淡红色，漏斗状。蒴果近球形，2室，4瓣裂。种子黑色。花、果期夏、秋季。生于平地或山地路边灌丛中，多生长于向阳处。分布于福建、台湾、广东、海南、广西、云南等地。

【药用】茎叶或根全年或秋季采收，洗净，切段或片，鲜用或晒干。有清热解毒、利水通淋的功效。主治肺热咳嗽、小便不利、淋病、水肿、痈肿疔毒。煎服，4.5～10g；鲜者15～30g。外用适量，捣敷。

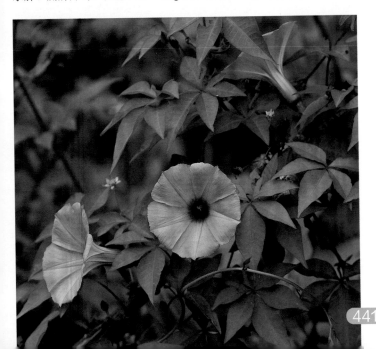

裂叶牵牛

【科属】旋花科。

【识别】一年生攀援草本。茎缠绕。叶互生，心脏形，3裂至中部，中间裂片卵圆形，两侧裂片斜卵形，全缘。花2～3朵腋生，花冠漏斗状，先端5浅裂，紫色或淡红色。蒴果球形。花期6～9月。果期7～9月。生于山野、田野。全国各地均有分布。

【药用】秋末果实成熟、果壳未开裂时采割植株，晒干，打下种子，除去杂质。有泻水通便、消痰涤饮、杀虫攻积的功效。主治水肿胀满、二便不通、痰饮积聚、气逆喘咳、虫积腹痛。煎服，3～9g。

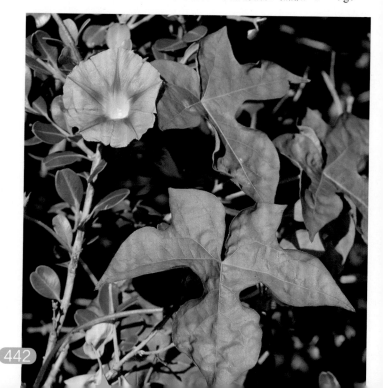

薯蓣

【科属】薯蓣科。

【识别】多年生缠绕草本。茎细长，蔓性，通常带紫色。叶对生或3叶轮生，叶腋间常生珠芽；叶片三角状卵形至三角状广卵形，通常耳状3裂，中央裂片先端渐尖，两侧裂片呈圆耳状，基部戟状心形。花极小，黄绿色，成穗状花序；花被6，椭圆形。蒴果有3翅。花期7～8月，果期9～10月。现各地皆有栽培。

【药用】冬季茎叶枯萎后采挖根茎（山药），切去根头，洗净，除去外皮和须根，干燥，或趁鲜切厚片，干燥。有补脾养胃、生津益肺、补肾涩精的功效。主治脾虚食少、久泻不止、肺虚喘咳、肾虚遗精、带下、尿频、虚热消渴。煎服，15～30g。

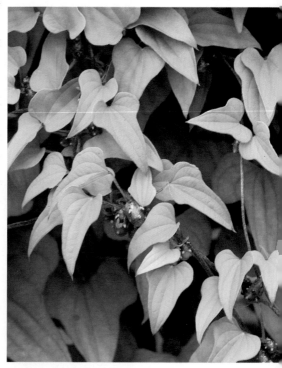

穿龙薯蓣

【科属】薯蓣科。

【识别】多年生缠绕草本。茎左旋，圆柱形。单叶互生，叶片掌状心形，变化较大，边缘作不等大的三角状浅裂、中裂或深裂。花黄绿色，花序腋生，下垂；雄花序复穗状，雌花序穗状；雄花小，钟形，花被片6。蒴果倒卵状椭圆形，具3翅。花期6～8月。分布于东北、华北、西北（除新疆）及河南、湖北、山东、江苏、安徽、浙江、江西、四川等地。

【药用】春、秋季采挖根茎（穿山龙），洗净，除去须根及外皮，晒干。有祛风除湿、舒筋通络、活血止痛、止咳平喘的功效。主治风湿痹痛、关节肿胀、疼痛麻木、跌扑损伤、闪腰岔气、咳嗽气喘。煎服，10～15g。外用适量。

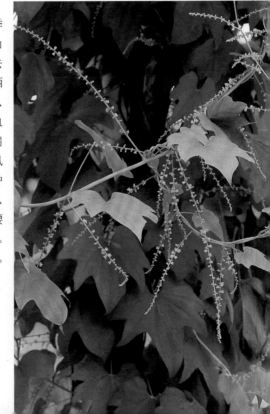

福州薯蓣

【科属】薯蓣科。

【识别】多年生缠绕草质藤本。茎左旋，圆柱形。单叶互生，表面绿色，背面灰白色，基出脉9；叶有二种类型，一种从茎基部至顶端全为三角状或卵状心形，全缘或边缘微波状；另一种茎基部的叶为掌状裂叶，5～9深裂、中裂或浅裂，裂片顶端渐尖，茎中部以上的叶为三角状或卵状心形，全缘。雄花序腋生，总状，花被新鲜时橙黄色，干后褐色。蒴果成熟时反曲下垂，翅近半圆形。花期6～7月，果期7～10月。分布于浙江、江西、福建、湖北、湖南、广东、江西。

【药用】秋、冬季采挖根茎，除去须根，洗净，切片，晒干。有利湿去浊、祛风除痹的功效。主治膏淋、白浊、白带过多、风湿痹痛、关节不利、腰膝疼痛。煎服，9～15g。

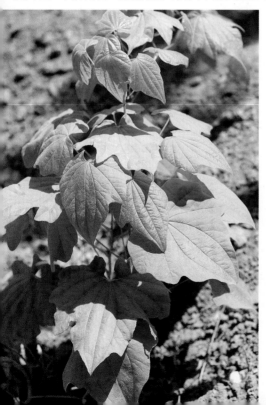

栝 楼

【科属】葫芦科。

【识别】攀援藤本。茎较粗，具纵棱及槽，被白色伸展柔毛。卷须3～7分歧；叶互生，近圆形或近心形，常3～5浅裂至中裂，裂片

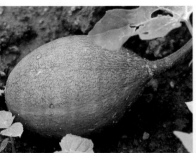

菱状倒卵形、长圆形，先端钝，急尖，边缘常再浅裂，基部心形，基出掌状脉5条。花冠白色，裂片倒卵形，两侧具丝状流苏，被柔毛。果实椭圆形。花期5～8月，果期8～10月。全国大部分地区有产。

【药用】秋、冬季采挖根，洗净，除去外皮，切段或纵剖成瓣，干燥。有清热泻火、生津止渴、消肿排脓的功效。主治热病烦渴、肺热燥咳、内热消渴、疮疡肿毒。煎服，10～15g。

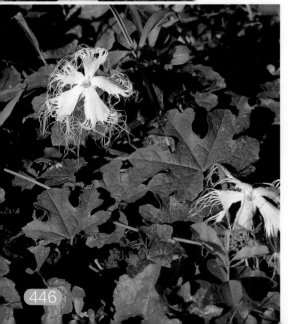

木 鳖

【科属】葫芦科。

【识别】多年生粗壮大藤本。卷须较粗壮，不分歧。叶柄粗壮，长5～10cm；叶卵状心形或宽卵状圆形，质较硬，3～5中裂至深裂或不分裂，叶脉掌状。雄花单生于叶腋，花萼筒漏斗状，裂片宽披针形或长圆形，花冠黄色，裂片卵状长圆形，密被长柔毛；雌花单生于叶腋，苞片兜状，花冠花萼同雄花。果实卵球形，密生3～4mm的刺状突起。花期6～8月，果期8～10月。分布于安徽、浙江、江西、福建、台湾、广东、广西、湖南、四川、贵州、云南和西藏等地。

【药用】冬季采收成熟果实，剖开，晒至半干，除去果肉，取出种子，干燥。有散结消肿、攻毒疗疮的功效。主治疮疡肿毒、乳痈、痔瘘、干癣、秃疮。外用适量，研末，用油或醋调涂患处。

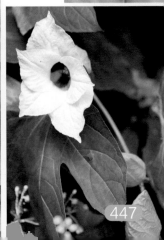

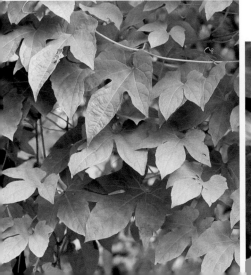

447

假贝母

【科属】葫芦科。

【识别】茎草质，攀援状。叶互生，叶柄纤细，叶片卵状近圆形，掌状5深裂，每个裂片再3～5浅裂，侧裂片卵状长圆形，急尖，中间裂片长圆状披针形，渐尖，基部小裂片顶端各有1个显著突出的腺体。卷须丝状，单一或2歧。雌、雄花序均为疏散的圆锥状，花黄绿色。果实圆柱状，成熟后由顶端盖裂。花期6～8月，果期8～9月。生于山坡阴面。分布于河北、山东、河南、山西、陕西、甘肃、四川、湖南。

【药用】秋季采挖块茎，洗净，掰开，煮至无白心，取出，晒干。有解毒、散结、消肿的功效。主治乳痈、瘰疬、痰核。煎服，5～10g。

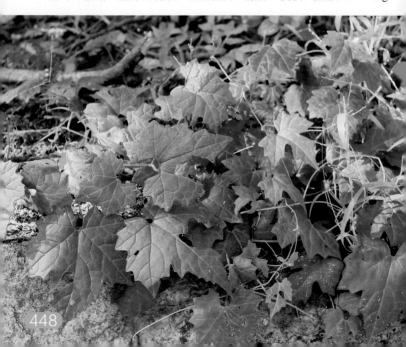

王 瓜

【科属】葫芦科。

【识别】多年生攀援草本。茎细长，有卷须。叶互生，掌状浅3裂或5裂，边缘具齿牙，粗涩有毛茸，下部叶有时分裂较深。花腋生，花冠白色，5裂，裂片边缘细裂呈丝状。瓠果球形乃至长椭圆形，熟时带红色。种子多数，茶褐色，略扁，十字形，中央有一隆起的环带。花期夏季，果熟期10月。分布江苏、浙江、湖北、四川、台湾等地。

【药用】秋季果熟后采收，鲜用或连柄摘下，防止破裂，用线将果柄串起，挂于日光下或通风处干燥。有清热、生津、化瘀、通乳的功效。主治消渴、黄疸、噎膈反胃、经闭、乳汁滞少、痈肿、慢性咽喉炎。煎汤，9～15g。外用适量，捣敷。

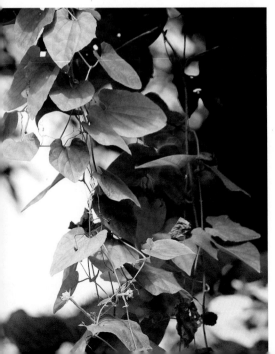

（二）复叶

野大豆

【科属】豆科。

【识别】一年生缠绕草本。茎细瘦，有黄色长硬毛。三出复叶，顶生小叶卵状披针形，两面有白色短柔毛，侧生小叶斜卵状披针形。总状花序腋生，花梗密生黄色长硬毛，花冠紫红色。荚果长椭圆形，密生黄色长硬毛。种子2～4颗，黑色。花、果期8～9月。分布于东北及河北、山西、陕西、甘肃、山东、江苏、安徽、浙江、河南、湖北、湖南、四川、贵州等地。

【药用】秋季采收茎、叶及根，晒干。有清热敛汗、舒筋止痛的功效。主治盗汗、劳伤筋痛、胃脘痛、小儿食积。煎服，30～120g。外用适量，捣敷或研末调敷。

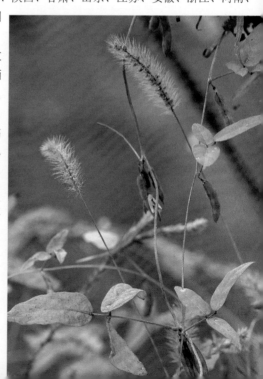

救荒野豌豆

【科属】豆科。

【识别】一年生或二年生草本，高15～90cm。茎斜升或攀援。偶数羽状复叶，小叶2～7对，长椭圆形或近心形。花腋生，近无梗；萼钟形，花冠紫红色或红色。荚果长圆形，成熟时背腹开裂，果瓣扭曲。种子圆球形，棕色或黑褐色。花期4～7月，果期7～9月。全国各地有分布。

【药用】春季采收嫩茎叶。有清热利湿、和血祛瘀的功效。主治黄疸、水肿、疟疾、鼻衄、心悸、梦遗、月经不调。煎汤服，25～50g。外用捣敷。

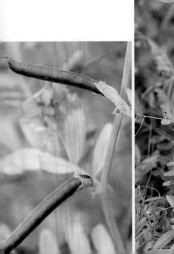

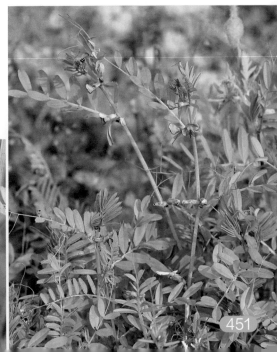

乌蔹莓

【科属】葡萄科。

【识别】多年生草质藤本。茎带紫红色，有纵棱；卷须二歧分叉，与叶对生。鸟趾状复叶互生；小叶5，膜质，椭圆形、椭圆状卵形至狭卵形，边缘具疏锯齿，中间小叶较大而具较长的小叶柄，侧生小叶较小。聚伞花序呈伞房状，花小，黄绿色，花瓣4。浆果卵圆形，成熟时黑色。花期5～6月，果期8～10月。分布于陕西、甘肃、山东、江苏、安徽、浙江、江西、福建、台湾、河南、湖北、广东、广西、四川等地。

【药用】夏、秋季割取藤茎或挖出根部，除去杂质，洗净，切段，晒干或鲜用。有清热利湿、解毒消肿的功效。主治热毒痈肿、疔疮、丹毒、咽喉肿痛、蛇虫咬伤、水火烫伤、风湿痹痛、黄疸、泻痢、白浊、尿血。煎服，15～30g。外用适量，捣敷。

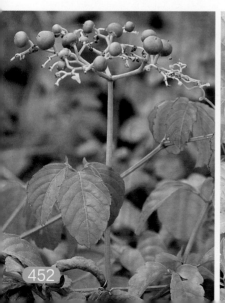
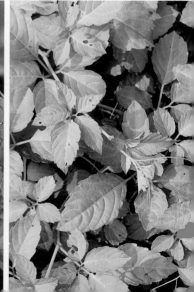

绞股蓝

【科属】葫芦科。

【识别】多年生攀缘草本。茎细弱，具纵棱和沟槽。叶互生；卷须纤细，2歧；叶片膜质或纸质，鸟足状，具5～7小叶，卵状长圆形或长圆状披针形，侧生小叶较小，边缘具波状齿或圆齿。圆锥花序，花冠淡绿色，5深裂，裂片卵状披针形。果实球形，成熟后为黑色。花期3～11月，果期4～12月。分布于陕西、甘肃和长江以南各地。

【药用】秋季采收根茎或全草，洗净，晒干，切段，生用。有益气健脾、化痰止咳、清热解毒、化浊降脂的功效。主治脾胃气虚、倦怠食少、肺虚爆咳、咽喉疼痛、高脂血症。煎服，10～20g；亦可泡服。

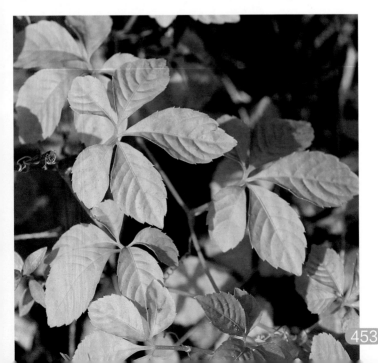

海金沙

【科属】海金沙科。

【识别】多年生攀援草本。茎细弱，有白色微毛。叶为1～2回羽状复叶，纸质，两面均被细柔毛，小叶卵状披针形，边缘有锯齿或不规则分裂，上部小叶无柄，羽状或戟形，下部小叶有柄。孢子囊生于能育羽片的背面。生于阴湿山坡灌丛中或路边林缘。分布于华东、中南、西南地区及陕西、甘肃。

【药用】秋季孢子未脱落时采割藤叶，晒干，搓揉或打下孢子，除去藤叶。有清利湿热、通淋止痛的功效。主治热淋、石淋、血淋、膏淋、尿道涩痛。煎服，6～15g。宜包煎。

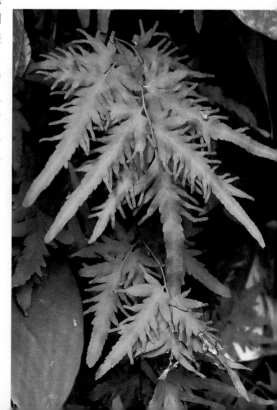

菟丝子

【科属】旋花科。

【识别】一年生寄生草本。茎缠绕，黄色，纤细。叶稀少，鳞片状。花多数，簇生成小伞形或小团伞花序，花冠白色，5浅裂。蒴果近球形。花期7～9月，果期8～10月。我国大部分地区均有分布。

【药用】秋季果实成熟时采收植株，晒干，打下种子，除去杂质。有补益肝肾、固精缩尿、安胎、明目、止泻的功效；外用有消风祛斑的功效。主治肝肾不足、腰膝酸软、阳痿遗精、遗尿尿频、肾虚胎漏、胎动不安、目昏耳鸣、脾肾虚泻；外治白癜风。煎服，6～12g。外用适量。

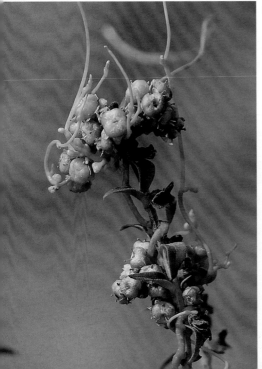

南方菟丝子

【科属】旋花科。

【识别】与菟丝子形态相似，花丝较长，花冠基部的鳞片先端2裂；蒴果仅下半部被宿存花冠包围，成熟时不整齐地开裂；种子通常4颗，卵圆形，淡褐色。花果期6～8月。寄生于田边、路旁的豆科、菊科蒿属、马鞭草科牡荆属等的草本或小灌木上。分布于吉林、辽宁、河北、甘肃、宁夏、新疆、陕西、山东、安徽、江苏、浙江、福建、江西、台湾、湖南、湖北、广东、四川、云南等地。

【药用】同菟丝子。

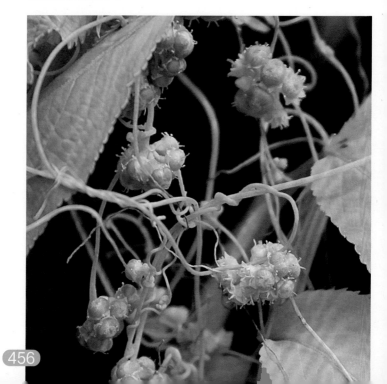

金灯藤

【科属】旋花科。

【识别】一年生寄生缠绕草本，茎较粗壮，肉质，黄色，常带紫红色瘤状斑点，无毛，多分枝，无叶。穗状花序，花无柄或几无柄，苞片及小苞片鳞片状；花萼碗状，肉质，背面常有紫红色瘤状突起；花冠钟状，淡红色或绿白色，顶端5浅裂，裂片卵状三角形，钝，直立或稍反折。蒴果卵圆形，近基部周裂。种子1～2个，光滑，褐色。花期8月，果期9月。寄生于草本、木本植物上。分布于我国南北多数地区。

【药用】同菟丝子。

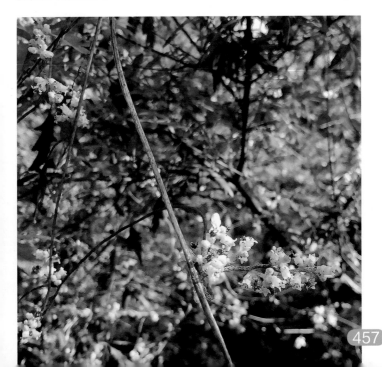

（一）单叶

① 叶缘整齐

（1）叶互生

胡 椒

【科属】胡椒科。

【识别】木质攀援藤本。节显著膨大。叶互生，革质，阔卵形或卵状长圆形，叶脉5～7条，最上1对离基1.5～3.5cm从中脉发出，其余为基出。穗状花序与叶对生，苞片匙状长圆形，下部贴生于花序轴上，上部呈浅杯状。浆果球形，成熟时红色。花期6～10月。我国福建、台湾、广东、海南、广西、云南等地有栽培。

【药用】秋末至次春果实呈暗绿色时采收，晒干，为黑胡椒；果实变红时采收，用水浸渍数日，擦去果肉，晒干，为白胡椒。用时粉碎成细粉。有温中散寒、下气、消痰的功效。主治腹痛泄泻、食欲不振、癫痫痰多。煎服，2～4g；研末服，每次0.6～1.5g。外用适量。

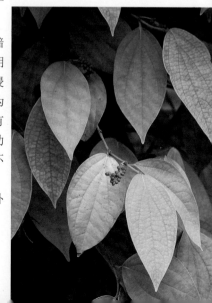

山 蒟

【科属】胡椒科。

【识别】木质攀援藤本，长10余米。茎、枝具细纵纹，节上生不定根。叶互生，纸质或近革质，卵状披针形或椭圆形，叶脉5～7条，最上1对互生，离基1～3cm从中脉发出。穗状花序与叶对生。浆果球形，黄色。花期3～8月。生于林中，常攀援于树上或石上。分布于我国南部。

【药用】秋季采收茎叶或根，切段，晒干。有祛风除湿、活血消肿、行气止痛、化痰止咳的功效。主治风湿痹痛、胃痛、痛经、跌打损伤、风寒咳喘、疝气痛。煎汤，9～15g，鲜品加倍；外用适量，煎水洗或鲜品捣敷。

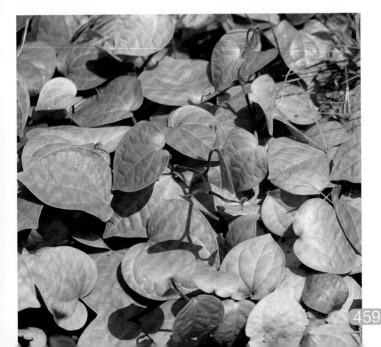

广防己

【科属】马兜铃科。

【识别】多年生木质攀援藤本。茎细长少分枝，灰褐色或棕黑色，密生褐色绒毛。叶互生，长圆形或卵状长圆形，全缘，基出主脉3条。花单生于叶腋，花被筒状，紫色，上有黄色小斑点。蒴果；种子多数。花期5～6月，果期7～8月。生于山坡密林或灌丛中。分布于广东、广西、云南等地。

【药用】秋、冬季采挖根，洗净，切段，粗根纵切两瓣，晒干。有祛风止痛、清热利水的功效。主治湿热身痛、风湿痹痛、下肢水肿、小便不利。煎服，4.5～9g。

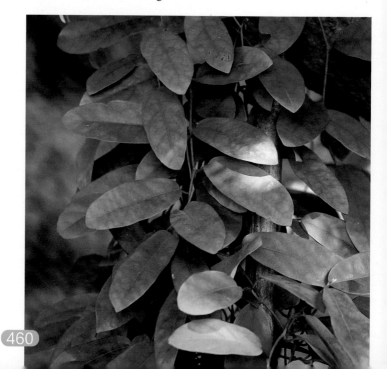

青藤

【科属】防己科。

【识别】落叶缠绕木质藤本。枝绿色，光滑，有纵直条纹。叶互生，叶柄长5～10cm；叶片近圆形或卵圆形，基部稍心形或近截形，全缘或5～7浅裂，上面光滑，绿色，下面苍白色，掌状脉5条。圆锥花序，花萼黄色，花瓣6片，淡绿色。核果，黑色。花期6～7月。分布于河南、安徽、江苏、浙江、福建、广东、广西、湖北、四川、贵州、陕西等地。

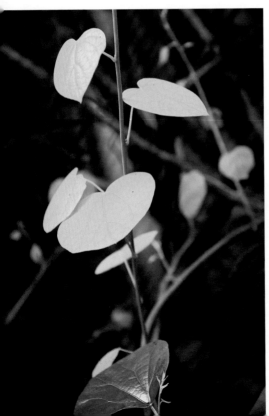

【药用】秋末冬初采割藤茎，扎把或切长段，晒干。有祛风湿、通经络、利小便的功效。主治风湿痹痛、关节肿胀、麻痹瘙痒。煎服，6～12g；外用适量。

木防己

【科属】防己科。

【识别】木质藤本，嫩枝密被柔毛。单叶互生，叶片纸质至近革质，形状变异极大，线状披针形至阔卵状近圆形。聚伞花序，腋生或顶生；花淡黄色，花瓣6。核果近球形，成熟时紫红色或蓝黑色。花期5～8月，果期8～10月。分布于华东、中南、西南以及河北、辽宁、陕西等地。

【药用】秋季采挖根，除去茎、叶、芦头，洗净，晒干。有祛风除湿、通经活络、解毒消肿的功效。主治风湿痹痛、水肿、小便淋痛、闭经、跌打损伤、咽喉肿痛、疮疡肿毒、湿疹、毒蛇咬伤。煎服，5～10g。外用适量，煎水熏洗或捣敷。

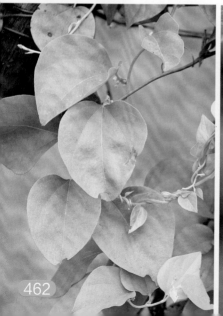

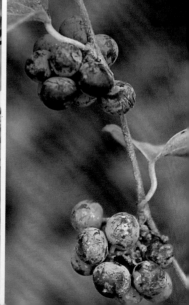

千金藤

【科属】防己科。

【识别】多年生落叶藤本，长可达5m。老茎木质化，小枝纤细，有直条纹。叶互生，叶柄长5～10cm，盾状着生；叶片阔卵形或卵圆形，先端钝或微缺，基部近圆形或近平截，全缘，上面绿色，有光泽，下面粉白色，掌状脉7～9条。复伞形聚伞花序，花瓣3。核果近球形，红色。花期6～7月，果期8～9月。分布于江苏、安徽、浙江、江西、福建、台湾、河南、湖北、湖南、四川等地。

【药用】7～8月采收茎叶，晒干；9～10月挖根，洗净晒干。有清热解毒、祛风止痛、利水消肿的功效。主治咽喉肿痛、痈肿疮疖、毒蛇咬伤、风湿痹痛、胃痛、脚气水肿。煎服，9～15g。外用适量，研末撒或鲜品捣敷。

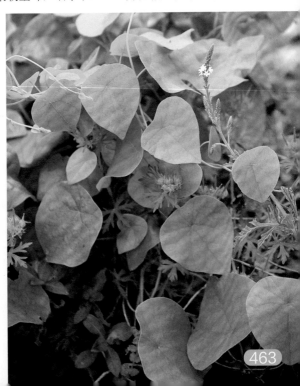

假鹰爪

【科属】番荔枝。

【识别】直立或攀援灌木。枝粗糙，有纵条纹或灰白色凸起的皮孔。单叶互生，薄纸质或膜质，长圆形或椭圆形，全缘。花单朵与叶互生或对生，黄绿色，下垂。果实伸长，在种子间缢缩成念珠状，聚生于果梗上。花期夏季，果期秋季至翌年春季。生于丘陵山坡、林缘灌木丛中或低海拔荒野、路边以及山谷、沟边等地。分布于广东、海南、广西、贵州、云南等地。

【药用】全年均可采收根，切片晒干。有祛风止痛、行气化瘀、杀虫止痒的功效。主治风湿痹痛、跌打损伤、产后瘀滞腹痛、消化不良、胃痛腹胀、疥癣。煎汤，3～15g。

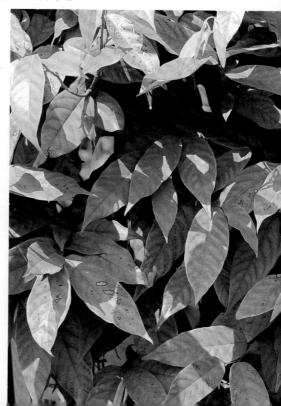

木通马兜铃

【科属】马兜铃科。

【识别】木质藤本。茎具灰色栓皮，有纵皱纹。叶互生，圆心形，全缘或微波状，基出脉5条。花腋生，花被筒呈马蹄形弯曲，上部膨大，外面淡绿色，管部褐色或淡黄绿色，3深裂，裂片广三角形。蒴果六面状圆筒形，淡黄绿色，后变暗褐色，由顶部胞间裂开为6瓣。种子心状三角形，淡灰褐色。花期5月，果期8～9月。生于阴湿林中或林缘。分布黑龙江、吉林、辽宁、山西、甘肃、陕西、四川等地。

【药用】冬、春季采收藤茎，切段，刮去粗皮，晒干。有清心火、利小便、通经下乳的功效。主治口舌生疮、心烦尿赤、水肿、热淋涩痛、白带、经闭乳少、湿热痹痛。煎服，3～6g。

465

菝葜

【科属】百合科。

【识别】攀缘状灌木。茎疏生刺。叶互生，叶柄长5～15mm，具宽0.5～1mm的狭鞘；叶片薄革质或坚纸质，卵圆形或圆形、椭圆形。伞形花序生于叶尚幼嫩的小枝上，具十几朵或更多的花，常呈

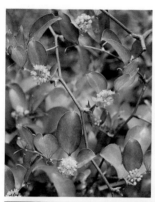

球形；花绿黄色，外轮花被片3，长圆形，内轮花被片稍狭。浆果熟时红色，有粉霜。花期2～5月，果期9～11月。分布于华东、中南、西南及台湾等地。

【药用】2月或8月采挖根茎，除去泥土及须根，晒干。有祛风利湿、解毒消痈的功效。主治风湿痹痛、淋浊、带下、泄泻、痢疾、痈肿疮毒、顽癣、烧烫伤。煎服，10～30g。

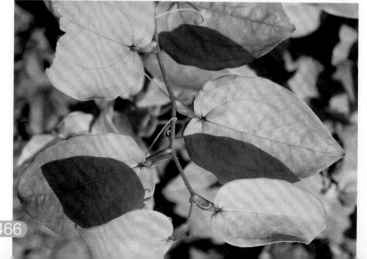

光叶菝葜

【科属】百合科。

【识别】攀援灌木，茎光滑，无刺。单叶互生，革质，披针形至椭圆状披针形，基出脉3～5条；叶柄略呈翅状，常有纤细的卷须2条。伞形花序单生于叶腋，花绿白色，六棱状球形。浆果球形，熟时黑色。花期7～8月，果期9～10月。长江流域及南部各省均有分布。

【药用】夏、秋季采挖根茎，除去须根，洗净，干燥；或趁鲜切成薄片，干燥。有解毒、除湿、通利关节的功效。主治筋骨疼痛、湿热淋浊、带下、痈肿、疥癣。煎服，15～60g。

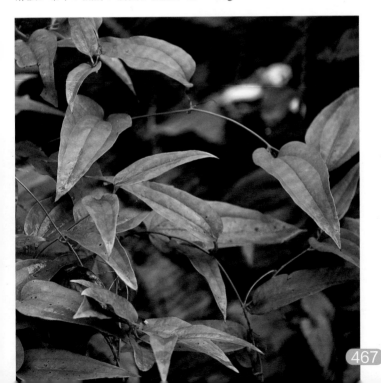

薜 荔

【科属】桑科。

【识别】常绿攀援或匍匐灌木。叶二型；营养枝上生不定根，攀援于墙壁或树上，叶小而薄，叶片卵状心形，膜质；繁殖枝上无不定根，叶较大，互生，叶片厚纸质，卵状椭圆形，全缘，基出脉3条。花序托单生于叶腋，梨形或倒卵形，顶部截平，成熟时绿带浅黄色或微红。花期5～6月，果期9～10月。分布于华东、中南、西南等地。

【药用】全年均可采取其带叶的茎枝，鲜用或晒干。有祛风除湿、活血通络、解毒消肿的功效。主治风湿痹痛、坐骨神经痛、泻痢、尿淋、水肿、疟疾、闭经、产后瘀血腹痛、咽喉肿痛、睾丸炎、漆疮、痈疮肿毒、跌打损伤。煎服，9～15g；鲜品60～90g。外用适量，捣汁涂或煎水熏洗。

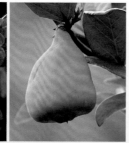

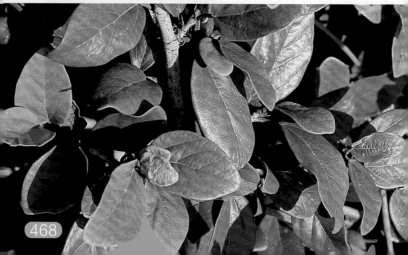

常春藤

【科属】五加科。

【识别】多年生常绿攀援灌木。单叶互生，叶二型；不育枝上的叶为三叉状卵形或戟形，全缘或三裂；花枝上的叶椭圆状披针形至椭圆状卵形，全缘；叶上表面深绿色，有光泽。伞形花序单个顶生，或2～7个总状排列或伞房状排列成圆锥花序；花瓣5，三角状卵形，淡黄白色或淡绿白色。果实圆球形，红色或黄色。花期9～11月，果期翌年3～5月。分布于西南及陕西、甘肃、山东、浙江、江西、福建、河南、湖北、湖南、广东、广西、西藏等地。

【药用】在生长茂盛季节采收茎叶，切段晒干；鲜用时可随采随用。有祛风、利湿、平肝、解毒的功效。主治风湿痹痛、瘫痪、口眼歪斜、衄血、月经不调、跌打损伤、咽喉肿痛、疗疖痈肿、肝炎、蛇虫咬伤。煎服，6～15g。外用适量，捣敷或煎汤洗。

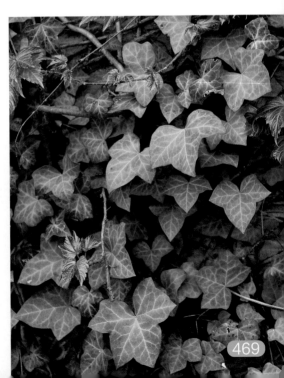

丁公藤

【科属】旋花科。

【识别】高大攀援灌木，小枝圆柱形，灰褐色。单叶互生，叶革质，卵状椭圆形或长圆状椭圆形。聚伞花序成圆锥状，腋生和顶生，密被锈色短柔毛；花冠白色，芳香，深5裂，瓣中带密被黄褐色绢毛，小裂片长圆形，边缘啮蚀状。浆果球形，干后黑褐色。分布于云南东南部、广西西南至东部、广东。

【药用】全年均可采收藤茎，切段或片，晒干。有祛风除湿、消肿止痛的功效。主治风湿痹痛、半身不遂、跌扑肿痛。煎服，3～6g；或配制酒剂，内服或外搽。

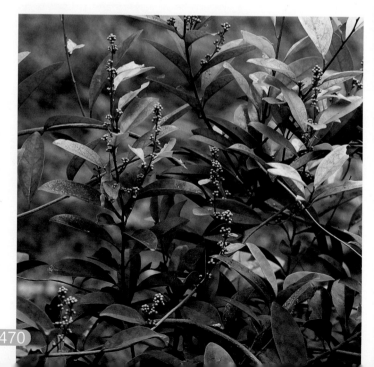

（2）叶对生

钩　吻

【科属】马钱科。

【识别】常绿藤本，长约12m。枝光滑，幼枝具细纵棱。单叶对生，叶片卵状长圆形至卵状披针形，全缘。聚伞花序多顶生，三叉分枝；花小，黄色，花冠漏斗形，先端5裂，内有淡红色斑点，裂片卵形。蒴果卵状椭圆形，下垂，基部有宿萼，果皮薄革质。种子长圆形，多数，具刺状突起，边缘有翅。花期5～11月，果期7月至翌年2月。分布于浙江、江西、福建、台湾、湖南、广东、海南、广西、贵州、云南等地。

【药用】全年均可采全株，切段，晒干或鲜用。有祛风攻毒、散结消肿、止痛的功效。主治疥癞、湿疹、瘰疬、痈肿、疔疮、跌打损伤、风湿痹痛、神经痛。外用适量，捣敷或研末调敷，或煎水洗。

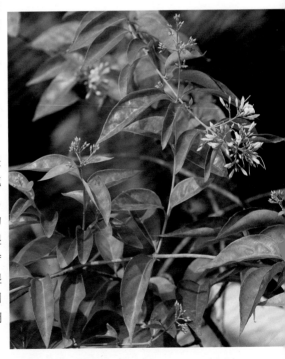

络 石

【科属】夹竹桃科。

【识别】常绿攀援灌木。茎赤褐色。单叶对生，叶片椭圆形或卵状披针形，全缘。聚伞花序腋生，花白色，花冠5裂，裂片长椭圆状披针形，右向旋转排列。蓇葖果长圆柱形。花期4～5月，果期10月。

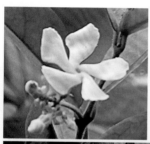

分布于华东、中南、西南及河北、陕西、台湾等地。

【药用】冬季至次春采割带叶藤茎，除去杂质，晒干。有祛风通络、凉血消肿的功效。主治风湿热痹、筋脉拘挛、腰膝酸痛、喉痹、跌扑损伤。煎服，6～12g。外用适量，鲜品捣敷。

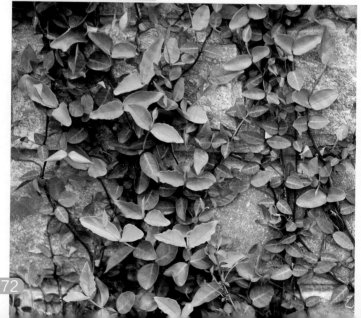

杠 柳

【科属】萝藦科。

【识别】落叶缠绕灌木。单叶对生，叶片披针形或长圆状披针形，全缘。聚伞花序腋生或顶生，花一至数朵，花冠外面绿黄色，内面带紫红色，深5裂，裂片矩圆形，向外反卷，边缘密生白茸毛。种子狭纺锤形而扁，黑褐色，顶端丛生白色长毛。花期5月，果期9月。分布于吉林、辽宁、内蒙古、河北、山西、河南、陕西、甘肃、宁夏、四川、山东、江苏等地。

【药用】春、秋季采挖根，剥取根皮，晒干。有利水消肿、祛风湿、强筋骨的功效。主治下肢水肿、心悸气短、风寒湿痹、腰膝酸软。煎服，3～6g。

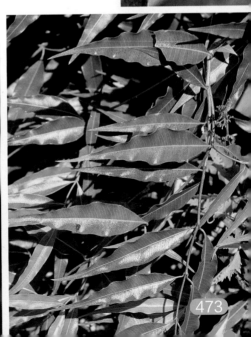

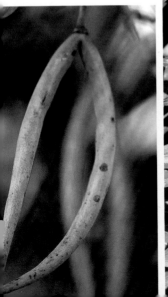

使君子

【科属】使君子科。

【识别】落叶攀援状灌木。幼枝被棕黄色短柔毛。叶对生，膜质，卵形或椭圆形，全缘，叶柄下部有关节，叶落后关节以下部分成为棘状物。顶生穗状花序组成伞房状花序，花瓣5，先端钝圆，初为白色，后转淡红色。果卵形，具明显的锐棱5条。花期5～9月，果期秋末。分布于西南及江西、福建、台湾、湖南、广东、广西等地。

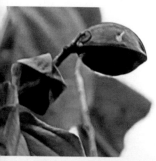

【药用】秋季果皮变紫黑色时采收，除去杂质，干燥。有杀虫消积的功效。主治蛔虫病、蛲虫病、虫积腹痛、小儿疳积。煎服，9～12g，捣碎；取仁炒香嚼服，6～9g。

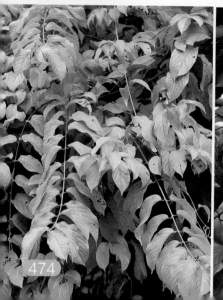

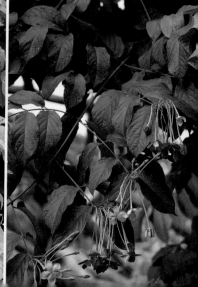

钩 藤

【科属】茜草科。

【识别】常绿木质藤本。叶腋有成对或单生的钩，向下弯曲，先端尖。叶对生，叶片卵形、卵状长圆形或椭圆形，全缘。头状花序单个腋生或为顶生的总状花序式排列，花黄色。蒴果倒卵形或椭圆形，被疏柔毛，有宿存萼。种子两端有翅。花期6～7月，果期10～11月。分布于浙江、福建、广东、广西、江西、湖南、四川、贵州等地。

【药用】秋、冬季采收带钩茎枝，去叶，切段，晒干。有息风定惊、清热平肝的功效。主治肝风内动、惊痫抽搐、高热惊厥、小儿惊啼、头痛眩晕。煎服，3～12g；入煎剂宜后下。

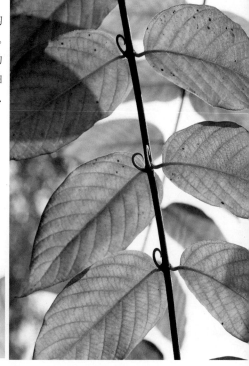

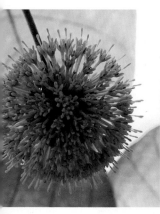

忍 冬

【科属】忍冬科。

【识别】多年生半常绿缠绕木质藤本。叶对生，叶片卵形、长圆卵形或卵状披针形，全缘。花成对腋生，花冠唇形，上唇4浅裂，花冠筒细长，上唇4裂片先端钝形，下唇带状而反曲，花初开时为白色，2～3天后变金黄色。浆果球形，成熟时蓝黑色。花期4～7月，果期6～11月。我国南北各地均有分布。

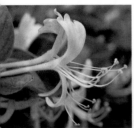

【药用】夏初花开放前采收花蕾或待初开的花，干燥。有清热解毒、疏散风热的功效。主治痈肿疔疮、喉痹、丹毒、热毒血痢、风热感冒、温病发热。煎服，6～15g。

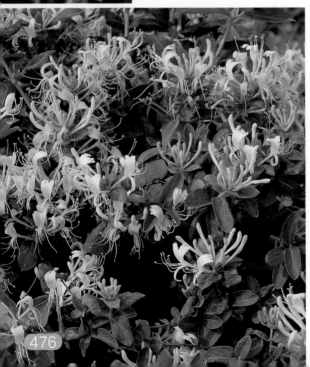

华南忍冬

【科属】忍冬科。

【识别】华南忍冬与忍科的区别：幼枝、叶柄、总花梗、苞片、小苞片均被灰黄色卷曲短柔毛，并疏被微腺毛；小枝淡红褐色或近褐色。叶片卵形至卵状长圆形，幼时两面被短糙毛，老时上面无毛。苞片披针形，小苞片先端具缘毛；萼筒被柔毛。果实黑色。

【药用】春季采收花蕾或带初开的花，晒干。有清热解毒、疏散风热的功效。主治痈肿疔疮、喉痹、丹毒、热毒血痢、风热感冒、温病发热。煎服6～15g。

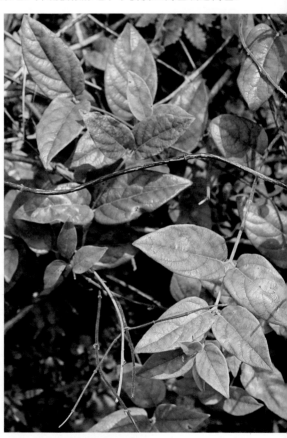

扭肚藤

【科属】木犀科。

【识别】攀援灌木，高1～7m。小枝圆柱形。单叶对生，叶片纸质，卵形、狭卵形或卵状披针形。聚伞花序顶生或腋生，有花多朵；苞片线形或卵状披针形。花冠白色，高脚碟状，花冠裂片披针形，先端锐尖。果长圆形或卵圆形，黑色。花期4～12月，果期8月至翌年3月。生于灌木丛、混交林及沙地。分布于广东、海南、广西、云南。

【药用】夏、秋季采收枝叶，鲜用或晒干。有清热，利湿，解毒的功效。主治湿热泻痢，腹痛里急后重、风湿热痹、四肢肿痛，疮疥。煎汤，15～30g。外用适量，煎水洗、研末撒或捣敷。

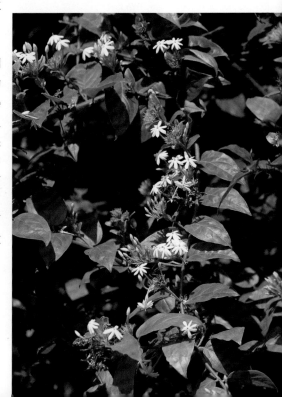

九节龙

【科属】紫金牛科。

【识别】矮小亚灌木。蔓生，具匍匐茎，逐节生根。叶对生或近轮生，坚纸质，椭圆形或倒卵形，边缘具锯齿。伞形花序侧生，花瓣白色或带微红色，广卵形，具腺点。果球形，红色，具腺点。花期5～7月，果期与花期相近。生于低山林下或灌丛中。分布于江西、福建、台湾、湖南、广东、广西、四川、贵州。

【药用】全株或叶全年均可采，洗净，晒干。有清热利湿、活血消肿的功效。主治风湿痹痛、黄疸、血痢腹痛、痛经、跌打损伤、痈疮肿毒、蛇咬伤。煎服，3～9g。

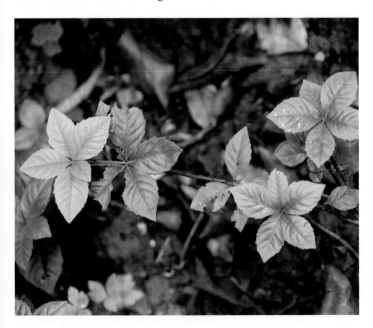

北五味子

【科属】木兰科。

【识别】落叶木质藤本。茎皮灰褐色，皮孔明显，小枝褐色。叶互生，柄细长；叶片卵形、阔倒卵形至阔椭圆形，边缘有小齿牙。花单生或丛生叶腋，乳白色或粉红色，花被6～7片。浆果球形，成熟时呈深红色。花期5～7月，果期8～9月。分布东北、华北、湖北、湖南、江西、四川等地。

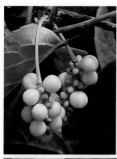

【药用】秋季果实成熟时采摘，晒干或蒸后晒干，除去果梗和杂质。有收敛固涩、益气生津、补肾宁心的功效。主治久嗽虚喘、梦遗滑精、遗尿尿频、久泻不止、自汗盗汗、津伤口渴、内热消渴、心悸失眠。煎服，3～6g。

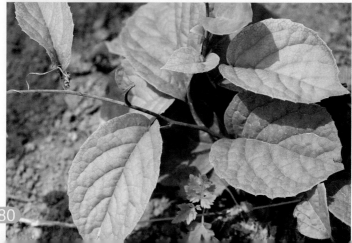

南蛇藤

【科属】卫矛科。

【识别】落叶攀援灌木。小枝圆柱形，灰褐色，有多数皮孔。单叶互生，叶片近圆形、宽倒卵形或长椭圆状倒卵形，边缘具钝锯齿。短聚伞花序腋生，有花5～7朵，花淡黄绿色，花瓣5，卵状长椭圆形。蒴果球形，种子卵形至椭圆形，有红色肉质假种皮。花期4～5月，果熟期9～10月。分布于东北、华北、西北、华东及湖北、湖南、四川、贵州、云南。

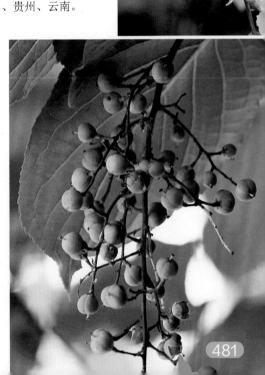

【药用】春、秋季采收藤茎，鲜用或切段晒干。有祛风除湿、通经止痛、活血解毒的功效。主治风湿关节痛、四肢麻木、瘫痪、头痛、牙痛、疝气、痛经、闭经、小儿惊风、跌打扭伤、痢疾、带状疱疹。煎服，9～10g。

481

扶芳藤

【科属】卫矛科。

【识别】常绿灌木，匍匐或攀援，茎枝常有多数细根及小瘤状突起。单叶对生，具短柄，叶片薄革质，椭圆形、椭圆状卵形至长椭圆状倒卵形，边缘具细齿。聚伞花序腋生，呈二歧分枝，花瓣4，绿白色。蒴果黄红色，近球形；种子被橙红色假种皮。花期6～7月，果期9～10月。分布于山西、陕西、山东、江苏、安徽、浙江、江西、河南、湖北、湖南、广西、贵州、云南。

【药用】全年均可采带叶茎枝，清除杂质，切碎，晒干。有舒筋活络、益肾壮腰、止血消瘀的功效。主治肾虚腰膝酸痛、半身不遂、风湿痹痛、小儿惊风、咯血、吐血、血崩、月经不调、子宫脱垂、跌打骨折、创伤出血。煎服，15～30g；外用适量，捣敷或煎水熏洗。

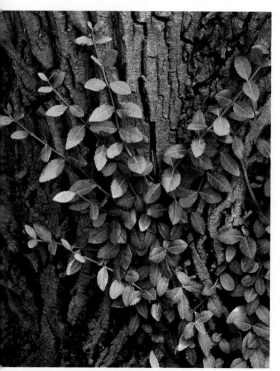

雷公藤

【科属】卫矛科。

【识别】落叶蔓性灌木，小枝红褐色，有棱角，密生瘤状皮孔及锈色短毛。单叶互生，亚革质，叶片椭圆形或宽卵形，边缘具细锯齿。聚伞状圆锥花序顶生或腋生，花白绿色，花瓣5，椭圆形。蒴果具3片膜质翅。花期7～8月，果期9～10月。分布于长江流域以南各地及西南地区。

【药用】秋季挖取根部，去净泥土，晒干，或去皮晒干。有祛风湿、活血通络、消肿止痛、杀虫解毒的功效。主治风湿顽痹、麻风、顽癣、湿疹、疥疮、皮炎、皮疹、疔疮肿毒。煎汤，10～25g（带根皮者减量），文火煎1～2小时。外用适量。

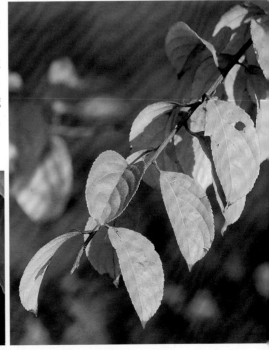

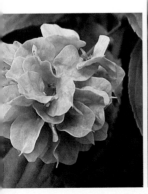

中华猕猴桃

【科属】猕猴桃科。

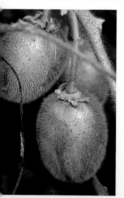

【识别】藤本。幼枝与叶柄密生灰棕色柔毛，老枝无毛。单叶互生，叶片纸质，圆形、卵圆形或倒卵形，边缘有刺毛状齿，上面暗绿色，仅叶脉有毛，下面灰白色，密生灰棕色星状绒毛。花单生或数朵聚生于叶腋；花瓣5，刚开放时呈乳白色，后变黄色。浆果卵圆形或长圆形，密生棕色长毛，有香气。种子细小，黑色。花期6～7月，果熟期8～9月。分布于中南及陕西、四川、江苏、安徽、浙江、江西、福建、贵州、云南等地。

【药用】9月中下旬至10月上旬采摘成熟果实，鲜用或晒干用。有解热、止渴、健胃、通淋的功效。主治烦热、消渴、肺热干咳、消化不良、湿热黄疸、石淋、痔疮。煎服，30～60g；或生食、榨汁饮。

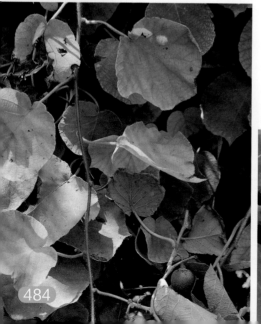

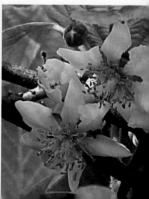

3 叶分裂

蛇葡萄

【科属】葡萄科。

【识别】多年生藤本。茎具皮孔，幼枝被锈色短柔毛，卷须与叶对生，二叉状分枝。单叶互生；叶片心形或心状卵形，顶端不裂或具不明显3浅裂，边缘有带小尖头的浅圆齿。花两性，二歧聚伞花序与叶对生，被锈色短柔毛；花白绿色，花瓣5，分离。浆果球形，幼时绿色，熟时蓝紫色。花期6月，果期7～10月。分布于中南、西南及江苏、安徽、浙江、江西、福建、台湾等地。

【药用】夏、秋季采收茎叶，洗净，鲜用或晒干。有清热利湿、散瘀止血、解毒的功效。主治肾炎水肿、小便不利、风湿痹痛、跌打瘀肿、疮毒。煎服，15～30g，鲜品倍量。外用适量，捣敷或煎水洗；或研末撒。

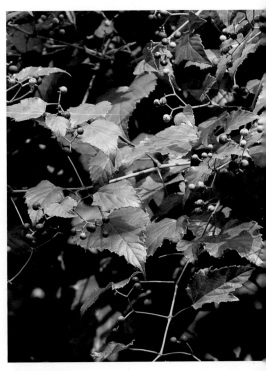

乌头叶蛇葡萄

【科属】葡萄科。

【识别】木质藤本，全株无毛。老枝暗灰褐色，具纵棱和皮孔；幼枝稍带红紫色；卷须与叶对生，二分叉。叶掌状3～5全裂，具长柄；全裂片披针形或菱状披针形，先端锐尖，基部楔形，常羽状深裂，裂片全缘或具粗牙齿。花两性，二歧聚伞花序与叶对生，花小，黄绿色。浆果近球形，成熟时橙黄色或橙红色。花期5～6月，果期8～9月。分布于华北及陕西、甘肃、山东、河南等地。

【药用】全年均可采，挖出根部，除去泥土及细根，刮去表皮栓皮，剥取皮部，鲜用或晒干。有祛风除湿、散瘀消肿的功效。主治风寒湿痹、跌打瘀肿、痈疽肿痛。煎服，10～15g。外用适量，捣敷。

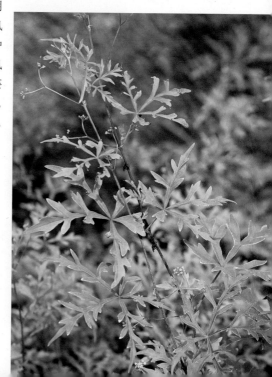

三裂叶蛇葡萄

【科属】葡萄科。

【识别】木质攀援藤本。枝红褐色，幼时被红褐色短柔毛或近无毛。卷须与叶对生，二叉状分枝。叶互生，叶片掌状3全裂，中央小叶长椭圆形或宽卵形，侧生小叶极偏斜，呈斜卵形。聚伞花序二歧状，与叶对生；花小，淡绿色，花瓣。浆果球形或扁球形，熟时蓝紫色。花期6～7月，果期7～9月。分布于中南、西南及陕西、甘肃、江苏、浙江、江西、福建等地。

【药用】夏、秋季采收茎藤，秋季采挖根部，洗净，分别切片，晒干或烘干。有清热利湿、活血通络、止血生肌、解毒消肿的功效。主治淋证、白浊、疝气、偏坠、风湿痹痛、跌打瘀肿、烫伤、疮痈。煎服，10～15g。外用适量，鲜品捣敷。

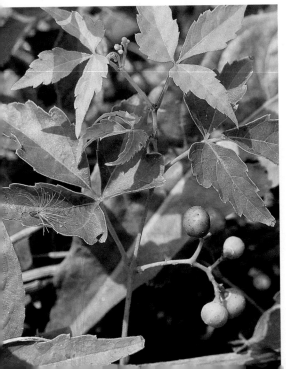

爬山虎

【科属】葡萄科。

【识别】落叶木质攀援大藤本。枝条粗壮；卷须短，多分枝，枝端有吸盘。单叶互生，叶片宽卵形，先端常3浅裂，基部心形，边缘有粗锯齿，幼苗或下部枝上的叶较小，常分成3小叶或为3全裂，中间小叶倒卵形，两侧小叶斜卵形，有粗锯齿。聚伞花序，花绿色。浆果，熟时蓝黑色。花期6～7月，果期9月。分布于华北、华东、中南、西南各地。

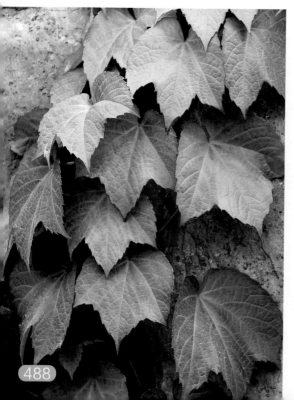

【药用】于秋季采收藤茎或根，去掉叶片，切段；根部于冬季挖取，洗净，切片，晒干或鲜用。有祛风止痛、活血通络的功效。主治风湿痹痛、中风半身不遂、偏正头痛、产后血瘀、腹生结块、跌打损伤、痈肿疮毒、溃疡不敛。煎服，15～30g。外用适量，煎水洗。

龙须藤

【科属】豆科。

【识别】木质藤本，有卷须。单叶互生，纸质，卵形或心形，先端锐渐尖、圆钝、微凹或2裂，裂片长度不一，基出脉5～7条；叶柄纤细。总状花序腋生，花瓣白色，具瓣柄，瓣片匙形。荚果倒卵状长圆形或带状，扁平。花期6～10月；果期7～12月。生于低海拔至中海拔的丘陵灌丛或山地疏林和密林中。分布于浙江、台湾、福建、广东、广西、江西、湖南、湖北和贵州。

【药用】藤全年可采，鲜用或洗净切片，蒸过，晒干。有祛风除湿、活血止痛、健脾理气的功效。主治风湿性关节炎、腰腿疼、跌打损伤、胃痛、小儿疳积。用量，15～30g。

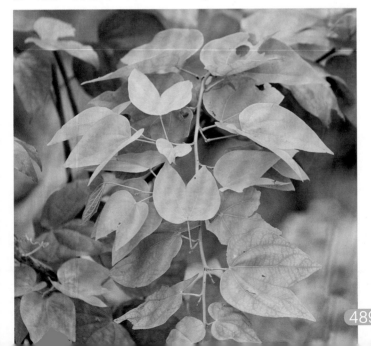

（二）复叶

① 羽状复叶

威灵仙

【科属】毛茛科。

【识别】木质藤本。叶对生，一回羽状复叶，小叶5，全缘。聚伞花序腋生或顶生；萼片4，长圆形或圆状倒卵形，白色，花瓣无。瘦果，宿存花柱羽毛状。花期6～9月，果期8～11月。分布于东北、河北、山西、陕西、甘肃东部、山东及中南地区。

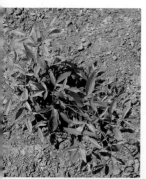

【药用】秋季采挖根和根茎，除去泥沙，晒干。有祛风湿、通经络的功效。主治风湿痹痛、肢体麻木、筋脉拘挛、屈伸不利。煎服，6～10g。外用，适量。

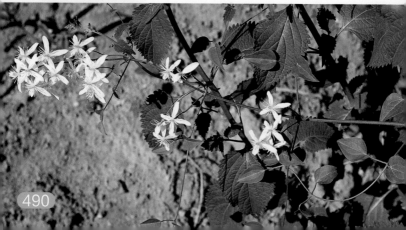

凌 霄

【科属】紫葳科。

【识别】木质藤本，借气根攀附于其他物上。茎黄褐色具网裂。叶对生，奇数羽状复叶，小叶7～9，卵形至卵状披针形，边缘有粗锯齿。顶生疏散的短圆锥花序，花冠漏斗状钟形，裂片5，圆形，橘红色，开展。蒴果长如豆荚。花期7～9月，果期8～10月。生于山谷、溪边、疏林下，或攀援于树上、石壁上或为栽培。我国南北各地均有分布。

【药用】夏、秋季花盛开时采摘花，干燥。有活血通经、凉血祛风的功效。主治月经不调、经闭癥瘕、产后乳肿、风疹发红、皮肤瘙痒、痤疮。煎服，3～10g。外用适量。

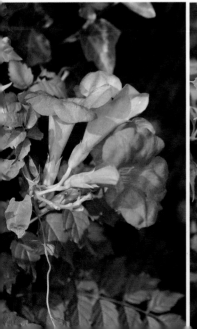
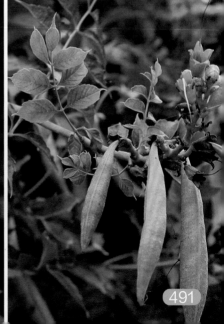

美洲凌霄

【科属】紫葳科。

【识别】藤本，具气生根，长达10m。小叶9～11枚，椭圆形至卵状椭圆形，边缘具齿。顶生短圆锥花序较凌霄紧密，花萼钟状，花冠筒细长，漏斗状，橙红色至鲜红色。蒴果长圆柱形。广西、江苏、浙江、湖南栽培作庭园观赏植物。

【药用】同凌霄。

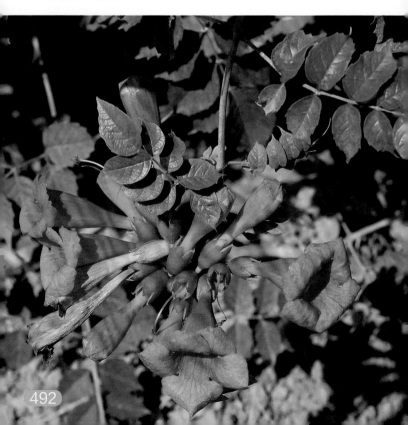

紫　藤

【科属】豆科。

【识别】落叶攀援灌木，高达10m。茎粗壮，分枝多，茎皮灰黄褐色。奇数羽状复叶，互生；有长柄，叶轴被疏毛；小叶7～13，叶片卵形或卵状披针形，先端渐尖，基部圆形或宽楔形，全缘。总状花序侧生，下垂；花萼钟状，花冠蝶形，紫色或深紫色。荚果长条形，扁平，密生黄色绒毛。花期4～5月，果期9～11月。分布于华北、华东、中南、西南及辽宁、陕西、甘肃等地。

【药用】夏季采收茎或茎皮，晒干。有利水、除痹、杀虫的功效。主治水肿、关节疼痛、肠寄生虫病。煎服，9～15g。

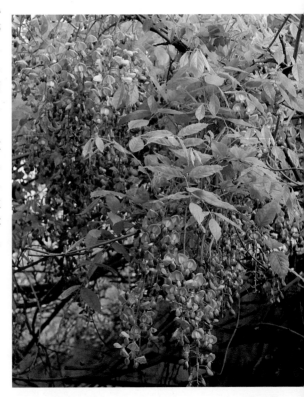

云 实

【科属】豆科。

【识别】攀援灌木。树皮暗红色，密生倒钩刺。二回羽状复叶对生，有柄，基部有刺1对，每羽片有小叶7～15对，膜质，长圆形。总状花序顶生，总花梗多刺；花左右对称，花瓣5，黄色，盛开时反卷。荚果近木质，短舌状，偏斜，稍膨胀，先端具尖喙，沿腹缝线膨大成狭翅，成熟时沿腹缝开裂。花、果期4～10月。分布于华东、中南、西南及河北、陕西、甘肃等地。

【药用】秋季果实成熟时采收，剥取种子，晒干。有解毒除湿、止咳化痰、杀虫的功效。主治痢疾、疟疾、慢性气管炎、小儿疳积、虫积。煎服，9～15g。

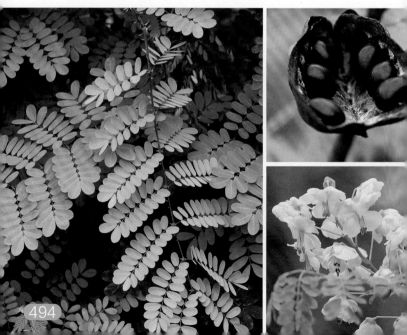

相思子

【科属】豆科。

【识别】攀援灌木。枝细弱，有平伏短刚毛。偶数羽状复叶，互生，小叶8～15对，具短柄，长圆形，两端圆形，先端有极小尖头。总状花序，花小，排列紧密；花冠淡紫色，旗瓣阔卵形，基部有三角状的爪，翼瓣与龙骨瓣狭窄。荚果黄绿色，菱状长圆形。种子4～6颗，椭圆形，在脐的一端黑色，上端朱红色，有光泽。花期3～5月，果期9～10月。生于丘陵地带或山间、路旁灌丛中。分布于福建、台湾、广东、海南、广西、云南等地。

【药用】夏、秋季分批采摘成熟果实，晒干，打出种子，除去杂质。有清热解毒、祛痰、杀虫的功效。主治痈疮、腮腺炎、疥癣、风湿骨痛。外用适量，研末调敷；或煎水洗；或熬膏涂。不宜内服，以防中毒。

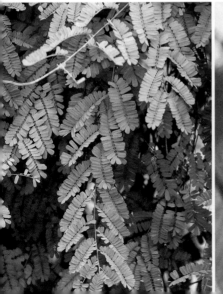
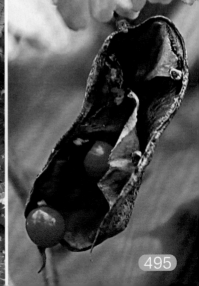

毛相思子

【科属】豆科。

【识别】柔弱缠绕藤本；全株密被黄色短柔毛。偶数羽状复叶互生；小叶11～16对，膜质，长圆形，最上的常为倒卵形，先端截头状，有小锐尖，上面被疏毛，背面密被长毛。总状花序腋生，蝶形花，粉红色。荚果扁平，淡灰黄色，被长柔毛。种子卵形，扁平，暗褐色，光亮。花期8～10月，边开花边结果。

【药用】全年均可采挖带根全草，除去泥沙及荚果，干燥。有清热解毒、利湿的功效。主治传染性肝炎、乳痈、疖肿、烧烫伤、小儿疳积。煎汤，3～10g。外用适量，捣敷患处。

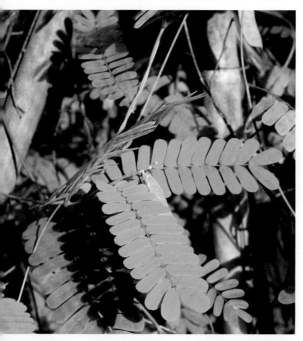

刺壳花椒

【科属】芸香科。

【识别】攀援木质藤本。具皮刺，刺下弯或稍呈水平直出。奇数羽状复叶，坚纸质至革质；叶轴被下弯的刺及短毛；小叶片5～9，长圆形、卵状长圆形或为长椭圆形，全缘。聚伞状圆锥花序腋生；花瓣4，卵形或卵状长圆形。分果爿圆珠形，表面着生针刺。花期3～5月，果期9～10月。生于山坡灌丛中。分布于西南及湖北、湖南、广东、广西等地。

【药用】全年均可采收，根、根皮、茎皮切片晒干；叶鲜用或晒干。有消食助运、行气止痛。主治脾运不健、厌食腹胀、脘腹气滞作痛。煎服，9～15g。

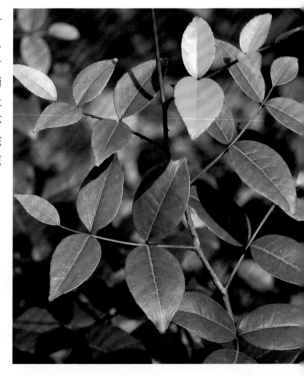

两面针

【科属】芸香科。

【识别】木质藤本,秃净。幼枝、叶柄及小叶的中脉上有钩状小刺。单数羽状复叶,小叶3～9枚,卵形至卵状矩圆形,边缘有疏离的圆锯齿或几为全缘。无柄的圆锥花序腋生,花小,花瓣4,矩圆状卵形。果皮红褐色。花期3～4月,果期9～10月。分布于广东、广西、福建、台湾、云南、湖南等地。

【药用】全年均可采挖,洗净,切片或段,晒干。有活血化瘀、行气止痛、祛风通络、解毒消肿的功效。主治跌扑损伤、胃痛、牙痛、风湿痹痛、毒蛇咬伤;外用治烧烫伤。煎服,5～10g。外用适量,研末调敷或煎水洗患处。

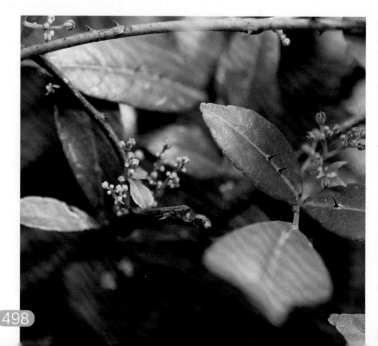

② 三复叶和掌状复叶

白 蔹

【科属】葡萄科。

【识别】落叶攀援木质藤本。幼枝带淡紫色；卷须与叶对生。掌状复叶互生；小叶3～5，羽状分裂或羽状缺刻，裂片卵形至椭圆状卵形或卵状披针形，边缘有深锯齿或缺刻，中间裂片最长，两侧的较小，叶轴及小叶柄有翅。聚伞花序，与叶对生；花小，黄绿色，花瓣5。浆果球形。花期5～6月，果期9～10月。分布于华北、东北、华东、中南及陕西、宁夏、四川等地。

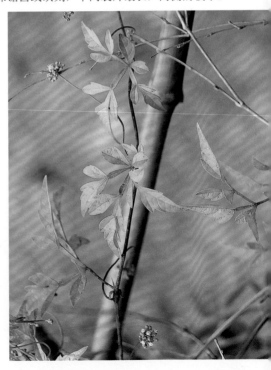

【药用】春、秋季采挖块根，除去泥沙和细根，切成纵瓣或斜片，晒干。有清热解毒、消痈散结、敛疮生肌的功效。主治痈疽发背、疔疮、瘰疬、烧烫伤。煎服，4.5～9g。外用适量，煎汤外洗或研末敷于患处。

木 通

【科属】木通科。

【识别】落叶木质藤本。茎纤细，圆柱形，缠绕，茎皮灰褐色，有圆形、小而凸起的皮孔。掌状复叶互生，有小叶5片，小叶纸质，倒卵形或倒卵状椭圆形，先端圆或凹入，具小凸尖，基部圆或阔楔形。伞房花序式的总状花序腋生。雄花萼片通常3片，淡紫色。果长圆形或椭圆形，成熟时紫色，腹缝开裂。花期4～5月，果期6～8月。生于山地沟谷边疏林或丘陵灌丛中。分布于长江流域各省区。

【药用】秋季采收藤茎，截取茎部，除去细枝，阴干。有利尿通淋、清心除烦、通经下乳的功效。主治淋证、水肿、心烦尿赤、口舌生疮、经闭乳少、湿热痹痛。煎服，3～6g。

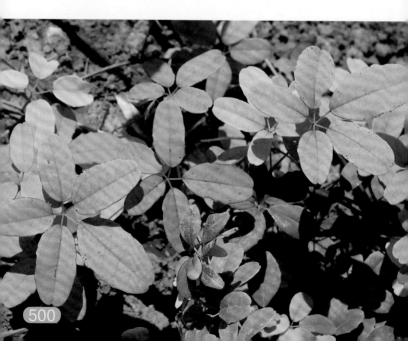

白木通

【科属】木通科。

【识别】落叶或半常绿缠绕灌木，高6～10m。三出复叶，小叶卵形或卵状矩圆形，先端圆形，中央凹陷，基部圆形或稍呈心脏形至阔楔形，全缘或微波状。总状花序腋生，花紫色微红或淡紫色。蓇葖状浆果，椭圆形或长圆筒形，成熟时紫色。花期3～4月，果期10～11月。分布江苏、浙江、江西、广西、广东、湖南、湖北、山西、陕西、四川、贵州、云南等地。

【药用】同木通。

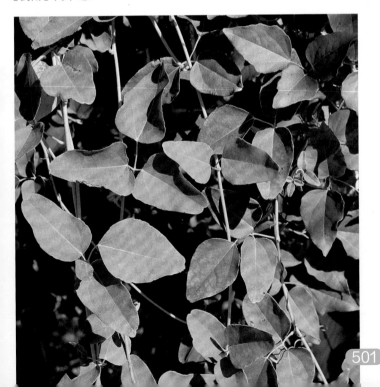

三叶木通

【科属】木通科。

【识别】落叶本质藤本，茎、枝都无毛。三出复叶，小叶卵圆形、宽卵圆形或长卵形，基部圆形或宽楔形，有时微呈心形，边缘浅裂或呈波状，侧脉通常5～6对。总状花序腋生，花单性；雄花生于上部，雄蕊6；雌花花被片紫红色，具6个退化雄蕊，心皮分离。果实肉质，长卵形，成熟后沿腹缝线开裂；种子多数，卵形，黑色。分布河北、山西、山东、河南、陕西、甘肃、浙江、安徽、湖北等地。

【药用】同木通。

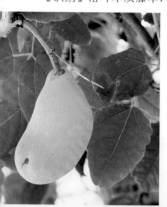

飞龙掌血

【科属】芸香科。

【识别】木质蔓生藤本。枝与分枝常有向下弯曲的皮刺；老枝褐色，幼枝淡绿色或黄绿色，常被有褐锈色的短柔毛和白色圆形皮孔。三出复叶互生；小叶无柄；小叶片革质，倒卵形、倒卵状长圆形或为长圆形，边缘有细钝锯齿，两面无毛。花单性，白色至淡黄色；雄花常排成腋生的圆锥状聚伞花序。核果近球形，橙黄色至朱红色。花期10～12月，果期12月至翌年2月。生于山林、路旁、灌丛或疏林中。分布于西南及陕西、浙江、福建、台湾、湖北、湖南、广东、海南、广西等地。

【药用】全年均可采收根或根皮，挖根，洗净，鲜用或切段晒干。有祛风止痛、散瘀止血、解毒消肿的功效。主治风湿痹痛、腰痛、胃痛、痛经、经闭、跌打损伤、劳伤吐血、衄血、瘀滞崩漏、疮痈肿毒。煎汤，9～15g。外用适量，鲜品捣敷；干品研末撒或调敷。

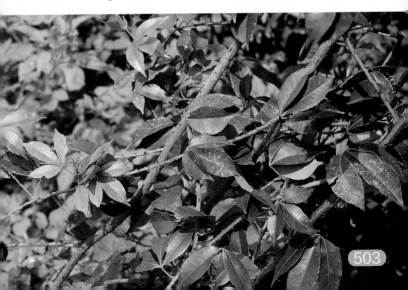

白 簕

【科属】五加科。

【识别】攀援状灌木。枝细弱铺散，老枝灰白色，新枝棕黄色、疏生向下的针刺，刺先端钩曲，基部扁平。叶互生，有3小叶，叶柄有刺或无刺，小叶柄长2～8mm；叶片椭圆状卵形至椭圆状长圆形，中央一片最大，边缘有细锯齿或疏钝齿。伞形花序，花黄绿色，花瓣5。核果浆果状，扁球形，成熟果黑色。花期8～11月，果期9～12月。分布于我国中部、南部。

【药用】嫩枝叶全年均可采，鲜用或晒干。有清热解毒、活血消肿、除湿敛疮的功效。主治感冒发热、咳嗽胸痛、痢疾、风湿痹痛、跌打损伤、骨折、刀伤、痈疮疔疖、口疮、湿疹、疥疮、毒虫咬伤。煎汤，9～30g。外用适量，捣敷或煎汤洗。

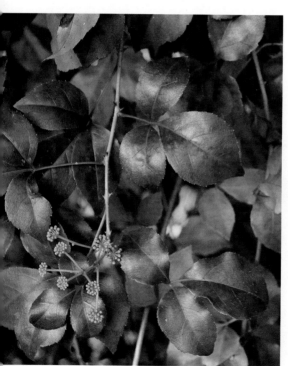

金樱子

【科属】蔷薇科。

【识别】常绿攀援灌木。茎有钩状皮刺和刺毛。羽状复叶,叶柄和叶轴具小皮刺和刺毛。小叶革质,通常3,椭圆状卵形或披针状卵形,边缘具细齿状锯齿。花单生于侧枝顶端,花梗和萼筒外面均密被刺毛;花瓣5,白色。果实倒卵形,紫褐色,外面密被刺毛。花期4~6月,果期7~11月。分布华中、华南、华东及四川、贵州等地。

【药用】10~11月果实成熟变红时采收,干燥,除去毛刺。有固精缩尿、固崩止带、涩肠止泻的功效。主治遗精滑精、遗尿尿频、崩漏带下、久泻久痢。煎服,6~12g。

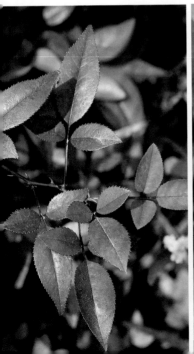
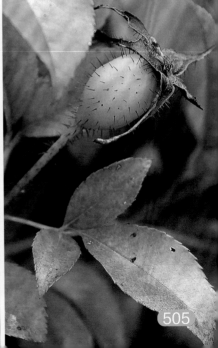

密花豆

【科属】豆科。

【识别】木质藤本。老茎砍断时可见数圈偏心环，鸡血状汁液从环处渗出。三出复叶互生，顶生小叶阔椭圆形，侧生小叶基部偏斜。圆锥花序腋生，大型，花多而密，花序轴、花梗被黄色柔毛；花冠白色，肉质，旗瓣近圆形，具爪。荚果舌形。花期6～7月，果期8～12月。分布于福建、广东、广西、云南。

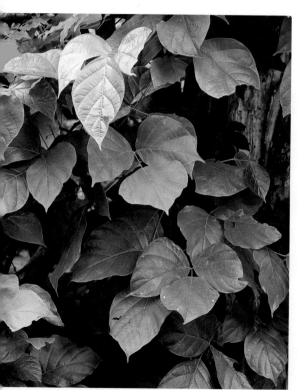

【药用】秋、冬季采收藤茎，除去枝叶，切片，晒干。有活血补血、调经止痛、舒筋活络的功效。主治月经不调、痛经、经闭、风湿痹痛、麻木瘫痪、血虚萎黄。煎服，9～15g。

野 葛

【科属】豆科。

【识别】多年生落叶藤本，全株被黄褐色粗毛。叶互生，具长柄，三出复叶，叶片菱状圆形，先端渐尖，基部圆形，有时浅裂。总状花序腋生或顶生，蝶形花蓝紫色或紫色。荚果线形，扁平，密被黄褐色的长硬毛。花期4～8月，果期8～10月。除新疆、西藏外，全国各地均有分布。

【药用】秋、冬季采挖根（葛根），趁鲜切成厚片或小块，干燥。有解肌退热、生津止渴、透疹、升阳止泻、通经活络、解酒毒的功效。主治外感发热头痛、项背强痛、口渴、消渴、麻疹不透、热痢、泄泻、眩晕头痛、中风偏瘫、胸痹心痛、酒毒伤中。煎服，9～15g。

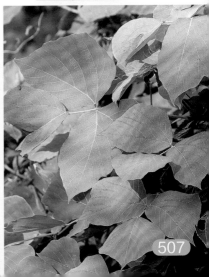

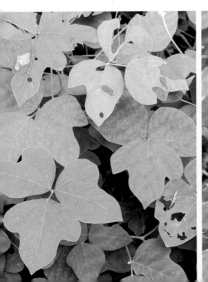

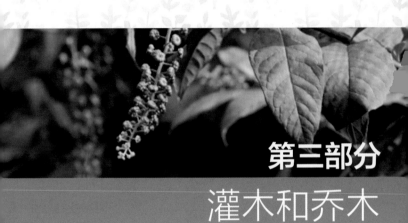

第三部分

灌木和乔木

油　松

【科属】松科。

【识别】乔木，树皮灰褐色，呈不规则鳞甲状裂。叶针形，2针一束。雄球花圆柱形，淡黄绿色，穗状；雌球花序阔卵形，紫色。球果卵形或圆卵形，鳞盾肥厚，隆起，扁菱形或菱状多角形。全国大部分地区有产。

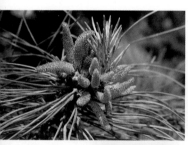

【药用】全年均可采收瘤状节或分枝节，锯取后阴干，劈成薄片或小块。有祛风除湿、通络止痛的功效。主治风寒湿痹、历节风痛、转筋挛急、跌打伤痛。煎服，9～15g。外用适量。

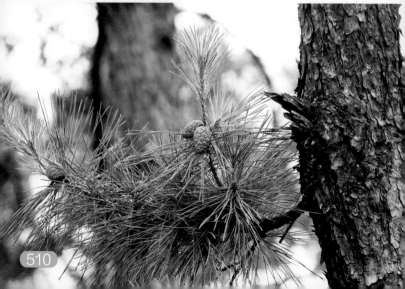

马尾松

【科属】松科。

【识别】乔木，树皮红褐色，裂成不规则的鳞状块片。针叶2针一束，细柔，微扭曲，边缘有细锯齿。雄球花淡红褐色，圆柱形，弯垂，穗状；雌球花单生或2～4个聚生于新枝近顶端，淡紫红色，一年生小球果圆球形或卵圆形。球果卵圆形或圆锥状卵圆形。

【药用】全年均可采收瘤状节或分枝节，锯取后阴干。劈成薄片或小块。有祛风除湿、通络止痛的功效。主治风寒湿痹、历节风痛、转筋挛急、跌打伤痛。煎服，9～15g。外用适量。

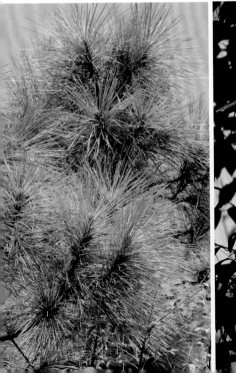

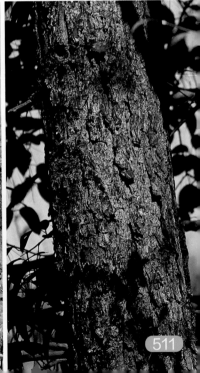

白皮松

【科属】松科。

【识别】乔木。树皮灰绿色或淡灰褐色，不规则剥裂。针叶3针一束，粗硬。雄球花卵圆形或椭圆形，多数聚生于新枝基部成穗状；雌花序1至数枚生新枝上部。球果卵圆形，通常单生，初直立，后下垂，熟时淡黄褐色，种鳞先端厚，鳞盾多为菱形，有脊，鳞脐生于鳞盾的中央，有刺尖。种子灰褐色，近倒卵圆形，种翅短，赤褐色，易脱落。花期4~5月，果熟期翌年10～11月。分布于山西、陕西、甘肃、河南、四川等地。辽宁、北京、山东、江苏、浙江、江西有栽培。

【药用】冬初采收球果。有祛痰、止咳、平喘的功效。主治慢性气管炎、咳嗽、气短、咳白沫痰。煎汤，30～60g。

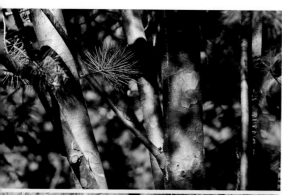

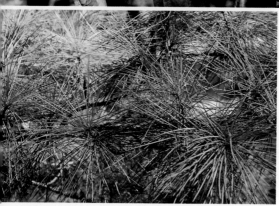

金钱松

【科属】松科。

【识别】乔木。树干直，树皮灰褐色，粗糙，不规则鳞片状开裂。一年生枝淡红褐色或淡红黄色，有光泽。叶线形，扁平，先端锐尖或尖，辐射状簇生于枝上。雄球花黄色，圆柱状，下垂；雌球花紫红色，直立，椭圆形。球果卵圆形或倒卵圆形，熟时淡红褐色。花期4～5月，果熟期10～11月上旬。分布于江苏、安徽、浙江、江西、福建、湖北、湖南、四川等地。

【药用】夏季剥取树皮，晒干。有杀虫、疗癣、止痒的功效。主治疥癣瘙痒。外用适量，酒或醋浸涂擦，或研末调涂患处。

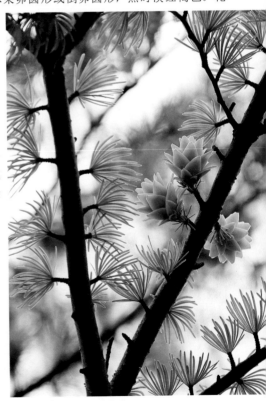

红　松

【科属】松科。

【识别】高大乔木，大树树皮灰褐色或灰色，纵裂成不规则的长方鳞状块片，裂片脱落后露出红褐色的内皮，树冠圆锥形。针叶5针一束，粗硬，深绿色，边缘具细锯齿。雄球花椭圆状圆柱形，红黄色，多数密集于新枝下部成穗状；雌球花绿褐色，圆柱状卵圆形，直立，单生或数个集生于新枝近顶端，具粗长的梗。球果圆锥状卵圆形、圆锥状长卵圆形或卵状矩圆形，成熟后种鳞不张开。花期6月，球果第二年9～10月成熟。分布于我国东北地区。

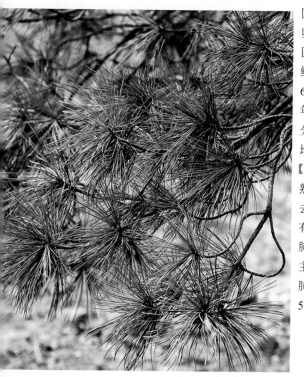

【药用】于果实成熟后采收，晒干，去硬壳取出种子。有润肠通便、润肺止咳的功效。主治肠燥便秘、肺燥干咳。煎服，5～10g。

榧

【科属】红豆杉科。

【识别】常绿乔木，高达25m。小枝近对生或轮生。叶呈假二列状排列，线状披针形，先端突刺尖，基部几成圆形，全缘，质坚硬，中肋明显。雄球花单生叶腋，雌球花成对生于叶腋。种子核果状，矩状椭圆形或倒卵状长圆形，先端有小短尖，有白粉，红褐色，有不规则的纵沟。花期4月。种子成熟期为次年10月。分布于安徽、江苏、浙江、福建、江西、湖南、湖北等地。

【药用】秋季种子成熟时采收，除去肉质假种皮，洗净，晒干。用时捣碎。有杀虫消积、润肺止咳、润燥通便的功效。主治钩虫病、蛔虫病、绦虫病、虫积腹痛、小儿疳积、肺燥咳嗽、大便秘结。煎服，9～15g。炒熟嚼服，一次用15g。

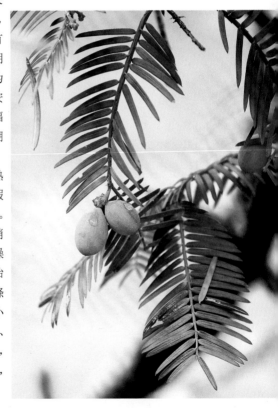

红千层

【科属】桃金娘科。

【识别】小乔木，树皮坚硬，灰褐色。单叶互生，坚革质，线形，全缘。穗状花序生于枝顶；花瓣绿色，卵形；雄蕊鲜红色，花药暗紫色，椭圆形；花柱比雄蕊稍长，先端绿色，其余红色。蒴果半球形。花期6～8月。广东、广西、台湾有栽培。

【药用】枝叶全年均可采，鲜用或晒干。有祛风、化痰、消肿的功效。主治感冒、咳喘、风湿痹痛、湿疹、跌打肿痛。煎汤，3～9g。外用适量，捣敷或煎汤洗。

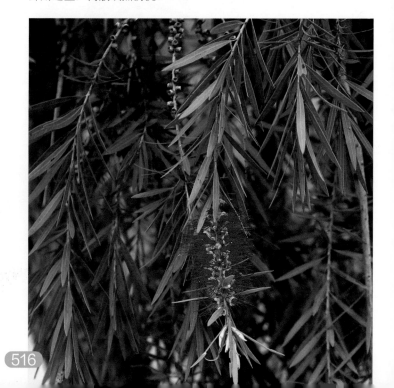

垂 柳

【科属】杨柳科。

【识别】乔木，高可达18m，树冠开展疏散。树皮灰黑色，不规则开裂；枝细，下垂，无毛。芽线形，先端急尖。叶狭披针形，边缘具锯齿。花序先叶或与叶同时开放；雄花序长1.5～3cm，有短梗，轴有毛；雌花序长达2～5cm，有梗，基部有3～4小叶。花期3～4月，果期4～5月。分布于长江及黄河流域，其他各地均有栽培。

【药用】春季摘取嫩树枝条，鲜用或晒干。有祛风利湿、解毒消肿的功效。主治风湿痹痛、小便淋浊、黄疸、风疹瘙痒、疔疮、丹毒、龋齿、龈肿。煎服，15～30g；外用适量，煎水洗。

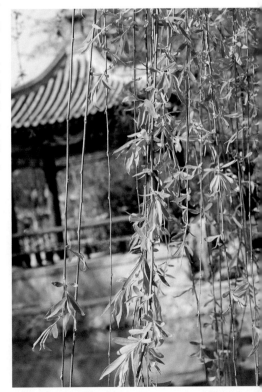

余甘子

【科属】大戟科。

【识别】落叶小乔木或灌木，高 3 ～ 8m。树皮灰白色，薄而易脱落，露出大块赤红色内皮。叶互生，2 列，密生，极似羽状复叶；落叶时整个小枝脱落。叶片长方线形或线状长圆形。花簇生于叶腋，花小，黄色。果实肉质，圆而略带 6 棱，初为黄绿色，成熟后呈赤红色。花期 4 ～ 5 月，果期 9 ～ 11 月。生于疏林下或山坡向阳处。分布于福建、台湾、广东、海南、广西、四川、贵州、云南等地。

【药用】冬季至次春果实成熟时采收，除去杂质，干燥。有清热凉血、消食健胃、生津止咳的功效。主治血热血瘀、消化不良、腹胀、咳嗽、喉痛、口干。煎汤，15 ～ 30g；或鲜品取汁。

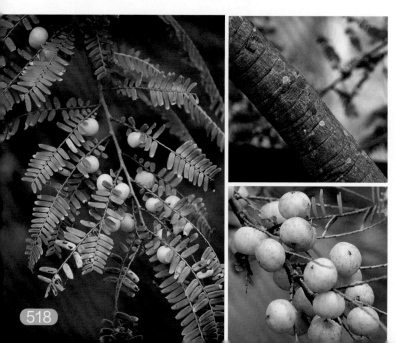

沙　棘

【科属】胡颓子科。

【识别】落叶灌木或乔木。棘刺较多，粗壮；嫩枝褐绿色，密被银白色而带褐色鳞片。单叶近对生；叶柄极短；叶片纸质，狭披针形或长圆状披针形，上面绿色，初被白色盾形毛或星状毛，下面银白色或淡白色，被鳞片。果实圆球形，橙黄色或橘红色。花期4～5月，果期9～10月。分布于华北、西北及四川等地。

【药用】秋、冬季果实成熟或冻硬时采收成熟果实，除去杂质，干燥或蒸后干燥。有健脾消食、止咳祛痰、活血散瘀的功效。主治脾虚食少、食积腹痛、咳嗽痰多、胸痹心痛、瘀血经闭、跌扑瘀肿。煎服，3～9g。

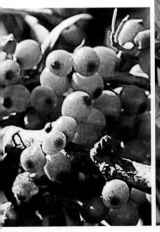
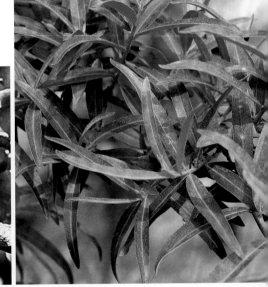

细叶小檗

【科属】小檗科。

【识别】落叶灌木，老枝灰黄色，幼枝紫褐色，生黑色疣点。茎刺缺如或单一，有时三分叉。叶纸质，倒披针形至狭倒披针形，基部渐狭，全缘；近无柄。穗状总状花序具8～15朵花，常下垂；花黄色，花瓣倒卵形或椭圆形，先端锐裂。浆果长圆形，红色。花期5～6月，果期7～9月。生于山地灌丛、砾质地、草原化荒漠、山沟河岸或林下。分布于吉林、辽宁、内蒙古、青海、陕西、山西、河北等地。

【药用】春、秋季采挖根，除去泥沙和须根，晒干或切片晒干。有清热燥湿、泻火解毒的功效。主治湿热泻痢、黄疸、湿疹、咽痛目赤、聤耳流脓、痈肿疮毒。煎服，10～15g。外用适量。

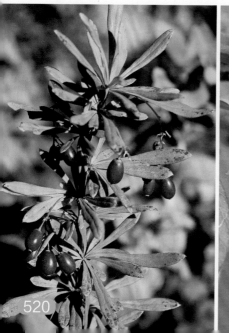
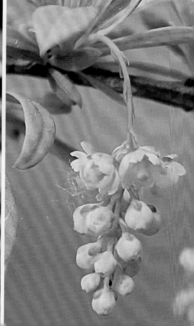

黄花夹竹桃

【科属】夹竹桃科。

【识别】常绿小乔木，高2～5m。全株光滑，树皮棕褐色，皮孔明显。叶互生，叶片革质，线形或线状披针形。聚伞花序顶生，有总柄，通常6花成簇，黄色，芳香；花冠大形，漏斗形，花冠筒喉部具5个被毛的鳞片，花冠裂片5。核果扁三角球形。花期6～12月，果期8月至翌年春节。我国福建、台湾、广东、海南、广西、云南等地有栽培。

【药用】秋季果实成熟时采收，剥取种仁，晒干。有强心、利尿消肿的功效。主治各种心脏病引起的心力衰竭、阵发性室上性心动过速、阵发性心房纤颤。用提取物制成片剂口服，或制成注射液静脉注射。

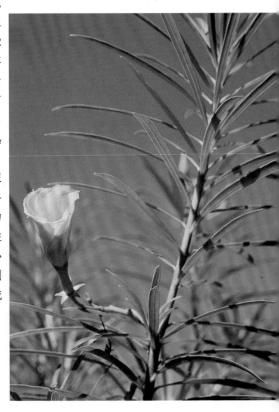

夹竹桃

【科属】夹竹桃科。

【识别】常绿灌木，高达2～5m。叶具短柄，3叶轮生，革质，长披针形，全缘。聚伞花序顶生，花紫红色或白色，花冠漏斗状，5裂片或重瓣。长蓇葖果2枚。花期8～10月。广东、广西、四川、福建、云南、河北、辽宁、黑龙江、江苏、浙江等地有栽培。

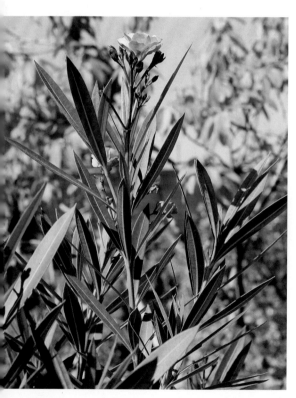

【功能主治】叶或树皮全年可采，晒干或鲜用。有强心利尿、祛痰定喘、镇痛、祛瘀的功效。主治心脏病心力衰竭、喘咳、癫痫、跌打肿痛、血瘀经闭。煎汤，0.3~0.9g。外用适量，捣敷。

二、单叶、叶卵圆形

（一）叶缘整齐

① 叶互生

胡颓子

【科属】胡颓子科。

【识别】常绿直立灌木，高3～4m。茎具刺；小枝密被锈色鳞片，老枝鳞片脱落后显黑色，具光泽。叶互生，叶片革质，椭圆形或阔椭圆形，边缘微反卷或微波状，上面绿色，有光泽，下面银白色，密被银白色和少数褐色鳞片。花白色或银白色，下垂，被鳞片，1～3朵生于叶腋，花被筒圆形或漏斗形，先端4裂。果实椭圆形，幼时被褐色鳞片，成熟时红色。花期9～12月，果期翌年4～6月。分布于江苏、安徽、浙江、江西、福建、湖北、湖南、广东、广西、四川、贵州等地。

【药用】全年均可采收叶，鲜用或晒干。有平喘止咳、止血、解毒的功效。主治肺虚咳嗽、气喘、咳血、吐血、外伤出血、痈疽、痔疮肿痛。煎汤，9～15g。外用适量，捣敷或煎水熏洗。

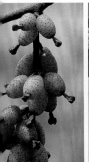
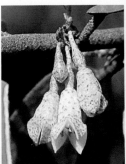
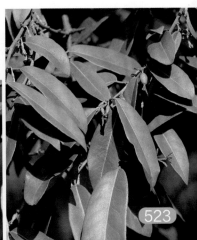

牛奶子

【科属】胡颓子科。

【识别】落叶灌木，高1～4m。茎常具刺，幼技密被银白色和少数黄褐色鳞片。单叶互生，叶纸质，椭圆形至卵状椭圆形，上面幼时具银白色鳞片或星状毛，成熟后脱落，下面密被银白色和散生少数褐色鳞片。花较叶先开放，黄白色，外被银白色盾形鳞片，花被筒圆筒状漏斗形，上部4裂。果实近球形至卵圆形，幼时绿色，被银白色或有时全被褐色鳞片，成熟时红色。花期4～5月，果期7～8月。分布于华北、华东、西南及辽宁、陕西、宁夏、甘肃、青海、湖北、湖南等地。

【药用】夏、秋季采收，根洗净切片晒干；叶、果实晒干。有清热止咳、利湿解毒的功效。主治肺热咳嗽、泄泻、痢疾、淋证、带下、崩漏、乳痈。煎汤服，根或叶15～30g，果实3～9g。

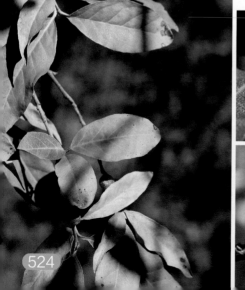
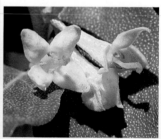
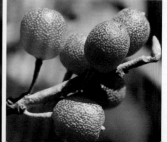

沙 枣

【科属】胡颓子科。

【识别】落叶灌木或小乔木，高5～10m。枝干受伤后流出透明褐色胶汁，幼枝密被银白色鳞片，老枝鳞片脱落，栗褐色，光滑。单叶互生，薄纸质，叶片椭圆状披针形或披针形，全缘，上面幼时被银白色鳞片，下面银白色，有光泽，密被白色鳞片。花1～3朵生于叶腋，花被筒呈钟状或漏斗状，先端4裂，外面银白色，里面黄色，有香味。果实椭圆形粉红色，被银白色鳞片。花期5～6月，果期9月。分布于辽宁、河北、山西、河南、陕西、甘肃、内蒙古、宁夏、新疆、青海等地。

【药用】果实成熟时分批采摘，鲜用或烘干。有养肝益肾、健脾调经的功效。主治肝虚目眩、肾虚腰痛、脾虚腹泻、消化不良、带下、月经不调。煎服，15～30g。

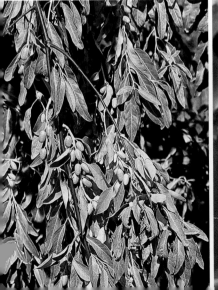
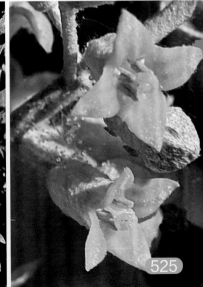

枸 杞

【科属】茄科。

【识别】落叶灌木，高1m左右。茎灰色，具短棘。叶卵形、长椭圆形或卵状披针形，全缘。花腋生，花冠漏斗状，先端5裂，裂片长卵形，紫色。浆果卵形或长圆形，深红色或橘红色。花期6～9月，果期7～10月，分布于我国南北各地。

【药用】春初或秋后采挖根部，洗净，剥取根皮，晒干。有凉血除蒸、清肺降火的功效。主治阴虚潮热、骨蒸盗汗、肺热咳嗽、咯血、衄血、内热消渴。煎服，9～15g。

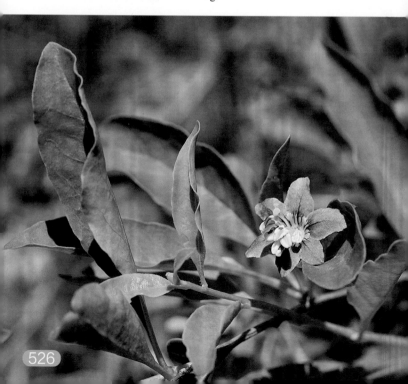

宁夏枸杞

【科属】茄科。

【识别】灌木，高2～3m。主枝数条，粗壮，果枝细长，刺状枝短而细，生于叶腋。叶互生，或数片丛生于短枝上，叶片狭倒披针形、卵状披针形或卵状长圆形，全缘。花腋生，通常1～2朵簇生，花冠漏斗状，先端5裂，裂片卵形，粉红色或淡紫红色，具暗紫色脉纹。浆果卵圆形、椭圆形或阔卵形，红色或橘红色。花期5～10月，果期6～10月。分布甘肃、宁夏、新疆、内蒙古、青海等地。

【药用】夏、秋季果实呈红色时采收成熟果实，热风烘干，除去果梗，或晾至皮皱后，晒干，除去果梗。有滋补肝肾、益精明目的功效。主治虚劳精亏、腰膝酸痛、眩晕耳鸣、阳痿遗精、内热消渴、血虚萎黄、目昏不明。煎服，6～12g。

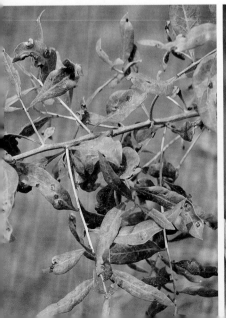
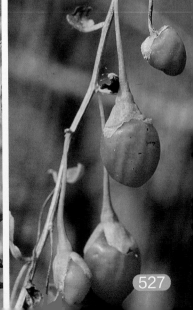

羊踯躅

【科属】杜鹃花科。

【识别】落叶灌木，高 1～2m。单叶互生，叶柄短，叶片纸质，常簇生于枝顶，椭圆形至椭圆状倒披针形。花多数排列成短总状伞形花序，顶生，先叶开放或与叶同时开放；花冠宽钟状，金黄色，先端5裂，裂片椭圆形至卵形。蒴果长椭圆形，熟时深褐色。花期4～5月，果期6～8月。分布于江苏、安徽、浙江、江西、福建、河南、湖南、广东、广西、四川、贵州等地。

【药用】在开花盛期采摘花。有祛风除湿、定痛、杀虫的功效。主治风湿痹痛、偏正头痛、跌扑肿痛、龋齿疼痛、皮肤顽癣、疥疮。煎汤服，0.3～0.6g。外用适量，研末调敷或鲜品捣敷。

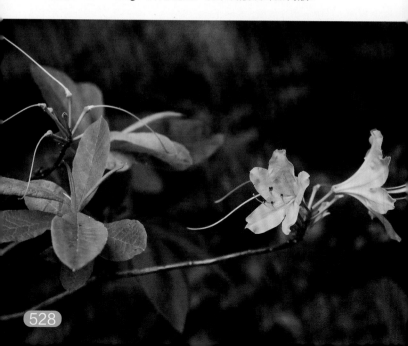

酸 橙

【科属】芸香科。

【识别】常绿小乔木。枝三棱形，有长刺。叶互生；叶柄有狭长形或狭长倒心形的叶翼；叶片革质，倒卵状椭圆形或卵状长圆形，全缘或微波状，具半透明油点。花单生或数朵簇生于叶腋及当年生枝条的顶端，花瓣5，白色，长圆形。柑果近球形，熟时橙黄色，味酸。花期4～5月，果期6～11月。我国长江流域及其以南各省区均有栽培。

【药用】5～6月收集自落的果实，除去杂质，自中部横切为两半，晒干或低温干燥，较小者直接晒干或低温干燥。有破气消积、化痰散痞的功效。主治积滞内停、痞满胀痛、泻痢后重、大便不通、痰滞气阻、胸痹、结胸、脏器下垂。煎服，3～9g，大量可用至30g。

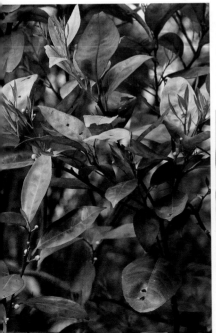

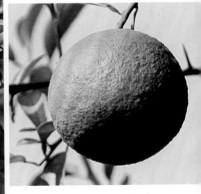

雀儿舌头

【科属】大戟科。

【识别】直立灌木，高达3m。叶片膜质至薄纸质，卵形、近圆形、椭圆形或披针形。花单生或2～4朵簇生于叶腋；萼片、花瓣和雄蕊均为5；雄花花瓣白色，匙形，膜质；雌花花瓣倒卵形。蒴果圆球形或扁球形。花期2～8月，果期6～10月。除黑龙江、新疆、福建、海南和广东外，全国各省区均有分布。

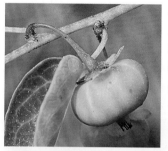

【药用】根入药。有理气止痛的功效。主治脾胃气滞所致脘腹胀痛、食欲不振、寒疝腹痛、下痢腹痛。煎汤服，6～12g。

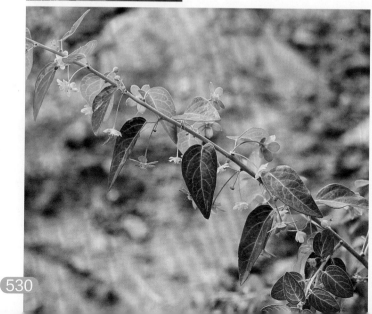

一叶萩

【科属】大戟科。

【识别】灌木，高1～3m。单叶互生，具短柄；叶片椭圆形，全缘或具不整齐的波状齿。3～12朵花簇生于叶腋；花小，淡黄色，无花瓣。蒴果三棱状扁球形。花期5～7月，果期7～9月。分布于黑龙江、吉林、辽宁、河北、陕西、山东、江苏、安徽、浙江、江西、台湾、河南、湖北、广西、四川、贵州等地。

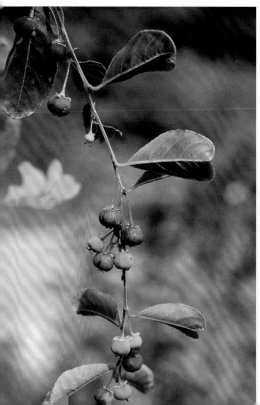

【药用】春末至秋末均可采收嫩枝叶，割取连叶的绿色嫩枝，扎成小把，阴干；根全年均可采，除去泥沙，洗净，切片晒干。有祛风活血、益肾强筋的功效。主治风湿腰痛、四肢麻木、阳痿、小儿疳积、面神经麻痹、小儿麻痹后遗症。煎服，6～9g。

黑面神

【科属】大戟科。

【识别】直立灌木，高2～3m。树皮灰棕色，枝圆柱状，多叉状弯曲，表面有白色细小皮孔。单叶互生，革质，卵形或卵状披针形，全缘。花极小，2～4朵腋生，无花瓣和花盘。核果球形。花期4～9月。生于灌木林中。分布我国南部及云南、贵州、浙江、福建。

【药用】嫩枝叶全年可采。有清热祛湿、活血解毒的功效。主治腹痛吐泻、湿疹、缠腰火丹、皮炎、漆疮、风湿痹痛、产后乳汁不通、阴痒。煎汤，15～30g。外用适量，捣敷或煎水洗。

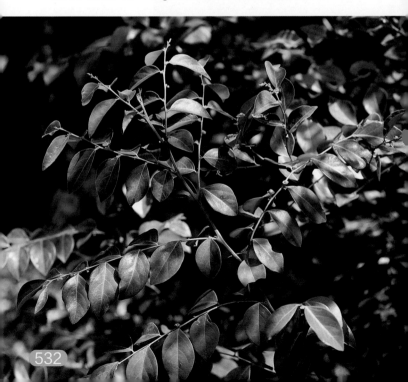

油 桐

【科属】大戟科。

【识别】小乔木。枝粗壮，皮孔灰色。单叶互生；叶柄长达12cm，顶端有2红紫色腺体；叶片革质，卵状心形，先端渐尖，基部心形或楔形，全缘，有时3浅裂。花先叶开放，排列于枝端成短圆锥花序；花瓣5，白色，基部具橙红色的斑点与条纹。核果近球形。花期4～5月，果期10月。分布于陕西、甘肃、江苏、安徽、浙江、江西、福建、台湾、湖北、湖南、广东、广西、四川、贵州、云南等地。

【药用】秋季果实成熟时采收，将其堆积于潮湿处，泼水，覆以干草，经10天左右，外壳腐烂，除去外皮，收集种子，晒干。有吐风痰、消肿毒、利二便的功效。主治风痰喉痹、痰火瘰疬、食积腹胀、大小便不通、丹毒、疥癣、烫伤、急性软组织炎症、寻常疣。煎服，1～2枚。外用适量，研末敷。

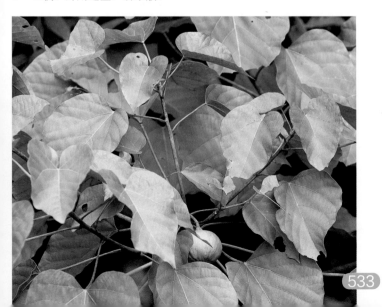

乌 桕

【科属】大戟科。

【识别】落叶乔木。树皮暗灰色，有纵裂纹。叶互生；叶柄长 2.5～6cm，顶端有2腺体；叶片纸质，菱形至宽菱状卵形，先端微凸尖到渐尖，基部宽楔形，全缘。穗状花序顶生，无花瓣及花盘。蒴果椭圆状球形，成熟时褐色，室背开裂为3瓣，每瓣有种子1颗；种子近球形，黑色，外被白蜡。花期4～7月，果期10～12月。分布于华东、中南、西南及台湾等地。

【药用】全年均可采根皮，将皮剥下，除去栓皮，晒干。有泻下逐水、消肿散结、解蛇虫毒的功效。主治水肿、癥瘕积聚、臌胀、大

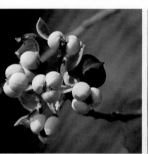 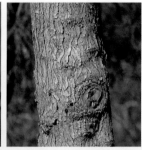

小便不通、疔毒痈肿、湿疹、疥癣、毒蛇咬伤。煎服，9～12g。外用适量，煎水洗或研末调敷。

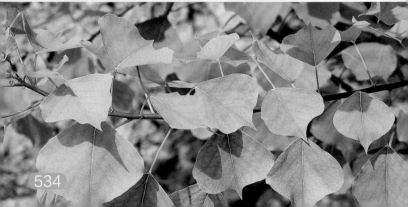

望春花

【科属】木兰科。

【识别】落叶乔木，高6～12m。小枝光滑或近梢处有毛；冬芽卵形，苞片密生淡黄色茸毛。单叶互生，叶片长圆状披针形或卵状披针形，全缘。花先叶开放，单生枝顶，呈钟状，白色，外面基部带紫红色，外轮花被3，中、内轮花被各3。聚合果圆筒形，稍扭曲。花期2～3月，果期9月。分布于陕西南部、甘肃、河南西部、湖北西部及四川等地。

【药用】冬末春初花未开放时采收花蕾，除去枝梗，阴干。有散风寒、通鼻窍的功效。主治风寒头痛、鼻塞流涕、鼻鼽、鼻渊。煎服，3～9g，入汤剂宜用纱布包煎。

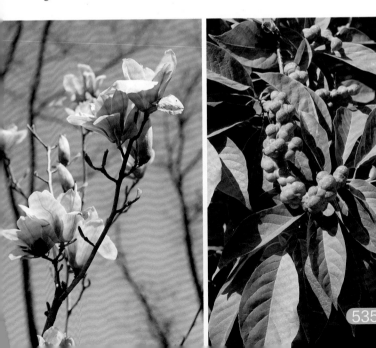

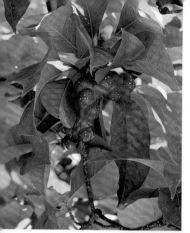

玉 兰

【科属】木兰科。

【识别】形态似望春花，主要区别是玉兰的花被片白色。全国各大城市园林广泛栽培。

【药用】同望春花。

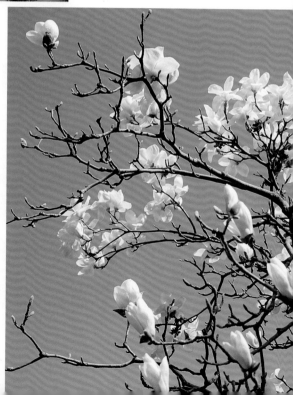

厚 朴

【科属】木兰科。

【识别】落叶乔木。树皮紫褐色。冬芽粗大，圆锥状，芽鳞密被淡黄褐色绒毛。叶革质，叶片7～9集生枝顶，长圆状倒卵形；花瓣匙形，白色。聚合果长椭圆状卵形。花期4～5月，果期9～10月。分布于浙江、广西、江西、湖南、湖北、四川、贵州、云南、陕西、甘肃等地。

【药用】4～6月剥取干皮、根皮及枝皮，根皮和枝皮直接阴干；干皮置沸水中微煮后，堆置阴湿处，"发汗"至内表面变紫褐色或棕褐色时，蒸软，取出，卷成筒状，干燥。有燥湿消痰、下气除满的功效。主治湿滞伤中、脘痞吐泻、食积气滞、腹胀便秘、痰饮喘咳。煎服，3～10g。

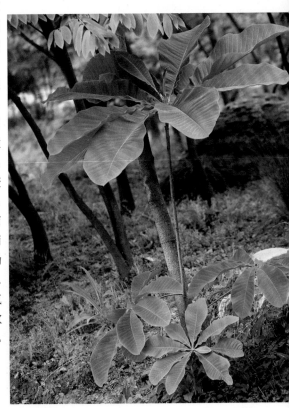

凹叶厚朴

【科属】木兰科。

【识别】落叶乔木。树皮紫褐色。冬芽粗大，圆锥状，芽鳞密被淡黄褐色绒毛。叶革质，叶片7～9集生枝顶，长圆状倒卵形，先端凹陷成2钝圆浅裂，基部渐狭成楔形。花梗粗短，密生丝状白毛；萼片与花瓣共9～12；萼片长圆状倒卵形，淡绿白色，常带紫红色；花瓣匙形，白色。聚合果长椭圆状卵形。花期4～5月，果期9～10月。分布于浙江、江西、安徽、广西等地。

【药用】同厚朴。

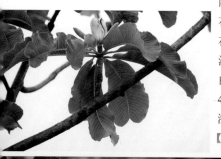

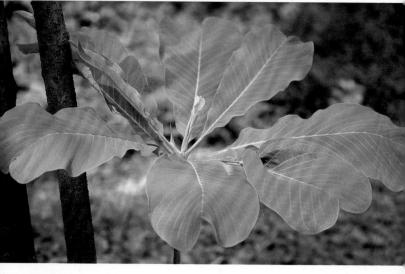

老鸦柿

【科属】柿科。

【识别】落叶小乔木，高可达8m左右。树皮灰色，平滑。多分枝，有枝刺，深褐色或黑褐色，散生椭圆形小皮孔。叶互生，纸质，菱状倒卵形，全缘。雄花生当年枝下部；花萼4深裂，裂片三角形，边缘密生毛；花冠壶形，5裂。雌花散生当年枝下部；花萼4深裂至基部，裂片披针形；花冠壶形，4裂。浆果单生，球形，嫩时黄绿色，熟时橘红色，有光泽，先端有小尖头。花期4～5月，果期9～10月。生于山坡灌丛、山谷沟旁或林中。分布于江苏、安徽、浙江、江西、福建等地。

【药用】全年可采根或枝，洗净，切片晒干。有清湿热、利肝胆、活血化瘀的功效。主治急性黄疸型肝炎、肝硬化、跌打损伤。煎汤，10～30g。

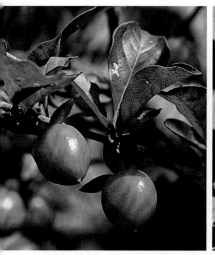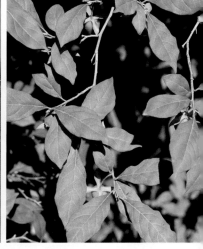

柿 树

【科属】柿科。

【识别】落叶大乔木，高达14m。树皮深灰色至灰黑色，长方块状开裂。单叶互生，叶片卵状椭圆形至倒卵形或近圆形，全缘。雄花成聚伞花序，雌花单生叶腋；花冠黄白色，钟形，4裂。浆果卵圆球形，橙黄色或鲜黄色。花期5月，果期9～10月。分布于华东、中南及辽宁、河北、山西、陕西、甘肃、台湾等地。

【药用】冬季果实成熟时采摘，食用时收集宿萼（柿蒂），洗净，晒干。有降逆止呃的功效。主治呃逆。煎服，4.5～9g。

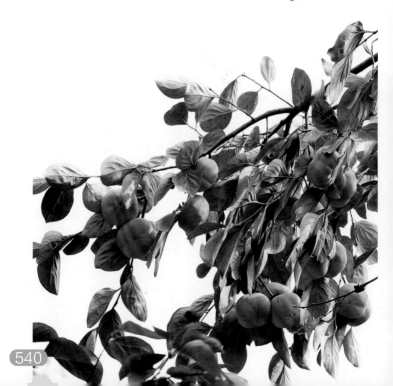

泡 桐

【科属】玄参科。

【识别】乔木，高达30m。树皮灰褐色，幼枝、叶、叶柄、花序各部及幼果均被黄褐色星状绒毛。叶片长卵状心脏形，基部心形，全缘。花序狭长几成圆柱形，小聚伞花序有花3～8朵，头年秋天生花蕾，先叶开放；花冠管状漏斗形，白色，内有紫斑；筒直而向上逐渐扩大，上唇较狭，2裂，反卷，下唇3裂，先端均有齿痕状齿或凹头。蒴果木质，长圆形，室背2裂。花期2～3月，果期8～9月。分布于辽宁、河北、山东、江苏、安徽、江西、河南、湖北等地。

【药用】春季花开时采收花，晒干或鲜用。有清肺利咽、解毒消肿的功效。主治肺热咳嗽、急性扁桃体炎、菌痢、急性肠炎、急性结膜炎、腮腺炎、疖肿、疮癣。煎服，10～25g。外用鲜品适量，捣烂敷。

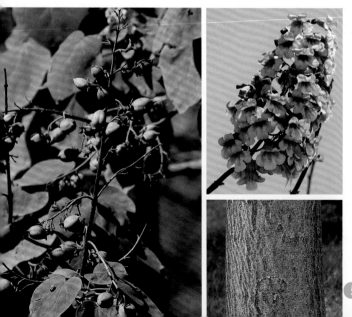

山芝麻

【科属】梧桐科。

【识别】小灌木，高达1m。小枝被发绿色短柔毛。叶互生，狭长圆形或条状披针形，全缘。聚伞花序腋生，花瓣5，不等大，淡红色或紫红色，基部有2个耳状附属体。蒴果卵状长圆形，密被星状毛及混生长绒毛。种子小，褐色，有椭圆形小斑点。花期几全年。生于山坡、路旁及丘陵地。分布于江西、福建、台湾、湖南、广东、海南、广西、云南等地。

【药用】全株全年可采，洗净，切段，晒干。有清热解毒的功效。主治感冒发热、肺热咳嗽、咽喉肿痛、麻疹、痄腮、肠炎、痢疾、痈肿、瘰疬、毒蛇咬伤。煎汤，9～15g，鲜品30～60g。外用适量，鲜品捣敷。

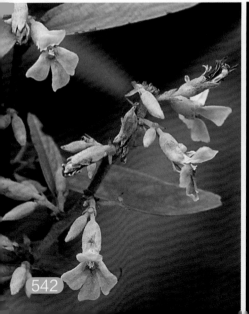
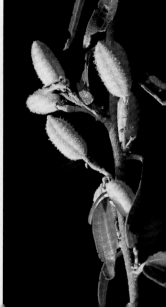

胖大海

【科属】梧桐科。

【识别】落叶乔木。树皮粗糙，有细条纹。叶互生；叶柄长5～15cm；叶片革质，长卵圆形或略呈三角状，全缘或具3个缺刻。圆锥花序顶生或腋生，花萼钟状，裂片披针形；花瓣呈星状伸张。蓇葖果船形。分布越南、印度、马来西亚、泰国、印度尼西亚的苏门答腊等地。我国广东、海南、云南有引种。

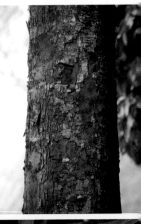

【药用】4～6月果实成熟开裂时，采收种子，晒干。有清热润肺，利咽开音、润肠通便的功效。主治肺热声哑、干咳无痰、咽喉干痛、热结便闭、头痛目赤。2～3枚，沸水泡服或煎服。

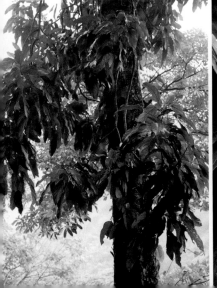

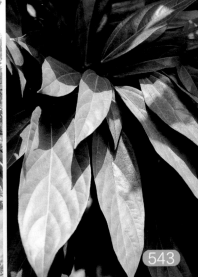

诃 子

【科属】使君子科。

【识别】乔木。枝皮孔细长，白色或淡黄色，幼枝黄褐色，被绒毛。叶互生或近对生，卵形或椭圆形，全缘或微波状，两面密被细瘤点。穗状花序腋生或顶生。花萼管杯状，淡绿带黄色，三角形；花瓣缺。核果，卵形或椭圆形，青色，粗糙，无毛，有5条钝棱。花期5月，果期7～9月。分布于广东、广西、云南等地。

【药用】秋、冬季果实成熟时采收，除去杂质，晒干。有涩肠止泻、敛肺止咳、降火利咽的功效。主治久泻久痢、便血脱肛、肺虚喘咳、久嗽不止、咽痛音哑。煎服，3～10g。

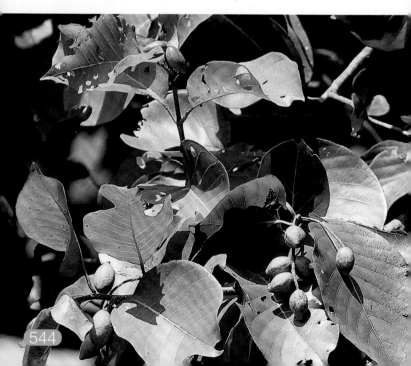

结　香

【科属】瑞香科。

【识别】落叶灌木，高1～2m。小枝粗壮，常呈三叉状分枝，棕红色，具皮孔。叶互生而簇生于枝顶，椭圆状长圆形至长圆状倒披针形，全缘。先叶开花，头状花序，花黄色，芳香，花被筒状，裂片4，花瓣状平展。核果卵形。花期3～4月，果期约8月。生于山坡、山谷林下。产于长江流域以南及河南、陕西等地。

【药用】冬末或初春花未开放时采摘花序，晒干备用。有滋养肝肾、明目消翳的功效。主治夜盲、翳障、目赤流泪、羞明怕光、头痛、失音、夜梦遗精。煎汤，3～15g。

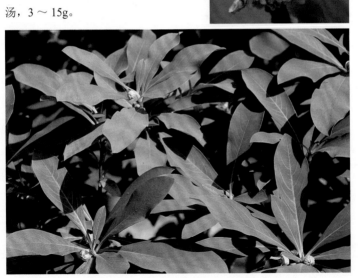

白木香

【科属】瑞香科。

【识别】常绿乔木，植株高达15m。树皮灰褐色，几乎滑，小枝圆柱形。单叶互生，叶片革质，长卵形、倒卵形或椭圆形，全缘。伞形花序顶生和腋生，花黄绿色，花瓣10。蒴果卵球形，幼时绿色，顶端具短尖头，密被黄色短柔毛，2瓣裂。花期3～5月，果期5～6月。分布于海南、广东、云南、台湾等地。

【药用】全年均可采收，割取含树脂的木材，除去不含树脂的部分，阴干。用时捣碎或研成细粉。有行气止痛、温中止呕、纳气平喘的功效。主治胸腹胀闷疼痛、胃寒呕吐呃逆、肾虚气逆喘急。煎服，1～5g，宜后下。

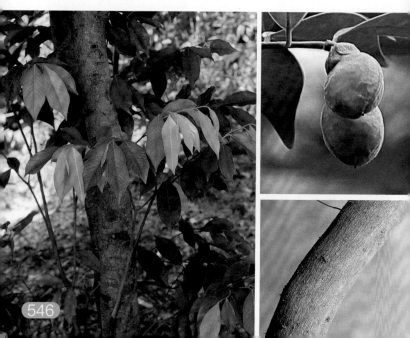

乌 药

【科属】樟科。

【识别】常绿灌木或小乔木，高达4～5m。根木质，膨大粗壮，略成念珠状。树皮灰绿色，茎枝坚韧，不易断。单叶互生，革质，椭圆形至广倒卵形，全缘，上面绿色，有光泽，基出叶脉3条。伞形花序腋生，花黄绿色，花被6片，广椭圆形。核果近球形，初绿色，成熟后变黑色。花期3～4月，果期10～11月。分布于陕西、安徽、浙江、江西、福建、台湾、湖北、湖南、广西、四川等地。

【药用】全年均可采挖块根，除去细根，洗净，趁鲜切片，晒干，或直接晒干。有行气止痛、温肾散寒的功效。主治寒凝气滞、胸腹胀痛、气逆喘急、膀胱虚冷、遗尿尿频、疝气疼痛、经寒腹痛。煎服，6～10g。

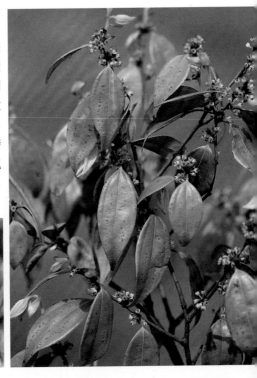

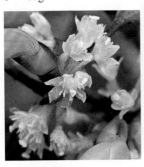

山鸡椒

【科属】樟科。

【识别】落叶灌木或小乔木，高约5m。幼树树皮黄绿色，光滑，老树树皮灰褐色。枝叶芳香。叶互生，纸质，披针形或长椭圆状披针形，全缘。伞形花序单生或束生，总苞片4，黄白色；每1花序有花4～6朵，花被裂片6，倒卵形。浆果状核果，球形。花期2～3月，果期7～8月。生于灌丛、疏林或林中路旁、水边。分布长江流域以南各地。

【药用】秋季果实成熟时采收，除去杂质，晒干。有温中散寒、行气止痛的功效。主治胃寒呕逆、脘腹冷痛、寒疝腹痛、寒湿郁滞、小便浑浊。煎服，1.5～3g。

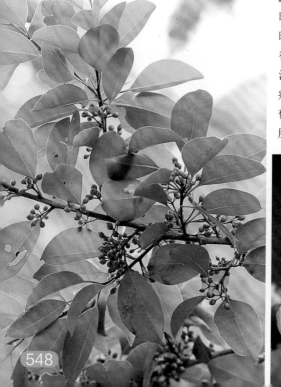

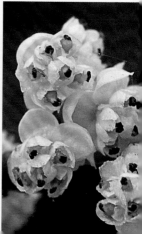

肉 桂

【科属】樟科。

【识别】常绿乔木，树皮灰褐色，芳香，幼枝略呈四棱形。叶互生，长椭圆形至近披针形，先端尖，基部钝，全缘。圆锥花序腋生或近顶生，花小，黄绿色。浆果椭圆形或倒卵形，暗紫色。种子长卵形，紫色。花期5～7月，果期至次年2～3月。分布于福建、台湾、海南、广东、广西、云南等地。

【药用】春、夏季采收嫩枝（桂枝），除去叶，晒干，或切片晒干。有发汗解肌、温通经脉、助阳化气、平冲降气的功效。主治风寒感冒、脘腹冷痛、血寒经闭、关节痹痛、痰饮、水肿、心悸、奔豚。煎服，3～9g。

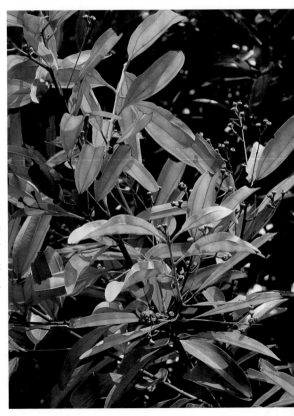

樟 树

【科属】樟科。

【识别】常绿乔木。树皮灰褐色或黄褐色，纵裂；小枝淡褐色，光滑；枝和叶均有樟脑味。叶互生，革质，卵状椭圆形以至卵形，全缘或呈波状，上面深绿色有光泽，幼叶淡红色，脉在基部以上3出。圆锥花序腋生；花小，绿白色或淡黄色，花被6裂，椭圆形。核果球形，熟时紫黑色。花期4～6月，果期8～11月。分布广东、广西、云南、贵州、江苏、浙江、安徽、福建、台湾、江西、湖北、湖南、四川等地。

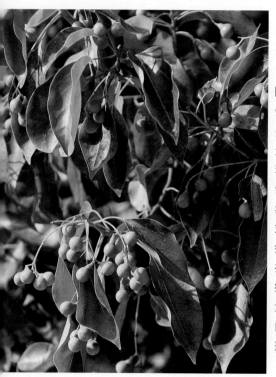

【药用】每年多在9～12月砍伐老树，锯劈成碎片，置蒸馏器中进行蒸馏，冷却后即得粗制樟脑，再经升华精制而得精制樟脑。有除湿杀虫、温散止痛、开窍辟秽的功效。主治疥癣瘙痒、湿疮溃烂、跌打伤痛、牙痛、痧胀腹痛、吐泻神昏。外用适量，研末撒布或调敷。内服0.1～0.2g，入散剂或用酒溶化服。

铁冬青

【科属】冬青科。

【识别】常绿乔木或灌木，高5～15m。枝灰色，小枝红褐色。叶互生，卵圆形至椭圆形，全缘，纸质。伞形花序；花瓣4～5，绿白色，卵状矩圆形。核果球形至椭圆形，熟时红色，顶端有宿存柱头。花期5～6月，果期9～10月。生于山下疏林中或溪边。分布江苏、浙江、安徽、江西、湖南、广西、广东、福建、台湾、云南等地。

【药用】夏，秋季剥取树皮，晒干。有清热解毒，利湿止痛的功效。主治暑湿发热、咽喉肿痛、湿热泻痢、脘腹胀痛、风湿痹痛、湿疹、疮疖、跌打损伤。煎服，9～30g。外用适量，煎浓汤涂敷患处。

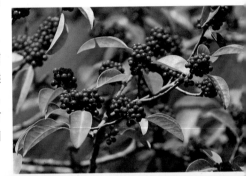

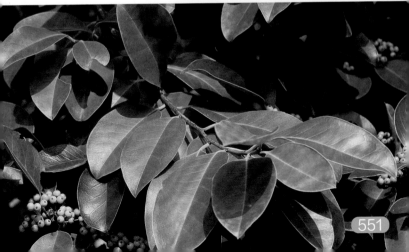

构 棘

【科属】桑科。

【识别】常绿灌木，高2～4m。直立或攀援状；枝灰褐色，光滑，皮孔散生，具直立或略弯的棘刺，粗壮。单叶互生，叶片革质，倒卵状椭圆形、椭圆形或长椭圆形，全缘。球状花序单个或成对腋生；雄花具花被片3～5，楔形，雌花具花被片4，先端被有绒毛。聚花果球形，肉质，熟时橙红色。花期4～5月，果期9～10月。生于山坡、溪边灌丛中或山谷、林缘等处。分布于安徽、浙江、江西、福建、湖北、湖南、广东、海南、广西、四川、贵州、云南等地。

【药用】全年均可采，挖出根部，除去泥土、须根，晒干。亦可鲜用。有祛风通络、清热除湿、解毒消肿的功效。主治风湿痹痛、跌打损伤、黄疸、腮腺炎、肺结核、胃和十二指肠溃疡、淋浊、蛊胀、闭经、劳伤咳血、疔疮痈肿。煎汤，9～30g，外用适量，捣敷。

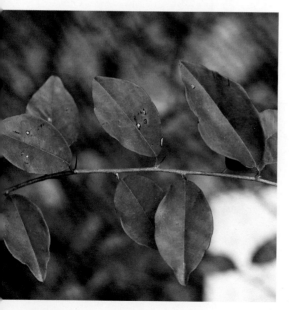

柘 树

【科属】桑科。

【识别】落叶灌木或小乔木，高达8m。小枝暗绿褐色，具坚硬棘刺。单叶互生，叶片近革质，卵圆形或倒卵形，全缘或3裂。球形头状花序，具短梗，单个或成对着生于叶腋。聚花果球形，肉质，直径约2.5cm，橘红色或橙黄色，表面呈微皱缩，瘦果包裹在肉质的花被里。花期5～6月，果期9～10月。分布于华东、中南、西南及河北、陕西、甘肃等地。

【药用】秋季果实将成熟时采收果实，切片，鲜用或晒干。有清热凉血、舒筋活络的功效。主治跌打损伤。煎服，15～30g。

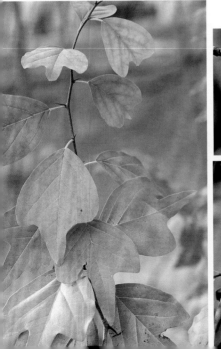
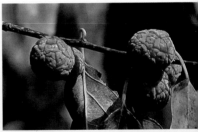
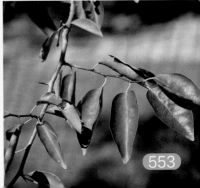

木波罗

【科属】桑科。

【识别】常绿乔木，高8～15m。单叶，螺旋状排列；叶片厚革质，倒卵状椭圆形或倒卵形，全缘或3裂（萌生枝或幼枝上叶），全缘。花单性，雌雄异株；雄花序顶生或腋生，圆柱形；雄花花被2裂；雌花序圆柱形或长圆形，生于树干或主枝上的球形花托内；雌花花被管状，六棱形。聚合果长圆形、椭圆形或倒卵形，表面有六角形的瘤状突起。花期春、夏季，果期夏、秋季。生于热带地区。福建、台湾、广东、海南、广西、云南等地有栽培。

【药用】夏、秋季枝叶茂盛时采摘叶，晒干。有活血消肿、解毒敛疮的功效。主治跌打损伤、疮疡疖肿、湿疹。外用适量，研末撒或调敷。

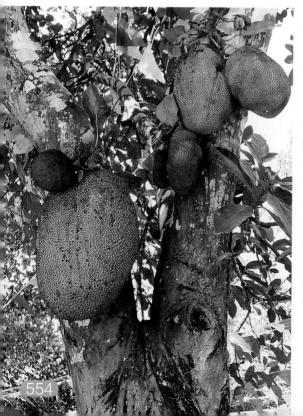

喜 树

【科属】蓝果树科。

【识别】落叶乔木,高20～25m。树皮灰色,叶互生,纸质,长卵形,全缘或微波状。球形头状花序,花瓣5,淡绿色。瘦果窄长圆形,先端有宿存花柱,有窄翅。花期4～7月,果期10～11月。生于林缘、溪边或栽培于庭院、道旁。分布于西南及江苏、浙江、江西、福建、台湾、湖北、湖南、广东、广西等地。

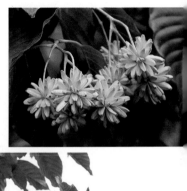

【药用】果实于10～11月成熟时采收,晒干。有清热解毒、散结消癥的功效。主治食道癌、贲门癌、胃癌、肠癌、肝癌、白血病、牛皮癣、疮肿。煎汤,果实3～9g。

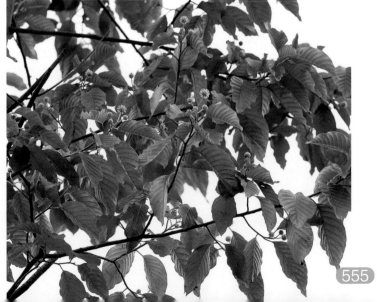

继 木

【科属】金缕梅科。

【识别】灌木，多分枝，小枝有星毛。叶互生，革质，卵形，上面略有粗毛或秃净，全缘；叶柄有星毛。花3～8朵簇生，白色，花瓣4片，带状。蒴果卵圆形，先端圆，被褐色星状绒毛。花期3～4月。

【药用】继木的花在夏季采收，叶在生长季节均可采收，根、茎四季可采。洗净，晒干，生用。有收敛止血、清热解毒、止泻的功效。主治出血证、水火烫伤、泄泻、痢疾。煎服，花6～10g，茎叶15～30g，根30～60g，鲜品加倍。外用适量。

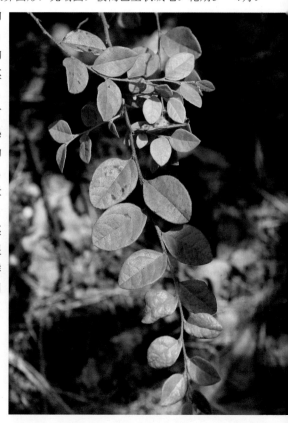

庐山小檗

【科属】小檗科。

【识别】落叶灌木，高2～3m。茎多分枝，老枝灰黄色，有明显的棱，刺通常单生，稀3分叉。单叶簇生，柄长1～2cm，叶片长圆状菱形、倒披针形或匙形，先端短尖或微钝，基部渐狭而呈柄状，上面暗黄绿色，下面灰白色，被白粉，全缘。花序略呈总状，或近伞形；花黄色，花瓣6，椭圆状倒卵形。浆果长圆状椭圆形，红色，微被白粉。花期4～5月，果期6～9月。生山地灌丛中或山谷溪边阴处。分布江西、江苏、浙江、福建、湖北、湖南、广东、广西等地。

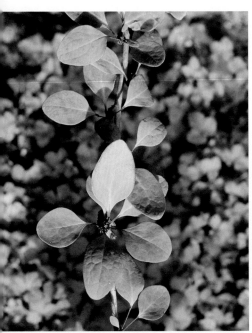

【药用】春季及秋季采挖茎及根，剪除枝叶及须根，刮去部分栓皮，晒干。有清湿热、解毒的功效。主治湿热泻痢、黄疸、胆囊炎、口疮、咽喉肿痛、火眼目赤、湿热淋浊、丹毒、疮疡肿毒、烫火伤。煎汤，9～15g。外用适量，煎水洗。

紫　荆

【科属】豆科。

【识别】落叶乔木或大灌木。树皮幼时暗灰色而光滑，老时粗糙而作片裂。单叶互生，近圆形，全缘。花先叶开放，4～10朵簇生于老枝上；花玫瑰红色，花冠蝶形，大小不等。荚果狭长方形，扁平，沿腹缝线有狭翅，暗褐色。花期4～5月，果期5～7月。生于山坡、溪边、灌丛中。分布于华北、华东、中南、西南及陕西、甘肃等地。

【药用】4～5月采花，晒干。有清热凉血、通淋解毒的功效。主治热淋、血淋、疮疡、风湿筋骨痛。煎服，3～6g。

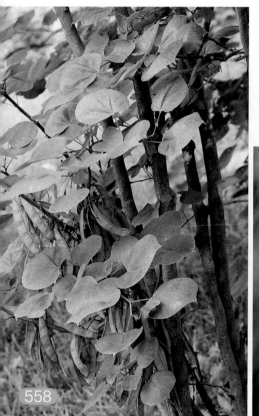

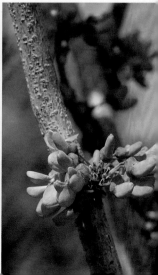

香叶树

【科属】樟科。

【识别】常绿灌木或小乔木，高4～10m。单叶互生，厚革质，椭圆形、卵形或阔卵形，全缘。伞形花序腋生，花黄色，雄花花被裂片6，卵形。核果卵形，熟时红色，位于一小花被杯内。花期3～4月，果期9～10月。生长于丘陵和山地下部的疏林中。分布云南、四川、湖北、湖南、广东、广西、台湾等地。

【药用】全年可采树皮、叶，树皮应刮去粗皮，晒干。有解毒消肿、散瘀止痛的功效。主治跌打肿痛、外伤出血、疮痈疖肿。煎汤，3～9g。外用鲜叶适量，捣烂敷。

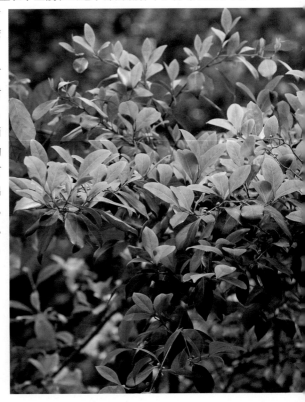

金刚纂

【科属】大戟科。

【识别】肉质灌木状小乔木，乳汁丰富。茎圆柱状，上部多分枝，绿色。叶互生，少而稀疏，肉质，常呈五列生于嫩枝顶端脊上，倒卵形、倒卵状长圆形至匙形，全缘。花序二歧状腋生，基部具柄。花期6～9月。我国南北方均有栽培。

【药用】茎叶捣烂外敷痈疖、疥癣，但有毒，宜慎用。

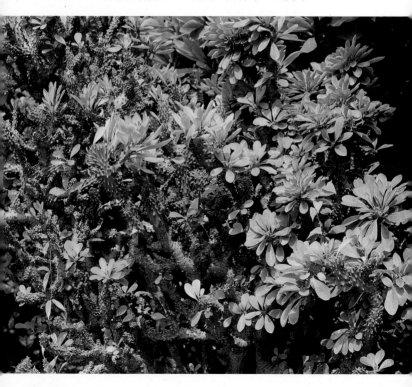

霸王鞭

【科属】大戟科。

【识别】多年生肉质灌木，高达3m。有乳汁状液。茎基部近圆柱形，上部四角形或五角形；小枝有3～5条纵棱，边缘波浪状。单叶互生，叶片倒披针形，全缘，肉质。杯状聚伞花序顶生或侧生，排列成聚伞状，花黄色。蒴果近球形。花期春、夏。生于山野石隙，也有栽培。分布于台湾、广西、四川、云南等地。

【药用】全株随采随用。有祛风解毒、杀虫止痒的功效。主治疮疡肿毒、牛皮癣。外用适量，鲜品取浆汁搽涂。

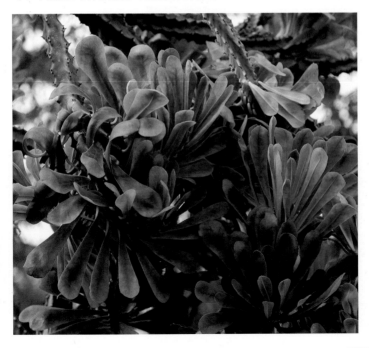

红雀珊瑚

【科属】大戟科。

【识别】直立亚灌木，高40～70cm；茎、枝粗壮，肉质，作"之"字状扭曲。叶肉质，近无柄或具短柄，叶片卵形或长卵形。聚伞花序丛生于枝顶或上部叶腋内，总苞鲜红或紫红色。花期12月至翌年6月。我国多地有栽培。

【药用】全年可采全草，多鲜用。有清热解毒、散瘀消肿、止血生肌的功效。外用治跌打损伤、骨折、外伤出血、疔肿疮疡、眼角膜炎。外用适量，鲜品捣烂敷患处。

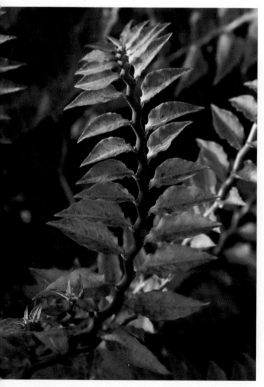

茉莉花

【科属】木犀科。

【识别】直立或攀援灌木，高达3m。单叶对生，叶片纸质，圆形、卵状椭圆形或倒卵形。聚伞花序顶生，通常有花3朵；花极芳香，花冠白色。果球形，呈紫黑色。花期5～8月，果期7～9月。我国南方各地广为栽培。

【药用】夏季花初开时采收花，立即晒干或烘干。有理气止痛、辟秽开郁的功效。主治胸膈不舒、泻痢腹痛、头晕头痛、目赤、疮毒。煎服，3～10g；或代茶饮。外用适量，煎水洗目。

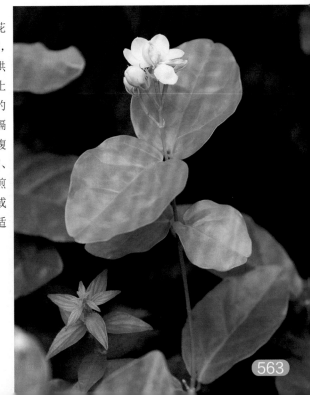

紫丁香

【科属】木犀科。

【识别】灌木或小乔木，高可达5m。树皮灰褐色或灰色。单叶对生，革质或厚革质，卵圆形至肾形，全缘。圆锥花序，花冠紫色，裂片呈直角开展，卵圆形、椭圆形至倒圆形。蒴果倒卵状椭圆形、卵形至长椭圆形。花期4～5月，果期6～10月。生于山谷溪边、山坡丛林或滩地水边。分布于东北、华北、西北以至西南达四川西北部。

【药用】夏、秋季采收叶及树皮，晒干或鲜用。有清热、解毒、利湿、退黄的功效。主治急性泻痢、黄疸型肝炎、火眼、疮疡。煎服，2～6g。

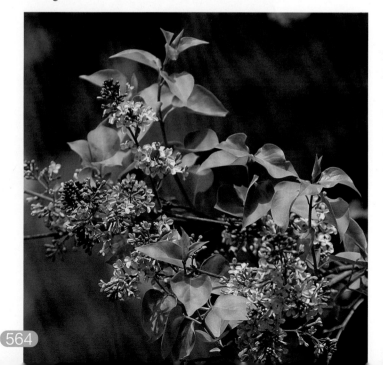

女 贞

【科属】木犀科。

【识别】常绿灌木或乔木。树皮灰褐色，枝黄褐色、灰色或紫红色，疏生圆形或长圆形皮孔。单叶对生，叶片革质，卵形、长卵形或椭圆形至宽椭圆形，全缘。圆锥花序顶生，花冠裂片4，长方卵形，白色。果肾形或近肾形，被白粉。花期5～7月，果期7月至翌年5月。分布于陕西、甘肃及长江以南各地。

【药用】冬季果实成熟时采收成熟果实（女贞子），除去枝叶，稍蒸或置沸水中略烫后，干燥；或直接干燥。有滋补肝肾、明目乌发的作用。主治肝肾阴虚、眩晕耳鸣、腰膝酸软、须发早白、目暗不明、内热消渴、骨蒸潮热。煎服，6～12g，以入丸剂为佳。

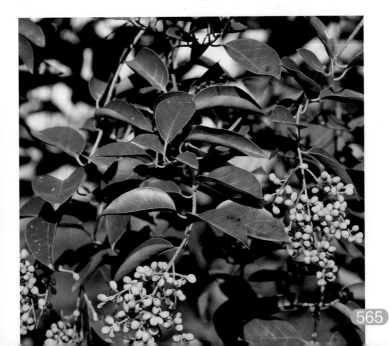

金银木

【科属】忍冬科。

【识别】落叶灌木。树皮灰白色至灰褐色，不规则纵裂。单叶对生，叶纸质，叶片卵状椭圆形至卵状披针形，全缘。花芳香，腋生；花冠先白后黄色，花冠筒长约为唇瓣的1/2。浆果暗红色，球形。花期5～6月，果期7～9月。分布于黑龙江、吉林、辽宁、河北、山西、陕西、甘肃、山东、江苏、安徽、浙江、河南、湖北、湖南、四川、贵州、云南及西藏。

【药用】5～6月采花，夏、秋季采茎叶，鲜用或切段晒干。有祛风、清热、解毒的功效。主治感冒、咳嗽、咽喉肿痛、目赤肿痛、肺痈、乳痈、湿疮。煎服，9～15g。外用适量，捣敷或煎水洗。

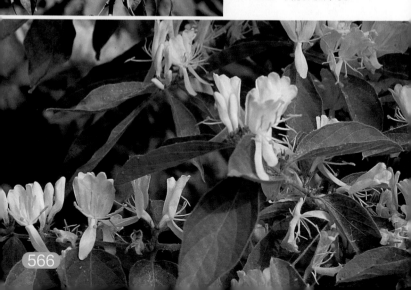

石 榴

【科属】石榴科。

【识别】落叶灌木或乔木，高2～5m。叶对生或簇生，叶片倒卵形至长椭圆形，全缘。花1至数朵，生小枝顶端或腋生；萼筒钟状，肉质而厚，红色，裂片6，三角状卵形；花瓣6，红色，与萼片互生，倒卵形，有皱纹。浆果近球形，果皮肥厚革质，熟时黄色，或带红色，内具薄隔膜，顶端有宿存花萼。种子多数，倒卵形，带棱角。花期5～6月，果期7～8月。我国大部分地区有分布。

【药用】秋季果实成熟后收集果皮，晒干。有涩肠止泻、止血、驱虫的功效。主治久泻、久痢、便血、脱肛、崩漏、白带、虫积腹痛。煎汤服，3～9g。

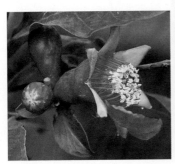

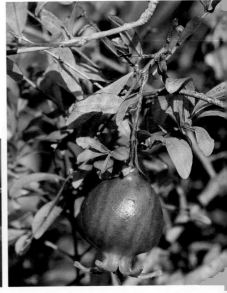

蜡 梅

【科属】蜡梅科。

【识别】落叶灌木，高2～4m。茎丛出，多分枝，皮灰白色。叶对生，有短柄，叶片卵形或矩圆状披针形，全缘。花先于叶开放，黄色，富有香气；花被多数，呈花瓣状，成多层的覆瓦状排列，内层花被小形，中层花被较大，黄色，薄而稍带光泽，外层成多数细鳞片。瘦果，椭圆形，深紫褐色。我国各地均有栽植。分布于江苏、浙江、四川、贵州等地。

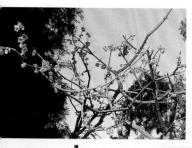

【药用】1～2月采摘花蕾，晒干或烘干。有解暑生津的功效。主治热病烦渴、胸闷、咳嗽、汤火伤。煎汤服，5～10g。外用，浸油涂。

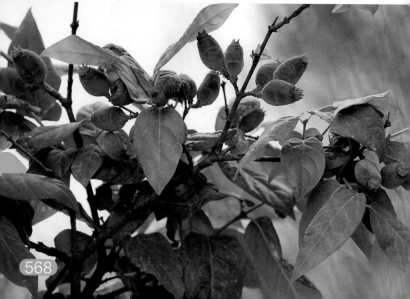

黄 杨

【科属】黄扬科。

【识别】常绿灌木或小乔木，高1～6m。树皮灰色，栓皮呈有规则的剥裂。叶对生，叶片革质，阔椭圆形、阔倒卵形、卵状椭圆形或长圆形，叶面光滑，中脉凸出。穗状花序腋生，花密集。蒴果近球形，由3心皮组成，沿室背3瓣裂，成熟时黑色。花期3～4月，果期5～7月。分布于华东、中南及陕西、甘肃、四川、贵州等地。

【药用】茎枝全年均可采，鲜用或晒干。有祛风除湿、理气、止痛的功效。主治风湿痹痛、胸腹气胀、疝气疼痛、牙痛、跌打伤痛。煎汤服，9～15g。外用适量，鲜品捣烂敷。

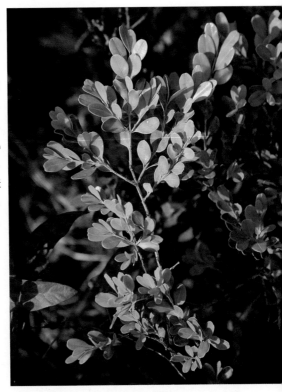

马 桑

【科属】马桑科。

【识别】落叶灌木。单叶对生，叶片纸质至薄革质，椭圆形至宽椭圆形，全缘，基出3脉。总状花序侧生于前年生枝上；雄花序长1.5～2cm，先叶开放，序轴被腺状微柔毛，萼片及花瓣各5；雌花序与叶同出，长4～6cm，带紫色，萼片与雄花同，花瓣肉质，龙骨状。浆果状瘦果，成熟时由红色变紫黑色。花期3～4月，果期5～6月。分布于西南及陕西、甘肃、湖南、广西、西藏。

【药用】秋、冬季采挖根，除净泥土，晒干。有祛风除湿、消热解毒的功效。主治风湿麻木、痈疮肿毒、风火牙痛、痞块、瘰疬、急性结膜炎、汤火烫伤、跌打损伤。煎汤服，3～9g。外用适量，煎水洗。

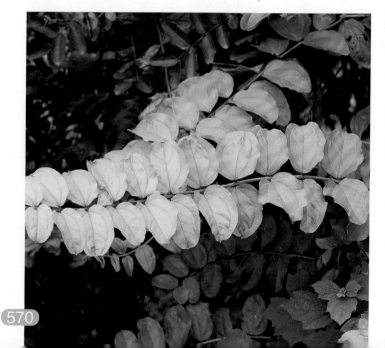

了哥王

【科属】瑞香科。

【识别】灌木，高30～100cm。枝红褐色。叶对生，坚纸质至近革质，长椭圆形，全缘；叶柄短或几无。花黄绿色，数朵组成顶生短总状花序；花萼管状，裂片4，卵形。核果卵形，熟时暗红色至紫黑色。花、果期夏、秋季。分布于广东、广西、福建、台湾、浙江、江西、湖南、四川等地。

【药用】茎叶随时可采。有清热解毒、化痰散结、消肿止痛的功效。主治痈肿疮毒、瘰疬、风湿痛、跌打损伤、蛇虫咬伤。煎汤服（宜久煎4小时以上），6～9g；外用适量，捣敷，研末调敷或煎水洗。

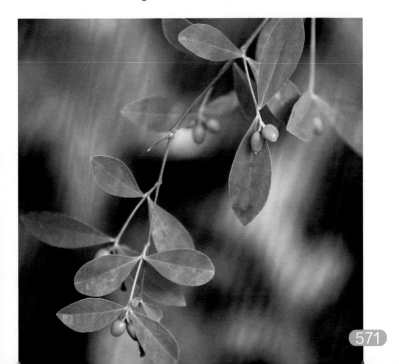

牛角瓜

【科属】萝藦科。

【识别】直立灌木，高达3m。茎幼嫩部分具灰白色浓毛，全株具乳汁。叶对生，叶柄极短，叶片倒卵状长圆形，全缘。聚伞花序腋生

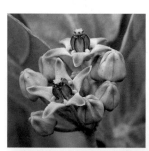

或顶生，花冠紫蓝色，宽钟状，花冠裂片5，镊合状排列；副花冠5裂，肉质。蓇葖果单生，膨胀。花、果期几乎全年。分布于广东、海南、广西、四川、云南等地。

【药用】夏、秋季采摘叶，晒干。有祛痰、定喘咳的功效。主治咳嗽痰多、百日咳。煎服，1～3g。

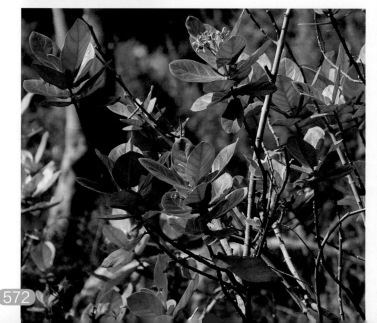

海州常山

【科属】马鞭草科。

【识别】灌木或小乔木，高1.5～10m。单叶对生，叶片纸质，宽卵形、卵形、卵状椭圆形或三角状卵形，全缘或具波状齿。伞房状聚伞花序顶生或腋生，常二歧分枝；花冠白色或带粉红色，先端5裂，裂片长椭圆形。核果近球形，包于增大的宿萼内，熟时蓝紫色。花、果期6～11月。分布于华北、华东、中南、西南等地。

【药用】夏季尚未开花时采收嫩枝和叶（臭梧桐），晒干。切段，生用。有祛风湿、通经络、平肝的功效。主治风湿痹痛、四肢麻木、半身不遂、风疹等皮肤瘙痒、湿疮、肝阳偏亢、头痛眩晕；现常用于高血压病。煎服，5～15g。外用适量。用于高血压病不宜久煎。

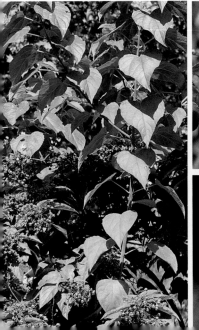
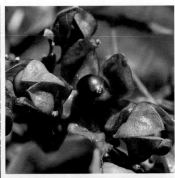
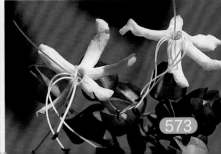

单叶蔓荆

【科属】马鞭草科。

【识别】落叶灌木或小乔木。幼枝密生细柔毛。单叶，叶片卵形或倒卵形，全缘。圆锥花序顶生，花冠淡紫色，5裂。浆果球形。花期7月，果期9月。分布辽宁、河北、河南、山东、安徽、江苏、浙江、福建、台湾、江西、湖南、湖北、云南、广东等地。

【药用】秋季果实成熟时采收果实，除去杂质，晒干。有疏散风热、清利头目的功效。主治风热感冒头痛、齿龈肿痛、目赤多泪、目暗不明、头晕目眩。煎服，5～10g。

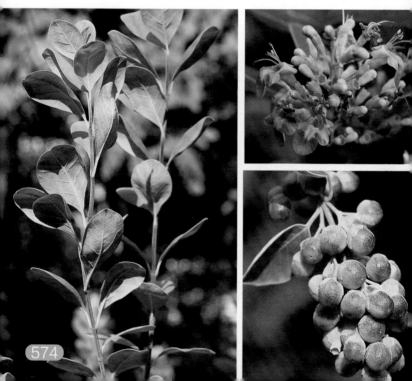

栀　子

【科属】茜草科。

【识别】常绿灌木，高1～2m。小枝绿色，幼时被毛。单叶对生或三叶轮生；叶椭圆形、阔倒披针形或倒卵形，全缘。花单生于枝端或叶腋，大形，极香；花冠高脚碟状，白色，后变乳黄色，裂片5或更多，倒卵状长圆形。果实深黄色，倒卵形或长椭圆形，有5～9条翅状纵棱。花期5～7月，果期8～11月。分布于中南、西南及江苏、安徽、浙江、江西、福建、台湾等地。

【药用】9～11月果实成熟呈红黄色时采收成熟果实，除去果梗和杂质，置沸水中略烫，取出，干燥。有泻火除烦、清热利湿、凉血解毒的功效，外用消肿止痛。主治热病心烦、湿热黄疸、淋证涩痛、血热吐衄、目赤肿痛、火毒疮疡；外治扭挫伤痛。煎服，5～10g。外用生品适量，研末调敷。

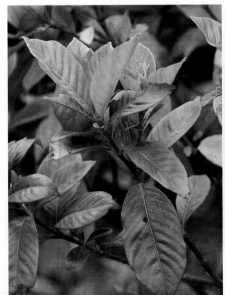
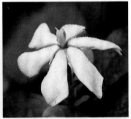
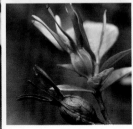

龙船花

【科属】茜草科。

【识别】常绿灌木，高0.5～2m。小枝深棕色。叶对生，薄单质，椭圆形或倒卵形，全缘。聚伞花序顶生，密集成伞房状；花冠略肉质，红色，4裂，裂片近圆形。浆果近球形，熟时紫红色。花期4～8月。散生于疏林下、灌丛中或旷野路旁。分布于福建、台湾、广东、广西。

【药用】全年可采花，鲜用或晒干。有清热凉血、散瘀止痛的功效。主治高血压、月经不调、闭经、跌打损伤、疮疡疔肿。煎汤，10～15g。外用适量，捣烂敷。

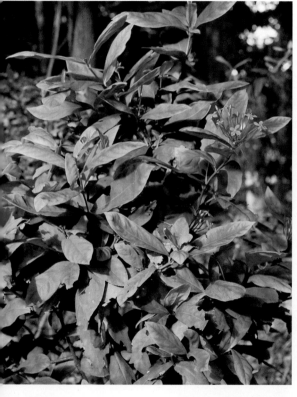

狗骨柴

【科属】茜草科。

【识别】灌木或小乔木，高达4m。叶对生，卵状长圆形、长圆形、椭圆形或披针形，全缘而常稍背卷。聚伞花序腋生，稠密多花；花黄绿色，花冠裂片开放后反卷。浆果近球形，熟时橙红色，干后黑色。花期5～7月，果期8～9月。生于山坡、溪沟边、杂木林下。分布于我国西南、南部和东部。

【药用】夏、秋季采挖根，洗净，切片晒干或鲜用。有清热解毒、消肿散结的功效。主治瘰疬、背痈、头疖、跌打肿痛。煎汤，30～60g；外用适量，鲜品捣敷。

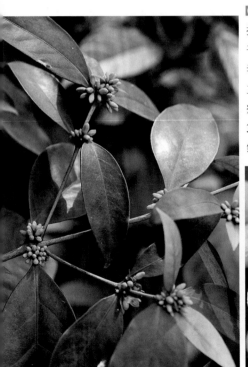

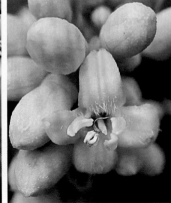

野牡丹

【科属】野牡丹科。

【识别】灌木，高0.5～1.5m。茎四棱形或近圆柱形，茎、叶柄密被紧贴的鳞片状糙毛。叶对生，坚纸质，卵形或广卵形，全缘，两面被糙伏毛及短柔毛，基出脉7条。伞房花序生于分枝顶端，花瓣玫瑰红色或粉红色，倒卵形，先端圆形，密被缘毛。蒴果坛状球形，与宿存萼贴生，密被鳞片状糙伏毛。花期5～7月，果期10～12月。生于山坡、旷野。分布浙江、广东、广西、福建、四川、贵州等地。

【药用】秋季采挖全株，洗净，切碎，晒干。有消积利湿、活血止血、清热解毒的功效。主治食积、泻痢、肝炎、跌打肿痛、外伤出血、衄血、咳血、吐血、便血、月经过多、崩漏、产后腹痛、白带、肠痈、疮肿。煎汤，9～15g；或绞汁。外用适量，捣敷、煎汤洗。

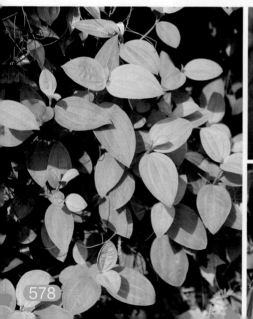
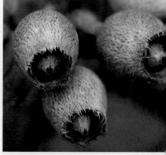
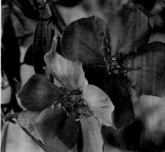

小驳骨

【科属】爵床科。

【识别】亚灌木，高约1m。茎圆柱形，节膨大，分枝多，嫩枝常深紫色。叶对生，纸质，叶片狭披针形至披针状线形，全缘。穗状花序顶生，花冠白色或粉红色，花冠管圆筒状，喉部稍扩大，冠檐二唇形，上唇长圆状卵形，下唇浅3裂。蒴果棒状。花期春季。生于村旁或路边的灌丛中，也有栽培。分布于台湾、广东、海南、广西、云南等地。

【药用】全年均可采收地上部分，除去杂质，晒干。有祛瘀止痛、续筋接骨的功效。主治跌打损伤、筋伤骨折、风湿骨痛、血瘀经闭、产后腹痛。煎汤，15～30g。外用适量，鲜品捣敷或煎汤熏洗。

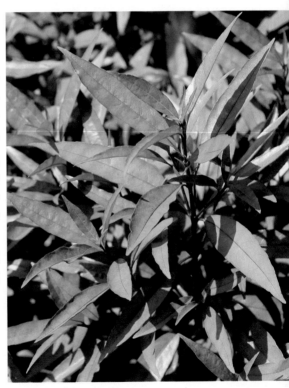

黑叶接骨草

【科属】爵床科。

【识别】常绿灌木，高1～2m。茎直立，粗壮，圆柱形。叶对生，厚纸质，叶片椭圆形，全缘。春季开花，穗状花序顶生或腋生，花密集，每花都有一对卵形的叶状外苞片和一对窄小的内苞片；花冠二唇形，白色而有红色斑点。朔果椭圆形，生于山地、水边、坡地、路旁灌木丛或林下湿润地，常为栽培绿篱。分布于华南各省区。

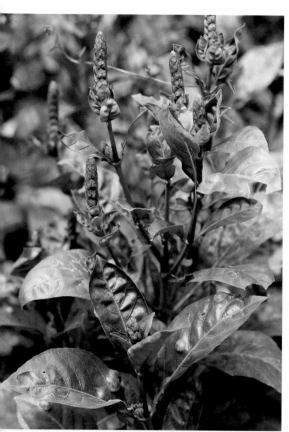

【药用】全株全年可采，晒干或鲜用。有活血散瘀、祛风除湿的功效。主治骨折、跌打损伤、风湿性关节炎、腰腿痛，外伤出血。煎服，15～30g。外用适量。

鸭嘴花

【科属】爵床科。

【识别】灌木，高达1～3m；枝圆柱状，灰色，有皮孔，嫩枝密被灰白色微柔毛。叶纸质，矩圆状披针形至披针形，全缘。穗状花序，花冠白色，有紫色条纹或粉红色。蒴果近木质，下部实心短柄状。广东、广西、海南、澳门、香港、云南等地有栽培。

【药用】全株全年可采。多鲜用或洗净晒干。有祛风活血、散瘀止痛、接骨的功效。主治骨折、扭伤、风湿关节痛、腰痛。煎服，10～15g；外用适量，鲜品捣烂敷患处。

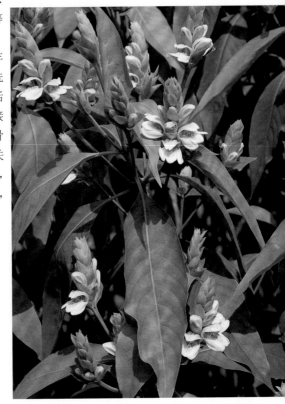

假杜鹃

【科属】爵床科。

【识别】半灌木，高达2m。多分枝，节稍膨大。叶对生，椭圆形至长圆形，全缘，两面均被毛。花单生叶腋内或4～8朵集成一短头状花序或穗状花序；花冠青紫色或近白色，或有青紫色和白色条纹，花管漏斗状，檐部裂片5，二唇形。蒴果。花期9～12月。多生于村边或路旁。分布于广东、广西、四川、贵州、云南等地。

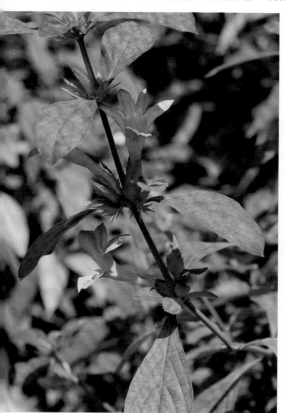

【药用】全株全年可采，切段，鲜用或晒干。有清肺化痰、祛风利湿、解毒消肿的功效。主治肺热咳嗽、百日咳、风湿疼痛、风疹身痒、黄水疮、小便淋痛、跌打瘀肿、痈肿疮疖。煎服，9～15g。外用适量，鲜品捣敷或煎水洗。

白花杜鹃

【科属】杜鹃花科。

【识别】常绿或半常绿灌木，高2～3m。叶近轮生，二型；春叶早落，膜质，披针形至卵状披针形，两面均有灰棕色柔毛；夏叶宿存，半革质，椭圆形或椭圆状披针形，全缘。花顶生，花冠宽钟形，纯白色，有时有红色条纹，5裂，裂片卵状椭圆形。蒴果圆锥状卵形。花期3～5月，果期8～9月。生于山野灌木丛中。分布于河北、山西、陕西、江苏、浙江、江西、福建、湖南、广东、广西、四川、贵州。

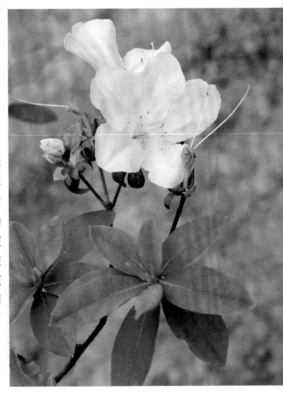

【药用】4月采花，9～10月挖根，鲜用或晒干。茎叶全年均可采，多鲜用。有和血、散瘀、止咳的功效。主治吐血、便血、痢疾、崩漏、咳嗽、跌打损伤。煎汤，15～30g。外用适量，煎水洗。

番石榴

【科属】桃金娘科。

【识别】乔木，高达13m。树皮平滑，灰色，片状剥落。叶对生，革质，长圆形，全缘。花单生，花瓣4～5，白色。浆果球形，先端有宿存萼片，种子多数。花期5～8月，果期8～11月。生于荒地或低丘陵上。我国华南各地栽培，分布于福建、台湾、广东、海南、广西、四川、云南等地。

【药用】夏、秋季采收幼果，晒干。有收敛止泻、止血的功效。主治泻痢无度、崩漏。用量10～15g。

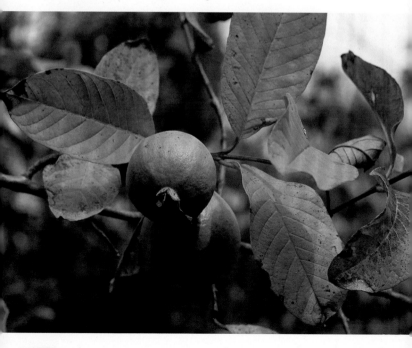

洋蒲桃

【科属】桃金娘科。

【识别】乔木，高12m。嫩枝压扁。单叶对生，薄革质，椭圆形至长圆形，全缘。聚伞花序顶生或腋生，花白色。果实梨形或圆锥形，肉质，洋红色，发亮，先端凹陷，有宿存的肉质萼片。种子1颗。花期3～4月，果熟5～6月。广东、台湾及广西有栽培。

【药用】叶或树皮全年均可采，鲜用或晒干。有泻火解毒、燥湿止痒的功效。主治口舌生疮、鹅口疮、疮疡湿烂、阴痒。煎汤，3～9g。外用适量，煎汤漱口或熏洗。

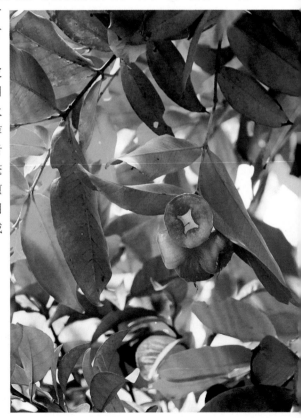

竹 柏

【科属】罗汉松科。

【识别】常绿乔木，高达20m。树皮近光滑，红褐色或暗紫红色，成小块薄片脱落。叶交互对生或近对生，排成2列，厚革质，长卵形或椭圆状披针形，无中脉而有多数并列细脉，上面深绿色，有光泽，下面浅绿色。雄球花穗状，常分枝，单生叶腋；雌球花单生叶腋。种子球形，成熟时假种皮暗紫色，有白粉。花期3～4月，种子10月成熟。生于低海拔常绿阔叶林中。分布于浙江、江西、福建、台湾、湖南、广东、广西、四川等地。

【药用】叶全年可采，洗净，鲜用或晒干。有止血、接骨的功效。主治外伤出血、骨折。外用适量，捣敷。

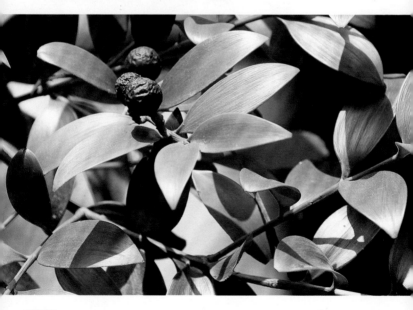

红瑞木

【科属】山茱萸科。

【识别】落叶灌木，高3m。树皮紫红色；老枝血红色，常被白粉。叶对生，纸质，卵形至椭圆形，全缘。聚伞花序顶生，花黄白色，花瓣4，卵状椭圆形。核果斜卵圆形，花柱宿存，成熟时白色稍带蓝紫色。花期6～7月，果期8～10月。分布于东北、华北及陕西、甘肃、青海、山东、江苏、浙江、江西等地。

【药用】秋季果实成熟时采收，晒干。有滋肾强壮的功效。主治肾虚腰痛、体弱羸瘦。煎汤，3～9g。

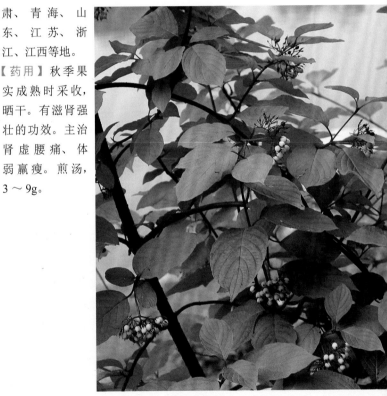

山茱萸

【科属】山茱萸科。

【识别】落叶小乔木。枝皮灰棕色。单叶对生，叶片椭圆形或长椭圆形，全缘。花先叶开放，成伞形花序，簇生于小枝顶端；花小，花瓣4，黄色。核果长椭圆形，无毛，成熟后红色。花期5～6月，果期8～10月。分布于陕西、河南、山西、山东、安徽、浙江、四川等地。

【药用】秋末冬初果皮变红时采收果实，用文火烘或置沸水中略烫后，及时除去果核，干燥。有补益肝肾、收涩固脱的功效。主治眩晕耳鸣、腰膝酸痛、阳痿遗精、遗尿尿频、崩漏带下、大汗虚脱、内热消渴。煎服，5～10g，急救固脱20～30g。

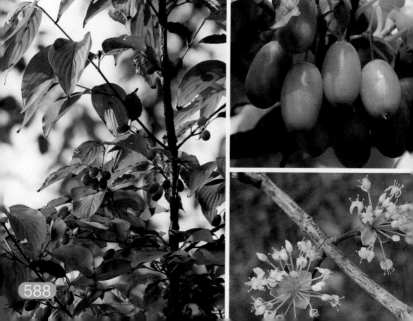

四照花

【科属】山茱萸科。

【识别】落叶小乔木，高3～5m。树皮灰白色，小枝暗绿色。叶对生，纸质或厚纸质，卵形或卵状椭圆形，全缘或有明显的细齿。头状花序球形，总苞片4，白色；花瓣4，黄色。果序球形，成熟时暗红色。花期6～7月，果期9～10月。分布于陕西、山西、甘肃、江苏、安徽、浙江、江西、福建、台湾、河南、湖北、湖南、四川、贵州、云南等地。

【药用】全年均可采树皮及根皮，洗净，切片，晒干。有清热解毒的功效。主治痢疾、肺热咳嗽。煎汤，9～15g。

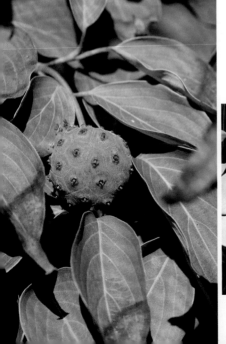

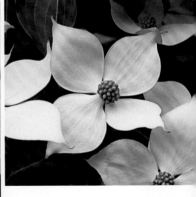

毛梾

【科属】山茱萸科。

【识别】落叶乔木，高6～14m。

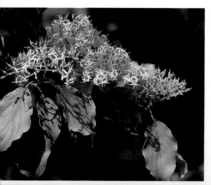

树皮黑灰色，纵裂成长条，幼枝对生。叶对生，椭圆形至长椭圆形，全缘。伞房状聚伞花序顶生，花白色。核果球形，成熟时黑色。花期5月，果期9月。生于杂木林或密林中。分布于华东、中南、西南及辽宁、河北、山西等地。

【药用】春、夏季采收枝叶，鲜用或晒干。有解毒敛疮的功效。主治漆疮。外用适量，鲜品捣涂或煎汤洗。

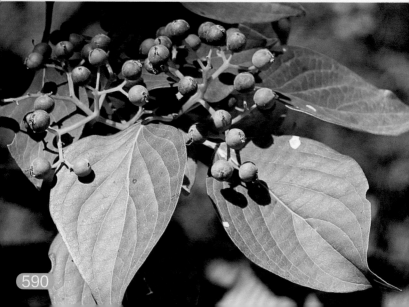

糖胶树

【科属】夹竹桃科。

【识别】乔木，高达20m。枝轮生。叶3～8片轮生，倒卵状长圆形、倒披针形或匙形，全缘。聚伞花序顶生，花白色。蓇葖果2枚，离生，细长，线形。种子长圆形，红棕色，两端被红棕色长缘毛。花期6～11月，果期8月至翌年4月。生于低丘陵山地疏林中、路旁或水沟边。广西和云南有野生，台湾、湖南、广东、海南有栽培。

【药用】树皮及枝、叶夏、秋季采收，洗净，晒干或鲜用。有清热解毒、祛痰止咳、止血消肿的功效。主治感冒发热、肺热咳喘、百日咳、黄疸型肝炎、胃痛吐泻、疟疾、疮疡痈肿、跌打肿痛、外伤出血。煎汤，5～10g。外用适量，捣敷。

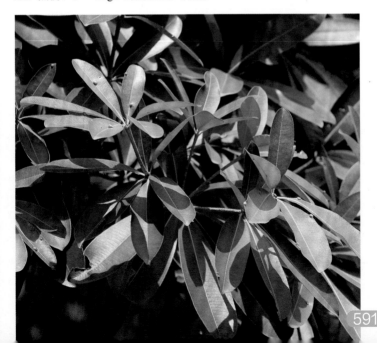

1 叶互生

桑　树

【科属】桑科。

【识别】落叶灌木或小乔木，高3～15m。树皮灰白色，有条状浅裂。单叶互生，叶片卵形或宽卵形，边缘有粗锯齿或圆齿，有时有不规则的分裂，基出3脉与细脉交织成网状。穗状荑荑花序，腋生，花黄绿色。聚合果腋生，肉质，椭圆形，深紫色或黑色。花期4～5月，果期5～6月。我国各地大都有野生或栽培。

【药用】初霜后采收叶，除去杂质，晒干。有疏散风热、清肺润燥、清肝明目的功效。主治风热感冒、肺热燥咳、头晕头痛、目赤昏花。煎服，5～9g。外用煎水洗眼。

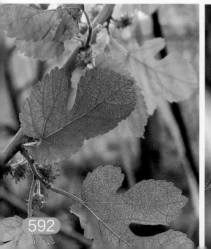
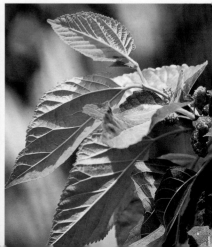

构　树

【科属】桑科。

【识别】落叶乔木，高达10m。单叶互生，叶片卵形，不分裂或3～5深裂，边缘锯齿状，上面暗绿色，具粗糙伏毛，下面灰绿色，密生柔毛。雄花为腋生荑荑花序，下垂；雌花为球形头状花序，有多数棒状苞片，先端圆锥形。聚花果肉质，成球形，橙红色。花期5月，果期9月。全国大部分地区有分布。

【药用】秋季果实成熟时采收成熟果实，洗净，晒干，除去灰白色膜状宿萼和杂质。有补肾清肝、明目、利尿的功效。主治肝肾不足、腰膝酸软、虚劳骨蒸、头晕目昏、目生翳膜、水肿胀满。煎服，6～9g；外用捣敷。

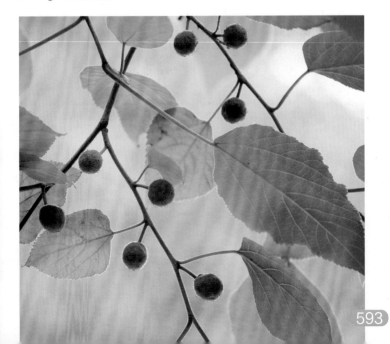

贴梗海棠

【科属】蔷薇科。

【识别】落叶灌木，高2～3m。枝棕褐色，有刺，有疏生浅褐色皮孔。叶片卵形至椭圆形，边缘有尖锐锯齿。花瓣5，倒卵形或近圆形，猩红色。果实球形或卵球形，黄色或带黄绿色，有稀疏不明显斑点。花期3～5月，果期9～10月。分布华东、华中及西南各地。

【药用】夏、秋季果实绿黄时采收近成熟果实（木瓜），置沸水中烫至外皮灰白色，对半纵剖，晒干。有舒筋活络、和胃化湿的功效。主治湿痹拘挛、腰膝关节酸重疼痛、暑湿吐泻、转筋挛痛、脚气水肿。煎服，6～9g。

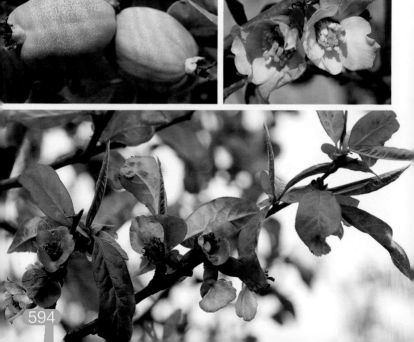

光皮木瓜

【科属】蔷薇科。

【识别】灌木或小乔木，高达5～10m。树皮成片状脱落；小枝无刺，圆柱形。单叶互生，叶片椭圆卵形或椭圆长圆形，边缘有刺芒状尖锐锯齿。花单生于叶腋，花瓣倒卵形，淡粉红色。梨果长椭圆形，长10～15cm，暗黄色，木质，味芳香。花期4月，果期9～10月。分布于陕西、江苏、山东、安徽、浙江、江西、河南、湖北、云南、广西、甘肃、湖南、广东等地。

【药用】10～11月将成熟果实摘下，纵切为2或4块，内表面向上晒干。有和胃舒筋、祛风湿、消痰止咳的功效。主治吐泻转筋、风湿痹痛、咳嗽痰多、泄泻、痢疾、脚气水肿。煎汤服，3～10g。外用适量，浸油梳头。

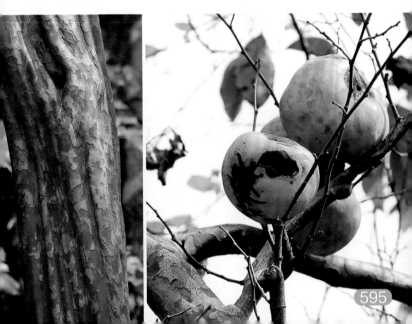

樱 桃

【科属】蔷薇科。

【识别】落叶灌木或乔木，高3～8m。树皮灰白色，有明显的皮孔。叶互生，叶片卵形或长圆状卵形，边有尖锐重锯齿。花序伞房状或近伞形，有花3～6朵，先叶开放，花瓣5，白色，卵圆形，先端凹或二裂。核果近球形，红色。花期3～4月。果期5～6月。分布于华东及辽宁、河北、甘肃、陕西、湖北、四川、广西、山西、河南等地。

【药用】采收成熟果实。有补血益肾的功效。主治脾虚泄泻、肾虚遗精、腰腿疼痛、瘫痪。煎服，30～150g。

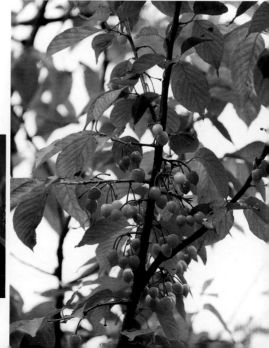

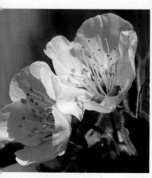

毛樱桃

【科属】蔷薇科。

【识别】落叶灌木。小枝紫褐色或灰褐色，幼枝密被黄色绒毛。单叶互生，叶片卵状椭圆形或倒卵状椭圆形。花单生或两朵簇生，花叶同开或近先叶开放；花瓣5，白色或粉红色，倒卵形，先端圆钝。核果近球形，红色。花期4～5月，果期6～9月。分布于东北、华北及陕西、宁夏、甘肃、青海、山东、四川、云南、西藏等地。

【药用】6～9月果实成熟时采摘果实。有健脾、益气、固精的功效。主治食积泻痢、便秘、脚气、遗精滑泄。煎服，100～300g。

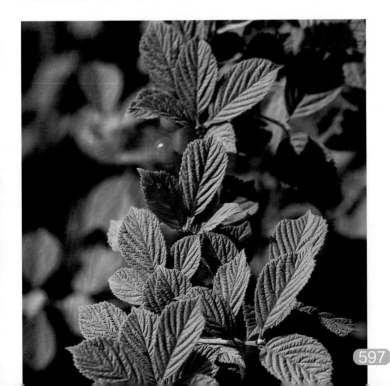

棣 棠

【科属】蔷薇科。

【识别】落叶灌木，高1～2m。小枝绿色，圆柱形。单叶互生，三角状卵形或卵圆形，边缘有尖锐重锯齿。花单生在当年生侧枝顶端；花瓣5，宽椭圆形，先端下凹，黄色。瘦果倒卵形至半球形。花期4～6月，果期6～8月。生于山坡灌丛中。分布于华东、西南及陕西、甘肃、河南、湖北、湖南等地。

【药用】4～5月采花，晒干。有化痰止咳、利尿消肿、解毒的功效。主治咳嗽、风湿痹痛、产后劳伤痛、水肿、小便不利、消化不良、痈疽肿毒、湿疹、荨麻疹。煎服，6～15g。外用适量，煎水洗。

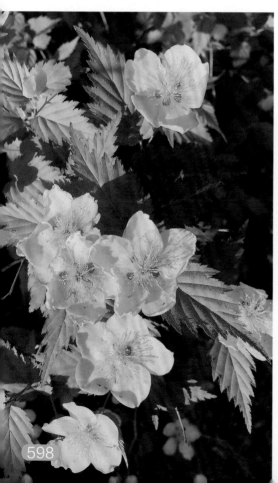

石 楠

【科属】蔷薇科。

【识别】常绿灌木或小乔木；枝褐灰色，无毛。单叶互生，叶片革质，长椭圆形、长倒卵形或倒卵状椭圆形，边缘有疏生细锯齿，近基部全缘；叶柄粗壮，长2～4cm。复伞房花序顶生，花密生，花瓣5，花瓣白色，近圆形。果实球形，红色，后成褐紫色。花期4～5月，果期10月。生于杂木林中。分布河南、江苏、安徽、浙江、福建、江西、广东、广西、云南、湖北、四川、湖南等地。

【药用】全年可采叶，晒干。切丝，生用。有祛风湿、通经络、益肾气的功效。主治风湿痹证、头风头痛、风疹瘙痒。煎服，10～15g。外用适量。

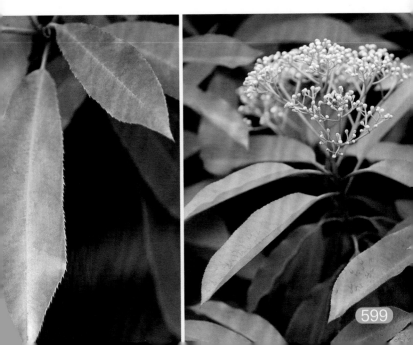

杏

【科属】蔷薇科。

【识别】落叶小乔木，高4～10cm；树皮暗红棕色，纵裂。单叶互生，叶片圆卵形或宽卵形，边缘有细锯齿或不明显的重锯齿。先叶开花，花单生枝端，花瓣5，白色或浅粉红色，圆形至宽倒卵形。核果黄红色，卵圆形，侧面具一浅凹槽，微被绒毛；核光滑，坚硬，扁心形，具沟状边缘；内有种子1枚，卵形，红色。花期3～4月，果期4～6月。我国各地均有种植。

【药用】夏季采收成熟果实，除去果肉和核壳，取出种子，晒干。有降气止咳平喘、润肠通便的功效。主治咳嗽气喘、胸满痰多、肠燥便秘。煎服，3～10g，宜打碎入煎。

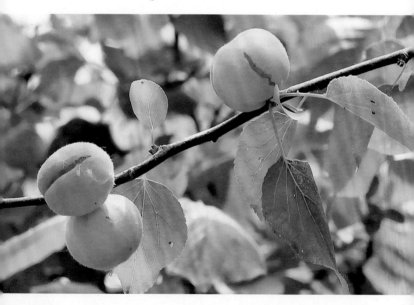

山 桃

【科属】蔷薇科。

【识别】落叶小乔木,高5～9m。叶互生,叶片卵状披针形。花单生,花瓣5,阔倒卵形,粉红色至白色。核果近圆形,黄绿色,表面被黄褐色柔毛。果肉离核;核小,坚硬。花期3～4月,果期6～7月。分布于河北、山西、陕西、甘肃、山东、河南、四川、云南等地。

【药用】果实成熟后采收,除去果肉和核壳,取出种子,晒干。有活血祛瘀、润肠通便、止咳平喘的功效。主治经闭痛经、癥瘕痞块、肺痈肠痈、跌扑损伤、肠燥便秘、咳嗽气喘。煎服,5～10g,捣碎用。

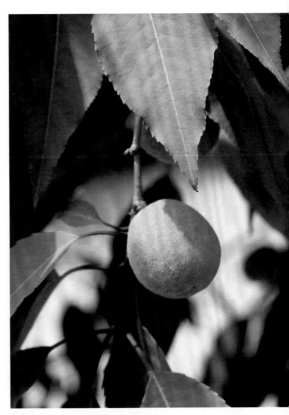

欧 李

【科属】蔷薇科。

【识别】落叶灌木，高0.4～1.5m。小枝灰褐色或棕色。叶互生，叶片倒卵状长椭圆形或倒卵状披针形，边缘有细锯齿或重锯齿。花单生或2～3朵簇生；花瓣白色或粉红色，长圆形或倒卵形。核果成熟后近球形，红色或紫红色。花期4～5月，果期6～10月。分布于黑龙江、吉林、辽宁、内蒙古、河北、山东、河南等地。

【药用】夏、秋季采收成熟果实，除去果肉和核壳，取出种子，干燥。用时捣碎。有润肠通便、下气利水的功效。主治津枯肠燥、食积气滞、腹胀便秘、水肿、脚气、小便不利。煎服，6～10g。

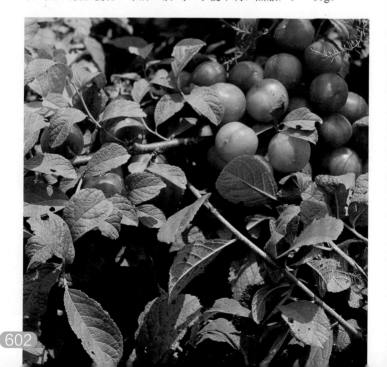

郁 李

【来源】蔷薇科。

【识别】落叶灌木，高1～1.5m。树皮灰褐色，有不规则的纵条纹；幼枝黄棕色，光滑。叶互生，长卵形或卵圆形，边缘具不整齐重锯齿。花先叶开放，2～3朵簇生；花瓣5，浅红色或近白色，具浅褐色网纹，斜长圆形，边缘疏生浅齿。核果近圆球形，暗红色。花期5月。果期6月。生长在向阳山坡、路旁或小灌木丛中。分布辽宁、内蒙古、河北、河南、山西、山东、江苏、浙江、福建、湖北、广东等地。

【药用】夏、秋季采收成熟果实，除去果肉及核壳，取出种子，干燥。有润燥滑肠、下气、利水的功效。主治津枯肠燥、食积气滞、腹胀便秘、水肿、脚气、小便不利。煎服，6～9g。

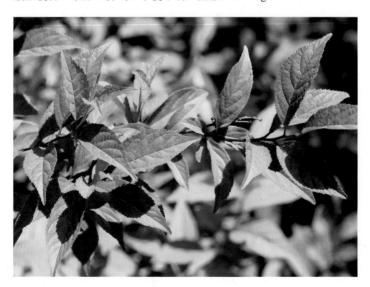

枇 杷

【科属】蔷薇科。

【识别】常绿小乔木。小枝黄褐色，密生锈色或灰棕色绒毛。叶片革质，有灰棕色绒毛，叶片披针形、倒披针形、倒卵形或长椭圆形，上部边缘有疏锯齿，上面光亮、多皱，下面及叶脉密生灰棕色绒毛。圆锥花序顶生，总花梗和花梗密生锈色绒毛；花瓣白色，长圆形或卵形。果实球形或长圆形。花期10～12月。果期翌年5～6月。分布于中南及陕西、甘肃、江苏、安徽、浙江、江西、福建、台湾、四川、贵州、云南等地。

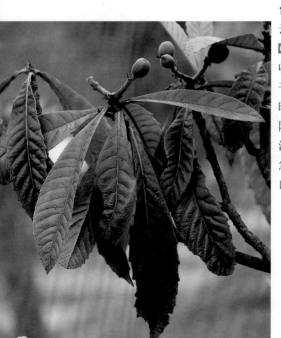

【药用】全年均可采收叶，晒至七、八成干时，扎成小把，再晒干。有清肺止咳、降逆止呕的功效。主治肺热咳嗽、气逆喘急、胃热呕逆、烦热口渴。煎服，5～10g。

酸 枣

【科属】鼠李科。

【识别】落叶灌木，高1～3m。枝上有两种刺，一为针形刺，长约2cm，一为反曲刺，长约5mm。叶互生，叶片椭圆形至卵状披针形，边缘有细锯齿，主脉3条。花2～3朵簇生叶腋，小形，黄绿色；花瓣小，5片。核果近球形，熟时暗红色。花期4～5月，果期9～10月。分布于辽宁、内蒙古、河北、河南、山东、山西、陕西、甘肃、安徽、江苏等地。

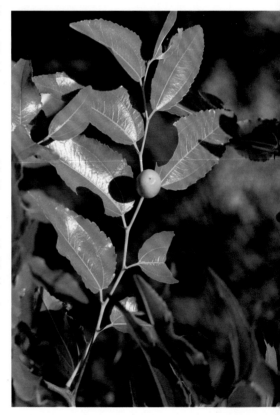

【药用】秋末冬初采收成熟果实，除去果肉和核壳，收集种子，晒干。有养心补肝、宁心安神、敛汗、生津的功效。主治虚烦不眠、惊悸多梦、体虚多汗、津伤口渴。煎服，9～15g。

大 枣

【科属】鼠李科。

【识别】落叶灌木或小乔木，高达10m。长枝平滑，无毛，幼枝纤细略呈"之"形弯曲，紫红色或灰褐色，具2个粗直托叶刺；当年生小枝绿色，下垂，单生或2～7个簇生于短枝上。单叶互生，纸质，叶片卵形、卵状椭圆形，边缘具细锯齿，基生三出脉。花黄绿色，常2～8朵着生于叶腋成聚伞花序，花瓣5，倒卵圆形。核果长圆形或长卵圆形，成熟时红紫色，核两端锐尖。花期5～7月，果期8～9月。分布全国各地。

【药用】秋季果实成熟时采收，晒干。有补中益气、养血安神的功效。主治脾虚食少、乏力便溏、妇人脏躁。劈破煎服，6～15g。

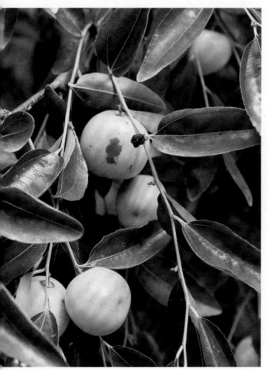

枳　椇

【科属】鼠李科。

【识别】落叶乔木，高达10m。小枝褐色或黑紫色，被棕褐色短柔毛或无毛，有明显白色的皮孔。叶互生，广卵形，边缘具锯齿，基出3主脉。聚伞花序腋生或顶生，花绿色，花瓣5，倒卵形。果实为圆形或广椭圆形，灰褐色；果梗肉质肥大，红褐色。花期6月，果熟期10月。分布于陕西、广东、湖北、浙江、江苏、安徽、福建等地。

【药用】10～11月果实成熟时采收果实或种子。将果实连果柄摘下，晒干，或碾碎果壳，筛出种子，除去杂质，晒干，生用。有利水消肿、解酒毒的功效。主治水肿证、酒醉。煎服，10～15g。

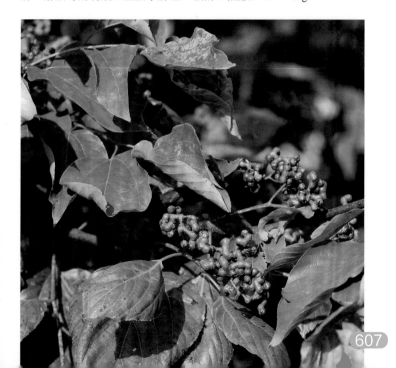

杜 鹃

【科属】杜鹃花科。

【识别】常绿或半常绿灌木，高达3m。分枝细而多，密被黄色或褐色平伏硬毛。叶卵状椭圆形或倒卵形。花2～6朵簇生枝端，花冠玫瑰色至淡红色，阔漏斗状，裂片近倒卵形，上部1瓣及近侧2瓣有深红色斑点。蒴果卵圆形，密被硬毛。花期4月，果热期10月。分布于河南、湖北及长江以南各地。

【药用】4～5月盛开时采收花，晒干。有和血、调经、止咳、祛风湿、解疮毒的功效。主治吐血、衄血、崩漏、月经不调、咳嗽、风湿痹痛、痈疖疮毒。煎汤服，9～15g。外用适量，捣敷。

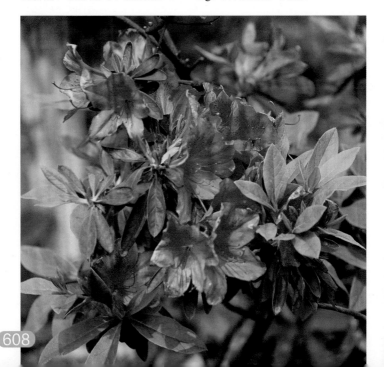

照白杜鹃

【科属】杜鹃花科。

【识别】半常绿灌木，高1～2m。单叶互生，叶片革质，椭圆状披针形或狭卵形，有疏浅齿或不明显的细齿。总状花序顶生，花小，乳白色，花冠钟形，5裂，裂片卵形。蒴果圆柱形，褐色，成熟时5裂。花期5～7月，果期7～9月。分布于东北、华北及陕西、甘肃、山东、湖北、四川等地。

【药用】夏、秋季采收枝叶，鲜用或晒干。有止咳化痰、祛风通络、调经止痛的功效。主治咳喘痰多、风湿痹痛、腰痛、月经不调、痛经、骨折。煎服，3～4.5g。外用适量，捣敷。

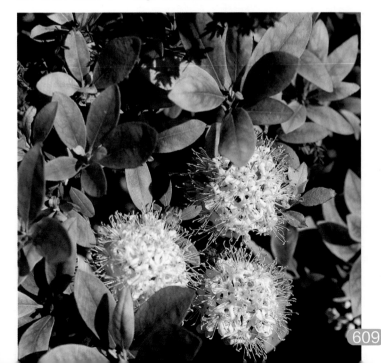

大果榆

【科属】榆科。

【识别】落叶小乔木或灌木，高15～30m。树皮暗灰色或灰黑色，纵裂，粗糙。单叶互生，宽倒卵形或椭圆状倒卵形，两面粗糙，边缘具钝锯齿或重锯齿。花数朵簇生，花大，花被4～5裂，绿色。翅果特大，长2.5～3.5cm，宽2.2～2.5cm。花期4～5月，果熟期5～6月。分布于东北、华北及陕西、甘肃、青海、江苏、安徽、河南等地。

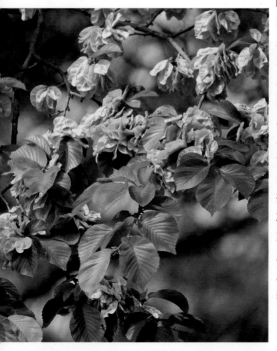

【药用】夏季果实成熟时采集，晒干，搓去膜翅，取出种子浸于水中，待发酵后，加入榆树皮面、红土、菊花末，用温开水调成糊状，摊于平板上，切成小方块，晒干入药。有杀虫消积的功效。主治虫积腹痛，小儿疳积。煎服，3~10g。外用适量，研末调敷。本品研末，用醋或蜜调涂患处，用治疥癣瘙痒、皮肤恶疮。

榆　树

【科属】榆科。

【识别】落叶乔木。树皮暗灰褐色，粗糙，有纵沟裂；小枝柔软，有毛，浅灰黄色。叶互生，纸质，叶片倒卵形、椭圆状卵形或椭圆状披针形，边缘具单锯齿。花先叶开放，簇成聚伞花序；花被针形，4～5裂；雄蕊与花被同数，花药紫色。翅果近圆形或倒卵形，光滑，先端有缺口，种子位于翅果中央，与缺口相接。花期3～4月，果期4～6月。分布于东北、华北、西北、华东、中南、西南及西藏等地。

【药用】春、秋季采收根皮；春季或8～9月间割下老枝条，立即剥取内皮晒干。有利水通淋、祛痰、消肿解毒的功效。主治小便不利、淋浊、带下、咳喘痰多、失眠、内外出血、痈疽、秃疮、疥癣。煎服，9～15g；外用适量，煎水洗或捣敷。

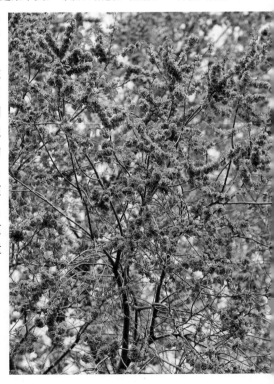

山黄麻

【科属】榆科。

【识别】小乔木，当年生枝条密被白色伸展的曲柔毛。单叶互生；叶柄密被白色柔毛；叶片纸质，卵状披针形或披针形，上面有短硬毛而粗糙，下面密被银灰色丝质柔毛或曲柔毛，边缘有细锯齿；基出3脉。聚伞花序。核果卵球形，被毛。花期5～6月，果期6～8月。分布于华南、西南及福建、台湾、西藏等地。

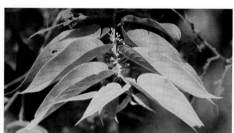

【药用】叶全年均可采，鲜用或晒干。有止血的功效。主治外伤出血。外用适量，鲜品捣敷或研末敷。

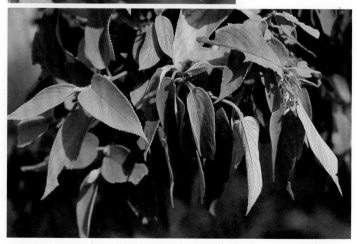

君迁子

【科属】柿科。

【识别】落叶乔木，高可达30m。树皮灰黑色或灰褐色。单叶互生，叶片椭圆形至长圆形。花簇生于叶腋，花淡黄色至淡红色，花冠壶形。浆果近球形至椭圆形，初熟时淡黄色，后则变为蓝黑色，被白蜡质。花期5～6月，果期10～11月。分布于辽宁、河北、山西、陕西、甘肃、山东、江苏、安徽、浙江、江西、河南、湖北、湖南、西南及西藏等地。

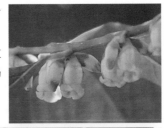

【药用】10～11月果实成熟时采收果实，晒干或鲜用。有清热、止渴的功效。主治烦热、消渴。煎服，15～30g。

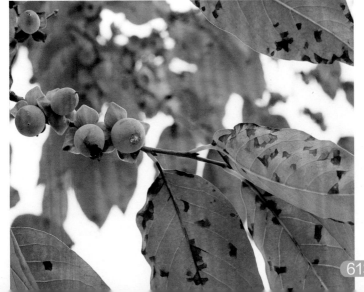

冬 青

【科属】冬青科。

【识别】常绿乔木，高达13m；树皮灰黑色，当年生小枝浅灰色，圆柱形，具细棱；二至多年生枝具不明显的小皮孔，叶痕新月形，凸起。叶互生，革质，狭长椭圆形，边缘疏生浅锯齿，上面深绿色而有光泽，冬季变紫红色。聚伞花序，花淡紫色或紫红色，花瓣卵形，开放时反折。果长球形，成熟时红色。花期4～6月，果期7～12月。分布于长江以南各地。

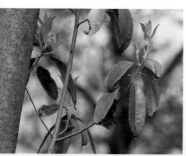

【药用】秋、冬季采收叶，晒干。有清热解毒、消肿祛瘀的功效。主治肺热咳嗽、咽喉肿痛、痢疾、胁痛、热淋；外治烧烫伤、皮肤溃疡。煎服，15～60g。外用适量，水煎外涂。

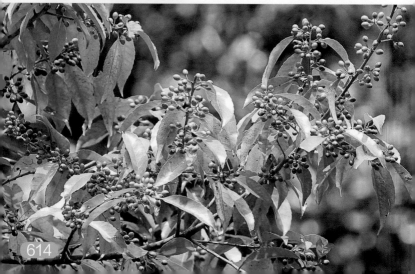

毛冬青

【科属】冬青科。

【识别】常绿灌木或小乔木，高3～4m。小枝灰褐色，有棱。叶互生，纸质或膜质，卵形或椭圆形，边缘有稀疏的小尖齿或近全缘。花簇生叶腋，粉红色。果实球形，直径3～4mm，熟时红色。花期4～5月，果期7～8月。除四川、湖北外，广布于长江以南各地。

【药用】夏、秋采收根，洗净，切片，晒干。有清热解毒、活血通络的功效。主治风热感冒、肺热喘咳、咽痛、乳蛾、牙龈肿痛、胸痹心痛、中风偏瘫、丹毒、烧烫伤、痈疽。煎汤，10～30g。外用适量，煎汁涂或浸泡。

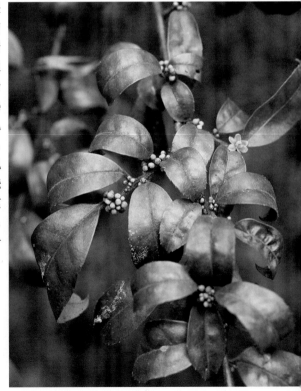

大叶冬青

【科属】冬青科。

【识别】常绿大乔木。树皮粗糙有浅裂；小枝粗壮，黄褐色。单叶互生，厚革质，长圆形或卵状长圆形，边缘有疏锯齿。花序簇生叶腋，圆锥状，花黄绿色。果球形，红色。花期4～5月，果期6～11月。分布于长江以南各地。

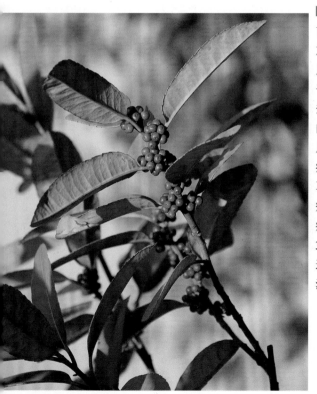

【药用】在清明前后摘取嫩叶，放在竹筛上通风，晾干或晒干。有疏风清热、明目生津的功效。主治风热头痛、齿痛、目赤、聤耳、口疮、热病烦渴、泄泻、痢疾。煎服，3～9g。外用适量，煎水熏洗或涂搽。

梅叶冬青

【来源】冬青科。

【原形态】落叶灌木，高3m。小枝无毛，绿色。叶互生，膜质，卵形或卵状椭圆形，边缘具钝锯齿。花白色。果球形，熟时黑紫色。花期4～5月，果期7～8月。生于山谷路旁灌丛中或阔叶林中。分布于江西、福建、台湾、湖南、广东、广西等地。

【药用】叶随时可采，鲜用。有发表清热、消肿解毒的功效。主治感冒、跌打损伤、痈肿疔疮。煎汤，鲜品30～60g。外用适量，捣敷。

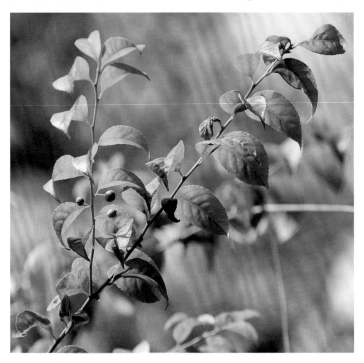

山麻杆

【科属】人戟科。

【识别】落叶小灌木，高1～2m。幼枝密被茸毛，老枝栗褐色，光滑。单叶互生，阔卵形至扁圆形，基部圆或略呈心脏形，边缘有齿，基出3脉，上面绿色，有疏短毛，下面带紫色，被密毛。雄花密集成穗状花序，雌花疏生成总状花序。蒴果扁球形，微裂成3个圆形的分果片，密被短柔毛。花期4～5月，果期6～8月。生于低山区河谷两岸或庭园栽培。分布于河南、陕西、江苏、安徽、浙江、湖北、湖南、广西、四川、贵州、云南。

【药用】春、夏季采收茎皮及叶，洗净，鲜用或晒干。有驱虫、解毒、定痛的功效。主治蛔虫病、毒蛇咬伤、腰痛。煎汤，3～6g。外用适量，鲜品捣敷。

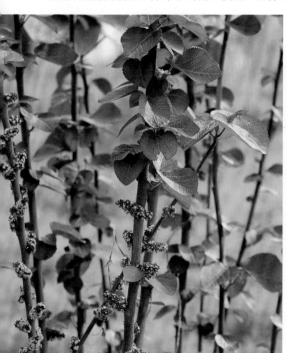

巴 豆

【科属】大戟科。

【识别】常绿乔木，高6～10m。叶互生，叶柄长2～6cm；叶片卵形或长圆状卵形，长5～13cm，宽2.5～6cm，近叶柄处有2腺体，叶缘有疏浅锯齿，主脉3基出。总状花序顶生，雄花绿色，较小，花瓣5，反卷；雌花花萼5裂，无花瓣。蒴果长圆形至倒卵形，有3钝角。花期3～5月，果期6～7月。分布于西南及福建、湖北、湖南、广东、广西等地。

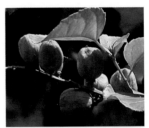

【药用】秋季果实成熟时采收，堆置2～3天，摊开，干燥。外用蚀疮。用于恶疮疥癣，疣痣。外用适量，研末涂患处，或捣烂以纱布包擦患处。

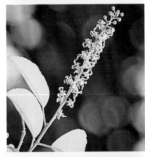

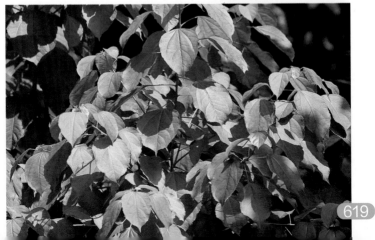

青荚叶

【科属】山茱萸科。

【识别】落叶灌木，幼枝绿色。叶互生，纸质，卵形、卵圆形，边缘具刺状细锯齿。花淡绿色，着生于叶上面中脉的1/2～1/3处。浆果幼时绿色，成熟后黑色。花期4～5月，果期8～9月。广布于我国黄河流域以南各省区。

【药用】秋季割取茎，截成段，趁鲜取出髓部，理直，晒干。有清热、利尿、下乳的功效。主治小便不利、淋证、乳汁不下。用量3～6g。

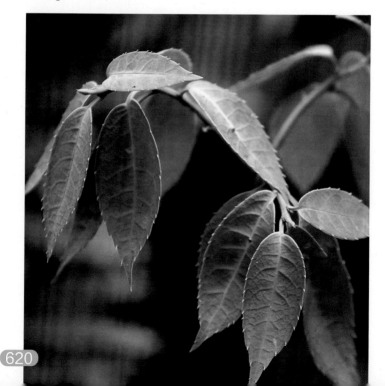

朱砂根

【科属】紫金牛科。

【识别】灌木，高1～2m；茎粗壮，无毛。叶片革质或坚纸质，椭圆形、椭圆状披针形至倒披针形，边缘具皱波状或波状齿。伞形花序或聚伞花序，着生于侧生特殊花枝顶端。花瓣白色，盛开时反卷，卵形。果球形鲜红色，具腺点。花期5～6月，果期10～12月。生于荫湿的灌木丛中。分布于我国西藏东南部至台湾、湖北至海南岛等地区。

【药用】秋、冬季采挖根，洗净，晒干。有解毒消肿，活血止痛，祛风除湿的功效。主治咽喉肿痛，风湿痹痛，跌打损伤。煎服，3～9g。

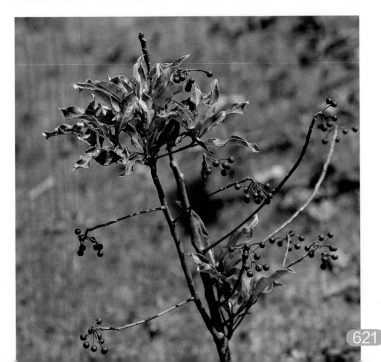

破布叶

【科属】椴树科。

【识别】灌木或小乔木，高3～12m。树皮粗糙，嫩枝有毛。单叶互生，叶薄革质，卵状长圆形，边缘有细钝齿。顶生圆锥花序，花瓣黄色，长圆形。核果近球形或倒卵形。花期6～7月，果期冬季。生于山谷、平地、斜坡灌丛中。分布于广东、海南、广西、云南等地。

【药用】夏秋季采收带幼枝的叶，晒干。有清热利湿、健胃消滞的功效。主治感冒发热、黄疸、食欲不振、消化不良、脘腹胀痛、泄泻、疮疡、蜈蚣咬伤。煎汤，15～30g，鲜品30～60g。外用适量，煎水洗或捣敷。

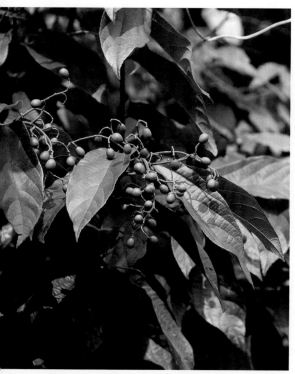

紫　麻

【科属】荨麻科。

【识别】小灌木，高 1～3m。叶互生，多生于茎或分枝的顶部或上部，叶片卵形或狭卵形，边缘有牙齿，上面粗糙，疏生短毛，枝条上部叶的下面常密生交织的白色柔毛，下部叶的下面疏生短毛，钟乳体点状；基生脉 3 条。雌雄异株；花小，簇生于落叶腋部或叶腋；雄花的花被片 3，卵形；雌花序球形。瘦果卵形。花期 3～4 月，果期 6～7 月。生于山谷、溪边、林下湿地。分布于华南、西南及陕西、浙江、江西、福建、台湾、湖北、湖南、四川、贵州等地。

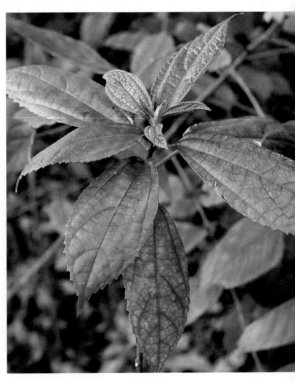

【药用】夏、秋季采收全株，洗净，鲜用或晒干。有清热解毒、行气活血、透疹的功效。主治感冒发热、跌打损伤、牙痛、麻疹不透、肿疡。煎汤，30～60g。外用适量，捣敷或水煎含漱。

山茶花

【科属】山茶科。

【识别】常绿灌木或小乔木，高可达10m。树皮灰褐色，幼枝棕色。单叶互生，革质，倒卵形或椭圆形，边缘有细锯齿。花单生或对生于叶腋或枝顶，花瓣有白、淡红等色，花瓣近圆形，先端有凹缺。蒴果近球形，光滑无毛。种子近球形，有角棱，暗褐色，花期4～5月，果期9～10月。全国各地常有栽培。

【药用】4～5月花朵盛开期分批采收花，晒干。有凉血止血、散瘀消肿的功效。主治吐血、衄血、咳血、便血、痔血、赤白痢、血淋、血崩、带下、烫伤、跌打损伤。 煎汤，5～10g；外用适量，研末麻油调涂。

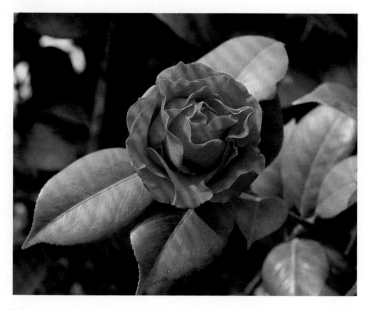

油 茶

【科属】山茶科。

【识别】常绿灌木或小乔木，高3～4m。树皮淡黄褐色，平滑不裂。单叶互生，厚革质，卵状椭圆形或卵形，边缘具细锯齿，上面亮绿色。花生于枝顶或叶腋，花瓣5～7，白色，倒卵形至披针形。蒴果近球形，果皮厚，木质，室背2～3裂。种子背圆腹扁。花期10～11月，果期次年10月。我国长江流域及以南各地广泛栽培。

【药用】秋季果实成熟时采收种子，榨取油。有清热解毒、润肠、杀虫的功效。主治疝气腹痛、便秘、蛔虫腹痛、蛔虫性肠梗阻、疥癣、汤火伤。冷开水送服30～60g。外用适量，涂敷。

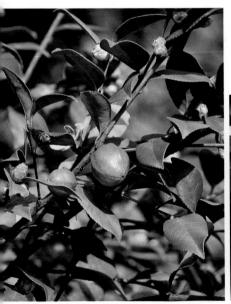

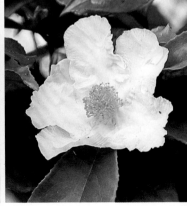

佛 手

【科属】芸香科。

【识别】常绿小乔木或灌木。老枝灰绿色，幼枝略带紫红色，有短而硬的刺。单叶互生；叶柄短，无翼叶，无关节；叶片革质，长椭圆形或倒卵状长圆形，边缘有浅波状钝锯齿。花瓣5，内面白色，外面紫色。柑果卵形或长圆形，先端分裂如拳状，或张开似指尖，表面橙黄色。花期4～5月，果熟期10～12月。我国浙江、江西、福建、广东、广西、四川、云南等地有栽培。

【药用】秋季果实尚未变黄或变黄时采收，纵切成薄片，晒干或低温干燥。有疏肝理气、和胃止痛、燥湿化痰的功效。主治肝胃气滞、胸胁胀痛、胃脘痞满、食少呕吐、咳嗽痰多。煎服，3～10g。

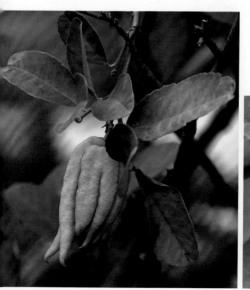
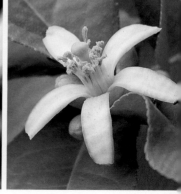

香 橼

【科属】芸香科。

【识别】常绿小乔木或灌木。枝有短硬棘刺，嫩枝光滑，带紫红色。叶互生，具短柄，无叶翼，与叶片间无明显关节；叶片长圆形或倒卵状长圆形，边缘有锯齿，具半透明的油腺点。花生于叶腋，花瓣5，内面白色，外面淡紫色。柑果长圆形、卵形或近球形，先端有乳头状突起。花期4月，果熟期10～11月。江苏、浙江、福建、台湾、湖北、湖南、广东、广西、四川、云南等地皆有栽培。

【药用】秋季果实成熟时采收，趁鲜切片，晒干或低温干燥。香圆亦可整个或对剖两半后，晒干或低温干燥。有疏肝理气、宽中、化痰的功效。主治肝胃气滞、胸胁胀痛、脘腹痞满、呕吐噫气、痰多咳嗽。煎服，3～10g。

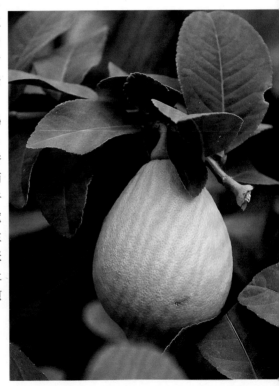

橘

【科属】芸香科。

【识别】常绿小乔木或灌木，高3～4m。枝细，多有刺。叶互生；叶柄长0.5～1.5cm，有窄翼，顶端有关节；叶片披针形或椭圆形，具不明显的钝锯齿，有半透明油点。花单生或数朵丛生于枝端或叶腋；花瓣5，白色或带淡红色，开时向上反卷。柑果近圆形或扁圆形，果皮薄而宽，容易剥离。花期3～4月，果期10～12月。主要分布于广东、福建、四川、浙江、江西等地。

【药用】采摘成熟果实，剥取果皮，晒干或低温干燥。有理气健脾、燥湿化痰的功效。用于脘腹胀满、食少吐泻、咳嗽痰多。煎服，3～9g。

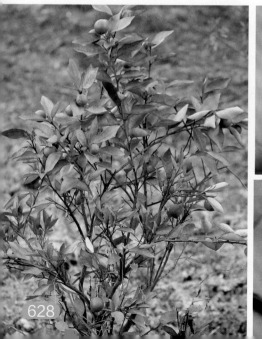
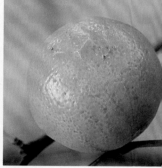
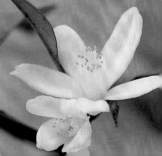

柚

【科属】芸香科。

【识别】常绿乔木，高5～10m。小枝扁，有刺。单身复叶互生；叶柄有倒心形宽叶翼，叶片长椭圆形或阔卵形，边缘浅波状或有钝锯齿。花单生或为总状花序，腋生，白色花瓣4～5，长圆形，肥厚。柑果梨形、倒卵形或扁圆形，柠檬黄色。花期4～5月，果熟期10～11月。浙江、江西、福建、台湾、湖北、湖南、广东、广西、四川、贵州、云南等地均有栽培。

【药用】夏季果实未成熟时采收，置沸水中略烫后，将果皮割成5或7瓣，除去果瓤和部分中果皮，压制成形，干燥。有理气宽中、燥湿化痰的功效。主治咳嗽痰多、食积伤酒、呕恶痞闷。煎服，3～10g。

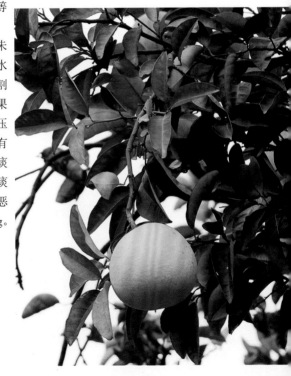

杜虹花

【科属】马鞭草科。

【识别】灌木，高1～3m。小枝、叶柄和花序均密被灰黄色星状毛和分枝毛。单叶对生，叶片卵状椭圆形或椭圆形，边缘有细锯齿，表面被短硬毛，稍粗糙，背面被灰黄色星状毛和细小黄色腺点。聚伞花序；花冠紫色或淡紫色。果实近球形，紫色。花期5～7月，果期8～11月。分布于我国南部。

【药用】夏、秋季枝叶茂盛时采摘叶，干燥。有凉血收敛止血、散瘀解毒消肿的功效。主治衄血、咯血、吐血、便血、崩漏、外伤出血、热毒疮疡、水火烫伤。煎服，3～15g；研末吞服1.5～3g。外用适量，敷于患处。

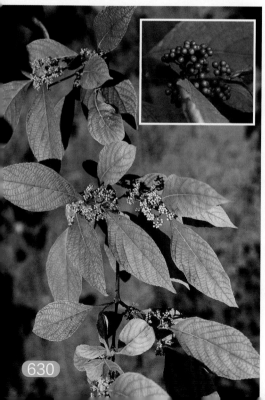

白堂子树

【科属】马鞭草科。

【识别】小灌木，高1～3m。小枝纤细，带紫红色，幼时略被星状毛。单叶对生，倒卵形或披针形，边缘仅上半部具数个粗锯齿，表面稍粗糙，背面无毛，密生细小黄色腺点。聚伞花序腋生，花冠紫色，先端4裂。果实球形，紫色。花期5～6月，果期7～11月。分布于华东、华南及河北、台湾、河南、湖北、贵州。

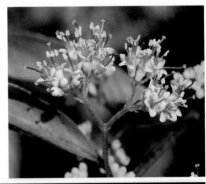

【药用】同杜虹花。

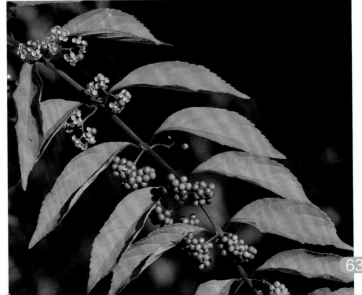

尖尾枫

【科属】马鞭草科。

【识别】灌木或小乔木，高2～5m。小枝四棱形，紫褐色。单叶对生，披针形至狭椭圆形，边缘具不明显小齿或全缘。聚伞花序，花小而密集，花冠淡紫色。果实扁球形，白色。花期7～9月，果期10～12月。生于山坡、山谷、丛林中或荒野。分布于江西、福建、台湾、广东、广西、四川等地。

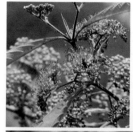

【药用】夏、秋季采收茎、叶，晒干或鲜用。有祛风散寒、散瘀止血、解毒消肿的功效。主治风寒咳嗽、寒积腹痛、风湿痹痛、跌打损伤、内外伤出血、无名肿毒。煎汤，10～15g，鲜品加倍。外用适量，捣敷或研末撒。

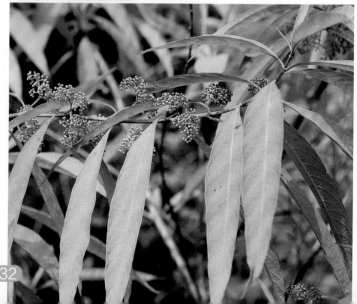

大叶紫珠

【科属】马鞭草科。

【识别】灌木，高3～5m。小枝近方形，密生灰白色粗糠状分枝茸毛。单叶对生；叶柄粗壮，密生灰白色的茸毛；叶片长椭圆形、椭圆状披针形或卵状椭圆形，边缘有细锯齿，表面有短毛，背面密生灰白色分枝茸毛，两面均有不明显的金黄点腺点。聚伞花序腋生，5～7次分歧，密生灰白色分枝茸毛；花冠紫红色。果实球形，紫红色。花期4～7月，果期7～12月。分布于广东、广西、福建、贵州、云南等地。

【药用】叶夏、秋采收，晒干或鲜用。有散瘀止血、消肿止痛的功效。主治咯血、衄血、吐血、便血、创伤出血、跌打肿痛、风湿痹痛。煎服，15～30g。外用适量，捣敷。

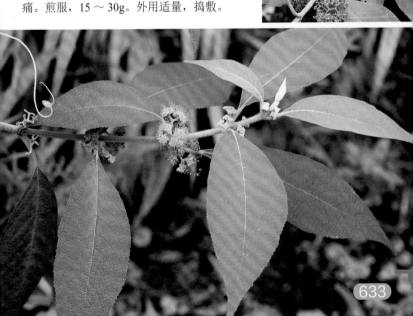

马缨丹

【科属】马鞭草科。

【识别】直立或蔓性灌木。植株有臭味，高 1～2m，有时呈藤状，长可达4m。茎、枝均呈四方形，常有下弯的钩刺或无刺。单叶对生，叶片卵形至卵状长圆形，基部楔形或心形，边缘有钝齿。头状花序腋生，花萼筒状，先端有极短的齿；花冠黄色、橙色、粉红色至深红色，花冠管长约1cm，两面均有细短毛。全年开花。我国庭园有栽培。福建、台湾、广东、广西有野生。

【药用】全年均可采根，鲜用或晒干。有清热泻火、解毒散结的功效。主治感冒发热、胃火牙痛、咽喉炎、痄腮、风湿痹痛、瘰疬痰核。煎汤服，15～30g，鲜品加倍。外用适量，煎水含漱。

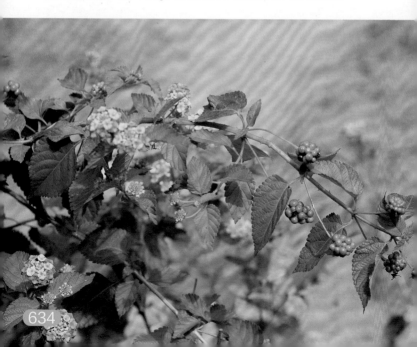

臭牡丹

【科属】马鞭草科。

【识别】灌木，高1～2m。植株有臭味。叶柄、花序轴密被黄褐色或紫色脱落性的柔毛。小枝近圆形，皮孔显著。单叶对生，叶片纸质，宽卵形，边缘有粗或细锯齿。伞房状聚伞花序顶生，花冠淡红色、红色或紫红色，花冠管长2～3cm，先端5深裂，裂片倒卵形。核果近球形，成熟时蓝紫色。花果期5～11月。分布于华北、西北、西南及江苏、安徽、浙江、江西、湖南、湖北、广西等地。

【药用】夏季采集茎叶，鲜用或切段晒干。有解毒消肿、祛风湿、降血压的功效。主治痈疽、疔疮、发背、乳痈、痔疮、湿疹、丹毒、风湿痹痛、高血压病。煎服，10～15g，鲜品30～60g。外用适量，煎水熏洗或捣敷。

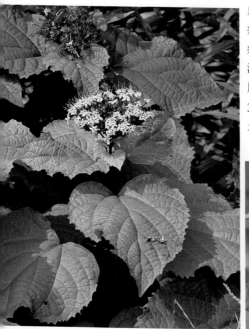

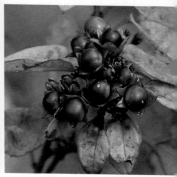

糯米条

【科属】忍冬科。

【识别】灌木，高达2m。嫩枝被微毛，红褐色，老枝树皮纵裂。叶对生，圆卵形至椭圆状卵形，边缘有稀疏圆锯齿。聚伞花序生于小枝上部叶腋，由多数花序集合成一圆锥花簇；花芳香，花冠白色至粉红色，漏斗状，裂片5，卵圆形。果具短柔毛，冠以宿存而略增大的萼裂片。花期9月，果期10月。分布于浙江、江西、福建、台湾、湖北、湖南、广东、广西、四川、贵州、云南。

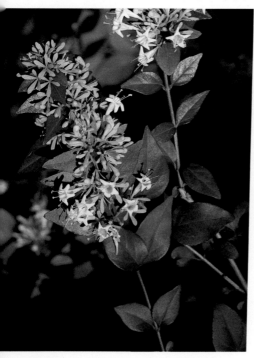

【药用】茎叶春、夏、秋季均可采收，鲜用或切段晒干。有清热解毒、凉血止血的功效。主治湿热痢疾、痈疽疮疖、衄血、咳血、吐血、便血、跌打损伤。煎服，6～15g；或生品捣汁。外用适量，煎汤外洗或捣敷。

卫 矛

【科属】卫矛科。

【识别】落叶灌木。小枝通常四棱形，棱上常具木栓质扁条状翅。单叶对生，叶柄极短，叶稍膜质，倒卵形、椭圆形至宽披针形，边缘有细锯齿。聚伞花序腋生，有花3～9朵，花小，淡黄绿色，花瓣4。蒴果椭圆形。花期5～6月，果期9～10月。分布于东北及河北、陕西、甘肃、山东、江苏、安徽、浙江、湖北、湖南、四川、贵州、云南等地。

【药用】全年均可采，割取枝条后，取其嫩枝，晒干。或收集其翅状物，晒干。有破血通经、解毒消肿、杀虫的功效。主治癥瘕结块、心腹疼痛、闭经、痛经、崩中漏下、产后瘀滞腹痛、恶露不下、疝气、历节痹痛、疮肿、跌打伤痛、虫积腹痛、烫火伤、毒蛇咬伤。煎服，4～9g。外用适量，捣敷或煎汤洗。

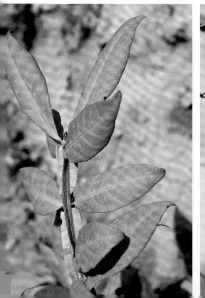
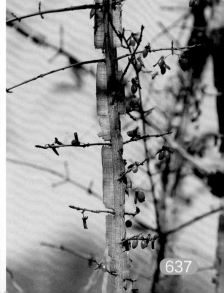

丝棉木

【科属】卫矛科。

【识别】落叶灌木或小乔木，植株高达8m。小枝细长，略呈四棱形。单叶对生，坚纸质，椭圆状卵形至卵形，边缘有细锯齿。聚伞花序腋生，花黄绿色，花瓣椭圆形。蒴果粉红色，深裂成尖锐的4棱，成熟时4瓣裂。花期5～6月，果期9～10月。生于山坡林缘、山麓、山溪路旁。分布于吉林、辽宁、内蒙古、河北、山东、陕西、甘肃、江苏、安徽、浙江、福建、湖北、贵州。

【药用】根、树皮全年均可采，洗净，切片，晒干。有祛风除湿、活血通络、解毒止血的功效。主治风湿性关节炎、腰痛、跌打伤肿、血栓闭塞性脉管炎、肺痈、衄血、疖疮肿毒。煎服，15～30g，鲜品加倍。外用适量，捣敷或煎汤熏洗。

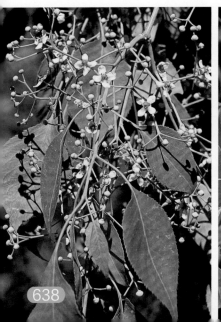
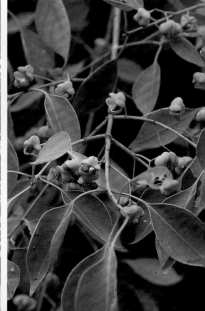

鼠 李

【科属】鼠李科。

【识别】落叶小乔木或大灌木，高可达10m。树皮灰褐色，小枝褐色。叶对生，长圆状卵形或阔倒披针形，边缘具圆细锯齿。花2～5束生于叶腋，黄绿色，花冠漏斗状钟形，4裂。核果近球形，成熟后紫黑色。花期5～6月，果期8～9月。生于山地杂木林中。分布东北、河北、山东、山西、陕西、四川、湖北、湖南、贵州、云南、江苏、浙江等地。

【药用】8～9月果实成熟时采收，除去果柄，微火烘干。有清热利湿、消积杀虫的功效。主治水肿腹胀、疝瘕、瘰疬、疥癣、齿痛。煎汤，6～12g；外用适量，捣敷。

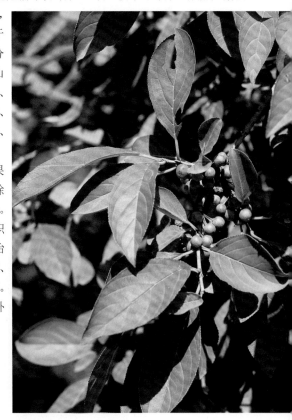

连 翘

【科属】木犀科。

【识别】落叶灌木。小枝土黄色或灰褐色，呈四棱形，疏生皮孔，节间中空，节部具实心髓。单叶对生，叶片卵形、宽卵形至椭圆形，边缘有不整齐的锯齿。花先叶开放，腋生，花冠黄色，裂片4。蒴果卵球形，表面疏生瘤点，先端有短喙，成熟时2瓣裂。种子棕色，狭椭圆形，扁平，一侧有薄翅。花期3～5月，果期7～8月。分布于我国东北、华北、长江流域至云南。

【药用】秋季果实初熟尚带绿色时采收，除去杂质，蒸熟，晒干，习称"青翘"；果实熟透时采收，晒干，除去杂质，习称"老翘"。有清热解毒、消肿散结、疏散风热的功效。用于痈疽、瘰疬、乳痈、丹毒、风热感冒、温病初起、温热入营、高热烦渴、神昏发斑、热淋涩痛。煎服，6～15g。

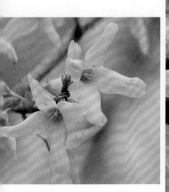

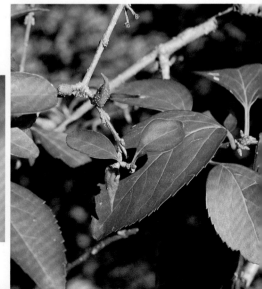

木 犀

【科属】木犀科。

【识别】常绿灌木或小乔木，高可达7m，树皮灰白色。叶对生，革质，椭圆形或长椭圆状披针形，全缘或有锐细锯齿。花簇生于叶腋，花冠4裂，分裂达于基部，裂片长椭圆形，白色或黄色，芳香。核果长椭圆形，含种子1枚。花期9～10月。我国大部分地区均有栽培。

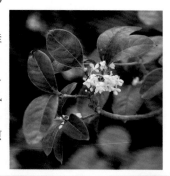

【药用】9～10月开花时采收花（桂花），阴干，拣去杂质，密闭贮藏，防止走失香气及受潮发霉。有化痰、散瘀的功效。主治痰多咳嗽、肠风血痢、疝瘕、牙痛、口臭。煎服，5～10g；或泡茶、浸酒。外用，煎水含漱或蒸热外熨。

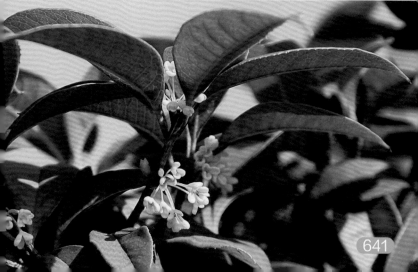

醉鱼草

【科属】马钱科。

【识别】落叶灌木，高 1 ～ 2.5m。单叶对生，叶片纸质，卵圆形至长圆状披针形，全缘或具稀疏锯齿。穗状花序顶生，长 18 ～ 40cm，花倾向一侧；花冠细长管状，微弯曲，紫色，先端4裂，裂片卵圆形。蒴果长圆形，有鳞，熟后2裂。花期 4 ～ 7 月，果期 10 ～ 11 月。分布于西南及江苏、安徽、浙江、江西、福建、湖北、湖南、广东、广西等地。

【药用】夏、秋季采收茎叶，切碎，晒干或鲜用。有祛风解毒、驱虫的功效。主治疔疮腮、痈肿、蛔虫病、钩虫病、诸鱼骨鲠。煎服，10 ～ 15g，鲜品 15 ～ 30g；或捣汁。外用适量，捣敷。

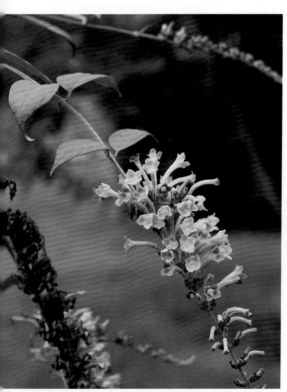

红背桂

【科属】大戟科。

【识别】灌木，高可达 1m。小枝具皮孔，光滑无毛。叶对生，叶片薄，长圆形或倒披针状长圆形，边缘疏生浅细锯齿，上面深绿色，下面紫红色。花单性异株；雄花序长 1～2cm；雌花序极短，由 3～5 朵花组成。蒴果球形，顶部凹陷，基部截平红色，带肉质。种子卵形，光滑。花果期全年。我国各地栽培。

【药用】全年均可采全株，洗净，晒干或鲜用。有祛风湿、通经络、活血止痛的功效。主治风湿痹痛、腰肌劳损、跌打损伤。煎服，3～6g。外用适量，鲜品捣敷。

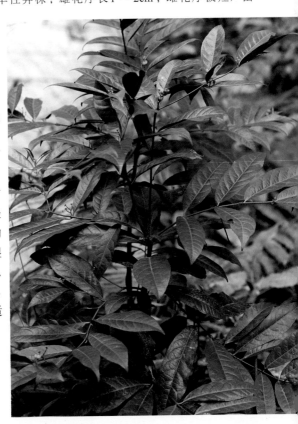

枫香树

【科属】金缕梅科。

【识别】落叶乔木，高20～40m。树皮灰褐色，方块状剥落。单叶互生，叶片心形，常3裂，幼时及萌发枝上的叶多为掌状5裂，裂片卵状三角形或卵形，边缘有细锯齿。雄花淡黄绿色，成荑黄花序再排成总状，生于枝顶；雌花排成圆球形的头状花序。头状果序圆球形，表面有刺。花期3～4月，果期9～10月。分布于秦岭及淮河以南各地。

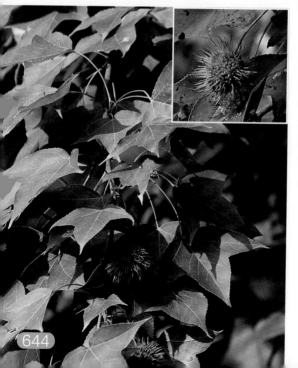

【药用】冬季果实成熟后采收，除去杂质，干燥。有祛风活络利水通经的功效。主治关节痹痛、麻木痉挛、水肿胀满、乳少、经闭。煎服，5～10g。外用适量。

通脱木

【科属】五加科。

【识别】灌木。树皮深棕色，新枝淡棕色或淡黄棕色，有明显的叶痕和大形皮孔，幼时密生黄色星状厚绒毛。茎木质而不坚，中有白色的髓。叶大，互生，聚生于茎顶，掌状5～11裂，每一裂片常又有2～3个小裂片，全缘或有粗齿。伞形花序，花瓣4，白色。果球形。花期10～12月，果期翌年1～2月。分布福建、台湾、广西、湖南、湖北、云南、贵州、四川等地。

【药用】秋季割取茎，截成段，趁鲜取出髓部，理直，晒干。有清热利尿、通气下乳的功效。主治湿热淋证、水肿尿少、乳汁不下。煎服，3～5g。

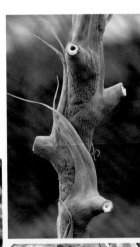

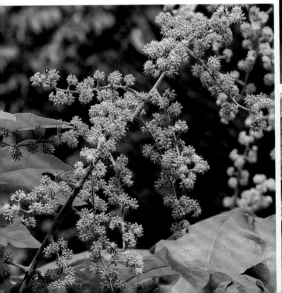

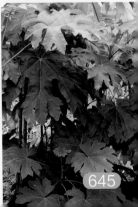

刺 楸

【科属】五加科。

【识别】落叶大乔木。树皮暗灰棕色，小枝圆柱形，淡黄棕色或灰棕色，具鼓钉状皮刺。叶在长枝上互生，在短枝上簇生；叶片近圆形或扁圆形，掌状5～7浅裂，裂片三角卵形至长椭圆状卵形，边缘有细锯齿。伞形花序聚生为顶生圆锥花序，花瓣5，三角状卵形，白色或淡黄绿色。核果近球形，成熟时蓝黑色。花期7～10月，果期9～12月。分布于东北、华北、华东、中南、西南及陕西、西藏等地。

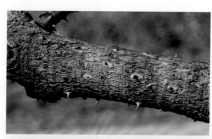

【药用】全年均可采，剥取树皮，洗净，晒干。有祛风除湿、活血止痛、杀虫止痒的功效。主治风湿痹痛、腰膝痛、痈疽、疮癣。煎服，9～15g。外用适量，煎水洗或捣敷。

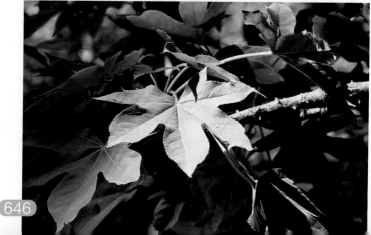

银 杏

【科属】银杏科。

【识别】落叶乔木。叶片扇形，淡绿色，有多数2叉状并列的细脉。种子核果状，椭圆形至近球形，外种皮肉质，有白粉，熟时淡黄色或橙黄色；中种皮骨质，白色，具2～3棱。种子成熟期9～10月。全国各地均有栽培。

【药用】秋季种子成熟时采收，除去肉质外种皮，洗净，稍蒸或略煮后，烘干。有敛肺定喘、止带缩尿的功效。主治痰多喘咳、带下白浊、遗尿尿频。煎服，5～10g，捣碎。

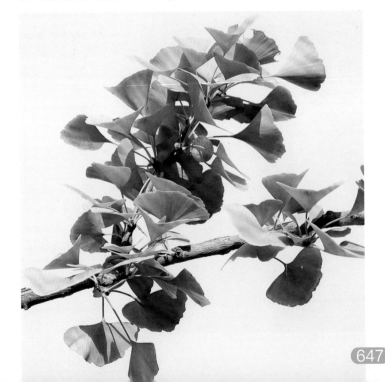

无花果

【科属】桑科。

【识别】落叶灌木或小乔木，高达3～10m。全株具乳汁。叶互生，叶片厚膜质，宽卵形或卵圆形，3～5裂，裂片卵形，边缘有不规则钝齿，上面深绿色，粗糙，下面密生细小钟乳体及黄褐色短柔毛，基部浅心形。榕果（花序托）梨形，呈紫红色或黄绿色，肉质，顶部下陷。花、果期8～11月。我国各地均有栽培。

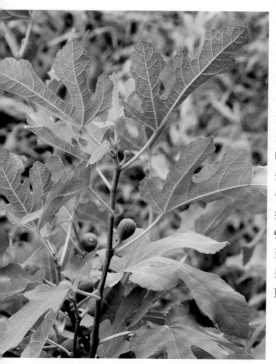

【药用】7～10月果实呈绿色时，分批采摘果实（无花果）；或拾取落地的未成熟果实，鲜果用开水烫后，晒干。有清热生津、健脾开胃、解毒消肿的功效。主治咽喉肿痛、燥咳声嘶、乳汁稀少、肠热便秘、食欲不振、消化不良、泄泻痢疾、痈肿、癣疾。煎服，9～15g；大剂量可用至30～60g；或生食鲜果1～2枚。外用适量，煎水洗。

黄毛榕

【科属】桑科。

【识别】小乔木或灌木，高3～15m。小枝圆柱形，密被黄褐色粗毛。单叶互生，叶柄密被黄褐色硬毛。叶膜质，卵形或宽卵形，通常3～5浅裂或深裂，边缘有细锯齿，上面疏被长硬毛，下面密被短柔毛和长粗毛，基生脉5～7条，主脉和侧脉上密生金黄色长硬毛。花序托（榕果）成对腋生，无柄，球形至卵球形，密被黄褐色粗毛。瘦果斜卵形，表面有小瘤体。花期9月至翌年4月，果期5～8月。生于沟谷阔叶林中。分布于华南及福建、贵州、云南等地。

【药用】全年均可采根皮，洗净，晒干。有益气健脾、祛风除湿的功效。主治气虚、脱肛、便溏、水肿、风湿痹痛。煎汤，30～60g。

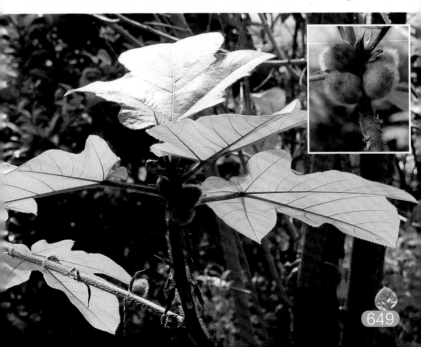

翻白叶树

【科属】梧桐科。

【识别】乔木，高达20m。树皮灰色或灰褐色，小枝被黄褐色短柔毛；叶互生，二形，生于幼树或嫩枝上的叶盾状，掌状3～5裂，上面几无毛，下面密被黄褐色星状短柔毛；生于成长树上的叶长圆形至卵状长圆形，下面密被黄褐色短柔毛。花单生或2～4朵组成腋生的聚伞花序；花青白色，花瓣5，倒披针形。蒴果木质，长圆状卵形，被黄褐色绒毛。种子具膜质翅。花期秋季。生于田野间或栽培。分布福建、广东、海南、广西等地。

【药用】全年均可采根，挖取根部，除去须根及泥沙，切片，晒干。有祛风除湿、活血通络的功效。主治风湿痹痛、手足麻木、腰肌劳损、脚气、跌打损伤。煎汤，9～15g。

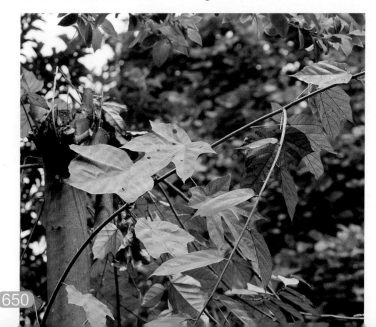

梧　桐

【科属】梧桐科。

【识别】落叶乔木，高达16m。树皮青绿色，平滑。单叶互生，叶柄长8～30cm；叶片心形，掌状3～5裂，裂片三角形，先端渐尖，基部心形；基生脉7条。圆锥花序顶生，花淡黄绿色，无花瓣。蓇葖果5，纸质，有柄，在成熟前每个心皮由腹缝开裂成叶状果瓣。种子4～5，球形，着生于叶状果瓣的边缘。花期6～7月，果熟期10～11月。多为人工栽培。分布于全国大部分地区。

【药用】秋季种子成熟时将果枝采下，打落种子，除去杂质，晒干。有顺气和胃、健脾消食、止血的功效。主治胃脘疼痛、伤食腹泻、疝气、须发早白、小儿口疮。煎服，3～9g；或研末，2～3g。外用适量，煅存性研末敷。

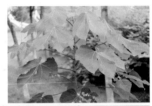

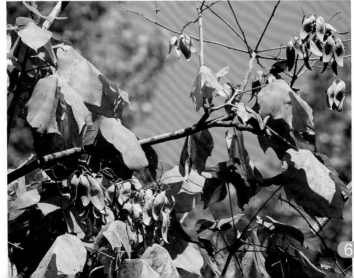

枸 骨

【科属】冬青科。

【识别】常绿灌木或小乔木。树皮灰白色，平滑。单叶互生，硬革质，长椭圆状方形，先端具3个硬刺，中央的刺尖向下反曲，基部各边具有1刺，老树上叶基部呈圆形，无刺，叶上面绿色，有光泽，下面黄绿色；具叶柄。花白色，腋生，排列成伞形；花淡黄色，花瓣4，倒卵形。核果椭圆形，鲜红色。花期4～5月，果期9～10月。分布浙江、江苏、安徽、江西、湖北、湖南、河南、广西等地。

【药用】叶秋季采收，除去杂质，晒干。有清热养阴、益肾、平肝的功效。主治肺痨咯血、骨蒸潮热、头晕目眩。煎服，9～15g。

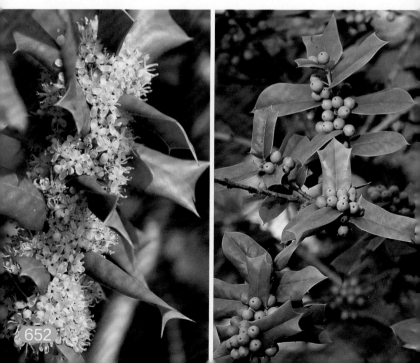

华东覆盆子

【科属】蔷薇科。

【识别】落叶灌木。枝细圆，红棕色；幼枝绿色，有白粉，具稀疏、微弯曲的皮刺。单叶互生，掌状5裂，中央裂片大，裂片边缘具重锯齿。花单生于小枝顶端，花瓣5，卵圆形。聚合果近球形。花期4月，果期6～8月。分布安徽、江苏、浙江、江西、福建等地。

【药用】夏初果实由绿变绿黄时采收，除去梗、叶，置沸水中略烫或略蒸，取出，干燥。有益肾固精缩尿、养肝明目的功效。主治遗精滑精、遗尿尿频、阳痿早泄、目暗昏花。煎服，6～12g。

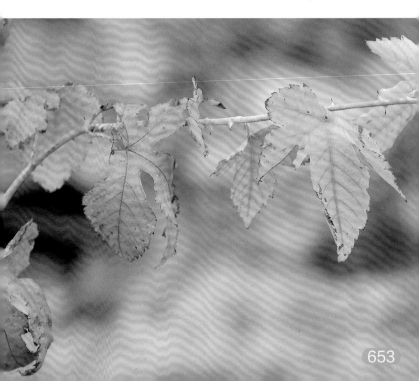

山里红

【科属】蔷薇科。

【识别】落叶乔木。单叶互生，叶片有2～4对羽状裂片，边缘有不规则重锯齿。伞房花序，花冠白色，花瓣5，倒卵形或近圆形。梨果近球形，直径可达2.5cm，深红色，有黄白色小斑点。花期5～6月，果期8～10月。分布于华北及山东、江苏、安徽、河南等地。

【药用】秋季果实成熟时采收成熟果实，切片，干燥。有消食健胃、行气散瘀、化浊降脂的功效。主治肉食积滞、胃脘胀满、泻痢腹痛、瘀血经闭、产后瘀阻、心腹刺痛、胸痹心痛、疝气疼痛、高脂血症。煎服，10～15g，大剂量30g。

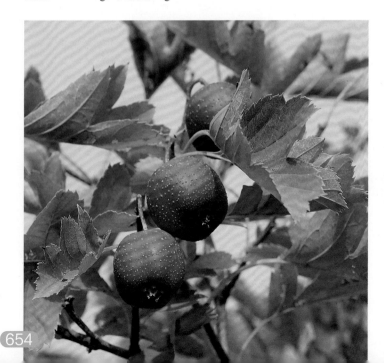

山 楂

【科属】蔷薇科。

【识别】形态似山里红，但果形较小，直径1.5cm；叶片亦较小，且分裂较深。分布于东北及内蒙古、河北、山西、陕西、山东、江苏、浙江、江南等地。

【药用】同山里红。

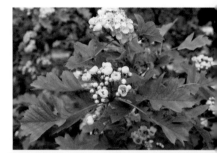

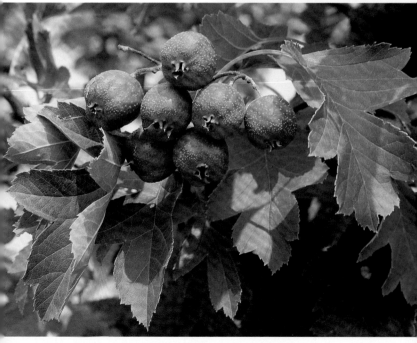

木芙蓉

【科属】锦葵科。

【识别】落叶灌木或小乔木，高2～5m。小枝、叶柄密被星状毛与直毛相混的细绵毛。叶互生，叶宽卵形至卵圆形或心形，常5～7裂。花单生于枝端叶腋间，花初开时白色或淡红色，后变深红色，花瓣近圆形。蒴果扁球形，被淡黄色刚毛和绵毛，果爿5。花期8～10月。华东、中南、西南及辽宁、河北、陕西、台湾等地有栽培。

【药用】8～10月采摘初开放的花朵，晒干或烘干。有清热解毒、凉血止血、消肿排脓的功效。主治肺热咳嗽、吐血、目赤肿痛、崩漏、白带、腹泻、腹痛、痈肿、疮疖、毒蛇咬伤、水火烫伤、跌打损伤。煎服，9～15g；鲜品30～60g。外用适量，研末调敷或捣敷。

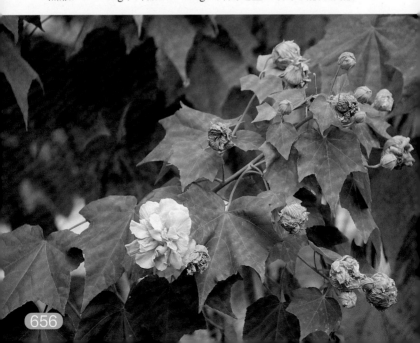

木　槿

【科属】锦葵科。

【识别】落叶灌木，高3～4m。小枝密被黄色星状绒毛。叶互生，叶片菱形至三角状卵形，具深浅不同的3裂或不裂，边缘具不整齐齿。花单生于枝端叶腋间，花萼钟形，密被星状短绒毛，裂片5，三角形；花钟形，淡紫色，花瓣倒卵形。蒴果卵圆形。花期7～10月。华东、中南、西南及河北、陕西、台湾等地均有栽培。

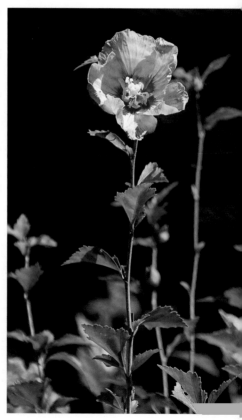

【药用】夏、秋季选晴天早晨，花半开时采摘花，晒干。有清热利湿、凉血解毒的功效。主治肠风泻血、赤白下痢、痔疮出血、肺热咳嗽、咳血、白带、疮疖痈肿、烫伤。煎服，3～9g，鲜者30～60g。外用适量，研末或鲜品捣烂调敷。

羊蹄甲

【科属】豆科。

【识别】乔木或直立灌木，高7～10m；树皮厚，近光滑，灰色至暗褐色。叶硬纸质，近圆形，基部浅心形，先端分裂达叶长的1/3～1/2。总状花序侧生或顶生，花瓣桃红色，倒披针形。荚果带状，扁平，略呈弯镰状，成熟时开裂。花期9～11月，果期2～3月。分布于我国南部。

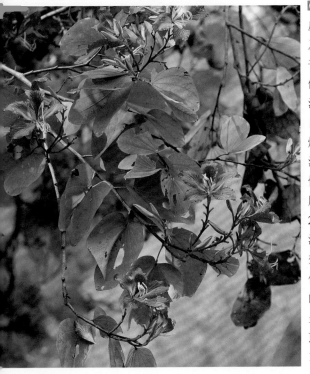

【药用】根、树皮全年可采，叶及花夏季采，晒干。根有止血、健脾的功效；主治咯血、消化不良。树皮有健脾燥湿的功效；主治消化不良、急性胃肠炎。煎服，根、树皮25～50g。叶有润肺止咳的功效；主治咳嗽、便秘。花有消炎的功效；主治肺炎、支气管炎。煎服，叶、花15～25g。

八角枫

【科属】八角枫科。

【识别】落叶小乔木或灌木，高4～5m。树皮平滑，灰褐色。单叶互生，形状不一，常卵形至圆形，全缘或有2～3裂，裂片大小不一，基部偏斜，主脉4～6条。聚伞花序腋生，具小花8～30朵；苞片1，线形；萼钟状，有纤毛，萼齿6～8；花瓣与萼齿同数，白色，线形，反卷。核果黑色，卵形。花期6～7月，果期9～10月。分布于长江流域及南方各地。

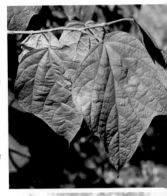

【药用】全年可采，挖取根，洗净，晒干。有祛风除湿、舒筋活络、散瘀止痛的功效。主治风湿痹痛、四肢麻木、跌打损伤。煎汤服，3～6g。外用适量，捣敷或煎汤洗。

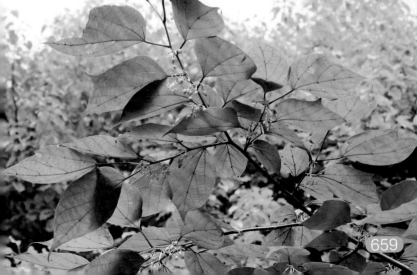

番木瓜

【科属】番木瓜科。

【识别】乔木，高达8m，茎不分枝，有大的叶痕。叶大，近圆形，通常掌状7～9深裂，每一裂片再为羽状分裂。雄花无柄，排列于一长而下垂、长达1m的圆锥花序上，聚生，草黄色；雌花几无柄，单生或数朵排成伞房花序，花瓣黄白色。果矩圆形或近球形，熟时橙黄色，长10～30cm；果肉厚，黄色，内壁著生多数黑色的种子。花期全年。广东、福建、台湾、广西、云南等地有栽培。

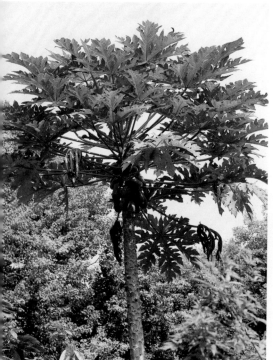

【药用】夏、秋季果实成熟时采摘。有消食下乳、除湿通络、解毒驱虫的功效。主治消化不良、胃十二指肠溃疡疼痛、乳汁稀少、风湿痹痛、肢体麻木、湿疹、烂疮、肠道寄生虫病。煎汤服，9～15g；或鲜品适量生食。外用，取汁涂。

梓 树

【科属】紫葳科。

【识别】乔木，高达15m。树冠伞形，主干通直，树皮灰褐色，纵裂；幼枝常带紫色。叶对生或近于对生，叶片阔卵形，长宽近相等，全缘或浅波状，常3浅裂。圆锥花序顶生，花冠钟状，淡黄色，内面具2黄色条纹及紫色斑点。蒴果线形，下垂，长20～30cm。花期5～6月，果期7～8月。分布于长江流域及以北地区。

【药用】秋、冬间摘取成熟果实，晒干。有利水消肿的功效。主治小便不利、水肿、腹水。水煎服，9～15g。

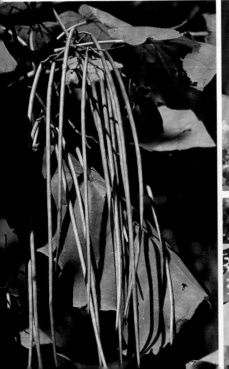

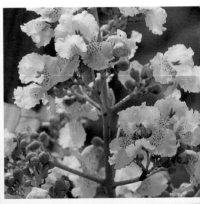

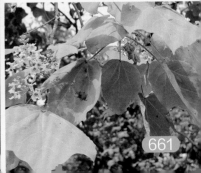

三、复叶

 奇数羽状复叶

越南槐

【科属】豆科。

【识别】灌木，高1～2m。茎圆柱形，茎上部常作"之"字形弯曲。单数羽状复叶互生，小叶片11～17，卵状长椭圆形，顶端1小叶较大，全缘。总状花序顶生，蝶形花冠黄白色。荚果紫黑色，串珠状。花期4～5月。分布于我国南部。

【药用】秋季采挖根和根茎，除去杂质，洗净，干燥。有清热解毒、消肿利咽的功效。主治火毒蕴结、乳蛾喉痹、咽喉肿痛、齿龈肿痛、口舌生疮。煎服，3～6g。外用适量。

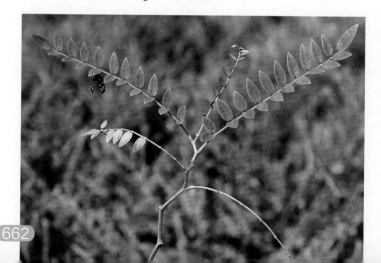

槐

【科属】豆科。

【识别】落叶乔木，高达25m。树皮灰色或深灰色，粗糙纵裂；枝棕色，皮孔明显。单数羽状复叶互生，叶柄基部膨大；小叶7～15，卵状长圆形或卵状披针形，全缘。圆锥花序顶生；花乳白色，花冠蝶形，旗瓣同心形，有短爪。荚果有节，呈连珠状。花期7～8月，果期10～11月。我国大部地区有分布。

【药用】夏季花开放或花蕾形成时采收花及花蕾，即时干燥，除去枝、梗及杂质。前者习称"槐花"，后者习称"槐米"。有凉血止血、清肝泻火的功效。主治便血、痔血、血痢、崩漏、吐血、衄血、肝热目赤、头痛眩晕。煎服，10～15g。外用适量。

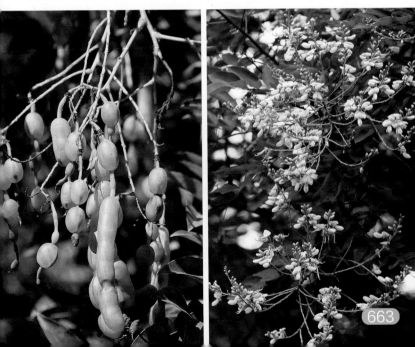

细叶十大功劳

【科属】小檗科。

【识别】常绿灌木，高达2m。一回羽状复叶互生，小叶3～9，革质，披针形，侧生小叶片等长，顶生小叶最大，均无柄，先端急尖或渐尖，基部狭楔形，边缘有刺状锐齿。总状花序直立，4～8个簇生，花瓣黄色，6枚，2轮。浆果圆形或长圆形，蓝黑色，有白粉。花期7～10月。生于山谷、林下湿地。分布于江苏、湖南、湖北、四川、浙江、广东、广西。

【药用】同阔叶十大功劳。

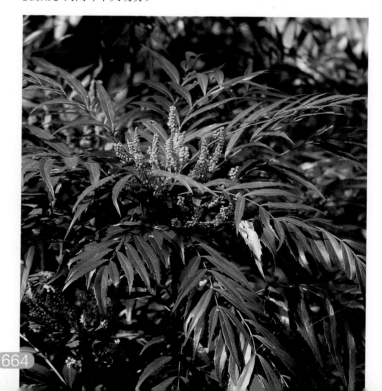

花　椒

【科属】芸香科。

【识别】落叶灌木或小乔木，高3～7m。茎枝疏生略向上斜的皮刺，基部侧扁。奇数羽状复叶互生，叶轴腹面两侧有狭小的叶翼，背面散生向上弯的小皮刺；叶柄两侧常有一对扁平基部特宽的皮刺；小叶无柄，叶片5～11，卵形或卵状长圆形，边缘具钝锯齿或为波状圆锯齿。聚伞圆锥花序顶生。蓇葖果球形，红色或紫红色，密生粗大而凸出的腺点。花期4～6月，果期9～10月。我国大部分地区有分布。

【药用】秋季采收成熟果实，晒干，除去种子和杂质。有温中止痛、杀虫止痒的功效。主治脘腹冷痛、呕吐泄泻、虫积腹痛；外治湿疹、阴痒。煎服，3～6g；外用适量，煎汤熏洗。

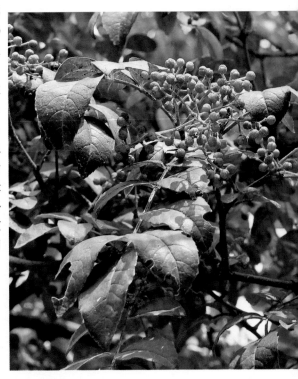

665

九里香

【科属】芸香科。

【识别】灌木或乔木，高3～8m。单数羽状复叶，小叶互生，卵形、匙状倒卵形、椭圆形至近菱形，全缘。伞房花序顶生或生于上部叶腋内，花白色，极芳香，花瓣5。果卵形或球形，肉质，红色，先端尖锐，有种子1～2颗。花期秋季。生长于山野，亦有栽培者。分布于福建、台湾、湖南、广东、海南、广西、贵州、云南等地。

【药用】全年均可采收叶和带叶嫩枝，除去老枝，阴干。有行气止痛、活血散瘀的功效。主治胃痛、风湿痹痛；外治牙痛、跌扑肿痛、虫蛇咬伤。煎服，6～12g。

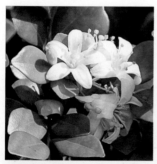

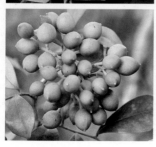

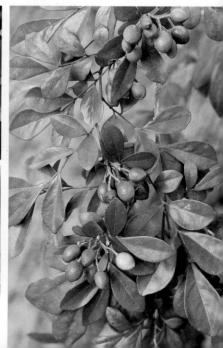

假黄皮

【科属】芸香科。

【识别】灌木或小乔木，高1～6m。有刺激气味。奇数羽状复叶互生，小叶片15～31，卵形、披针形至长圆状披针形，边缘有细小圆锯齿或不明显，纸质。聚伞圆锥花序顶生；花瓣4，白色，倒卵形或近卵形。浆果卵形至椭圆形，橘红色。花期3～4月，果期7～9月。分布于福建、台湾、广东、海南、广西、云南等地。

【药用】夏、秋季采集树叶或树皮，鲜用，或切段，晒干备用。有疏风清热、利湿解毒、截疟的功效。主治感冒发热、咳嗽气喘、腹泻痢疾、风湿水肿、尿路感染、湿疹、疥癣、疮疖。煎汤，10～20g；外用适量，酒炒敷或煎汤洗。

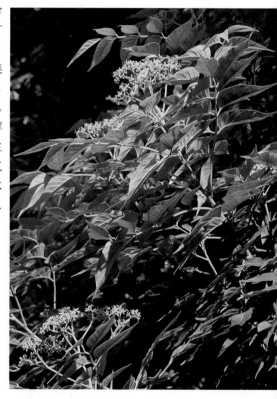

黄 皮

【科属】芸香科。

【识别】常绿灌木或小乔木，高可达12m。幼枝、花轴、叶轴、叶柄及嫩叶下面脉上均有集生成簇的丛状短毛及长毛，有香味。奇数羽状复叶互生，小叶片5～13，顶端1枚最大，向下逐渐变小，卵形或椭圆状披针形，边浅波状或具浅钝齿。聚伞状圆锥花序顶生或腋生，花瓣5，白色，匙形。浆果球形、扁圆形，淡黄色至暗黄色，密被毛。花期4～5月，果期7～9月。多为栽培。分布于西南及福建、台湾、广东、海南、广西等地。

【药用】全年均可采收叶，鲜用或晒干。有解表散热、行气化痰、利尿、解毒的功效。主治温病发热、流脑、疟疾、咳嗽痰喘、脘腹疼痛、风湿痹痛、黄肿、小便不利、热毒疖癣、蛇虫咬伤。煎汤，15～30g，鲜品30～60g。外用适量，煎水洗或捣烂敷。

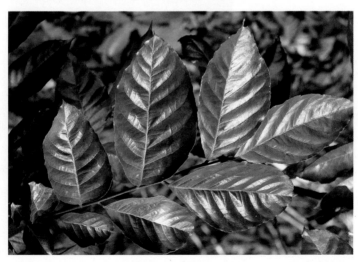

黄蘗

【科属】芸香科。

【识别】落叶乔木，高10～12m。奇数羽状复叶对生；小叶7～15，近全缘。圆锥花序，花瓣6，紫色，长圆形。浆果状核果近球形，密集成团，熟后黑色。花期5～6月，果期10～11月。分布四川、湖北、贵州、云南、江西、浙江等地。

【药用】剥取树皮后，除去粗皮，晒干。有清热燥湿、泻火除蒸、解毒疗疮的功效。主治湿热泻痢、黄疸尿赤、带下阴痒、热淋涩痛、脚气痿躄、骨蒸劳热、盗汗、遗精、疮疡肿毒、湿疹湿疮。煎服，3～12g。外用适量。

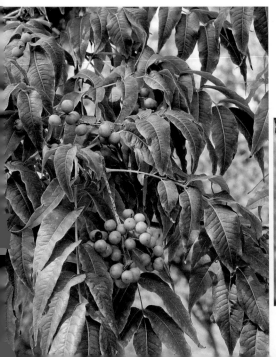
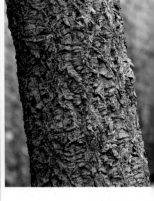

竹叶椒

【科属】芸香科。

【识别】灌木或小乔木，高叮达4m。枝有弯曲而基部扁平的皮刺，老枝上的皮刺基部木栓化，茎干上的刺基部为扁圆形垫状。奇数羽状复叶互生，叶轴具宽翼和皮刺；小叶片3～5，披针形或椭圆状披针形，边缘有细小圆齿，主脉上具针刺。聚伞状圆锥花序腋生。蓇葖果1～2瓣，红色，表面有突起的腺点。花期3～5月，果期6～8月。分布于华东、中南、西南及陕西、甘肃、台湾等地。

【药用】6～8月果实成熟时采收果实，将果皮晒干，除去种子备用。有温中燥湿、散寒止痛、驱虫止痒的功效。主治脘腹冷痛、寒湿吐泻、蛔厥腹痛、龋齿牙痛、湿疹、疥癣痒疮。煎服，6～9g；外用适量，煎水洗或含漱。

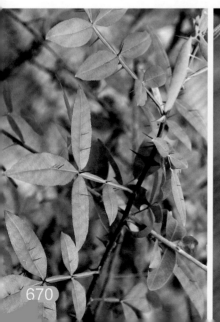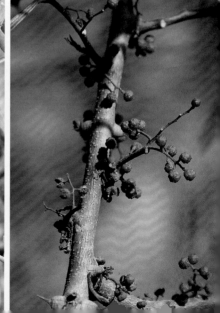

吴茱萸

【科属】芸香科。

【识别】常绿灌木或小乔木。幼枝、叶轴、小叶柄密被黄褐色长柔毛。单数羽状复叶对生，小叶2～4对，椭圆形至卵形，全缘。聚伞花序顶生，花小，黄白色，花瓣5，长圆形。果实扁球形，成熟时裂开成5个果瓣。花期6～8月，果期9～10月。分布于贵州、广西、湖南、云南、陕西、浙江、四川等地。

【药用】8～11月果实尚未开裂时，剪下果枝，晒干或低温干燥，除去枝、叶、果梗等杂质。有散寒止痛、降逆止呕、助阳止泻的功效。主治厥阴头痛、寒疝腹痛、寒湿脚气、经行腹痛、脘腹胀痛、呕吐吞酸、五更泄泻。煎服，2～5g。外用适量。

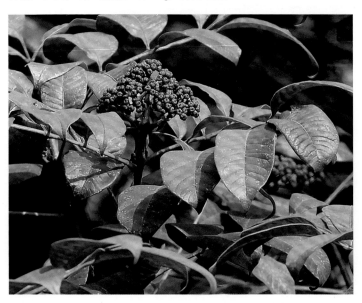

山刺玫

【科属】蔷薇科。

【识别】直立灌木，高1～2m。枝无毛，小枝及叶柄基部有成对的黄色皮刺，刺弯曲，基部大。奇数羽状复叶，小叶7～9，叶柄和叶轴有柔毛、腺毛和稀疏皮刺；小叶片长圆形或宽披针形，边缘近中部以上有锐锯齿。花单生或数朵簇生，花瓣粉红色。果球形或卵球形，红色。花期6～7月，果期8～9月。分布于东北、华北等地。

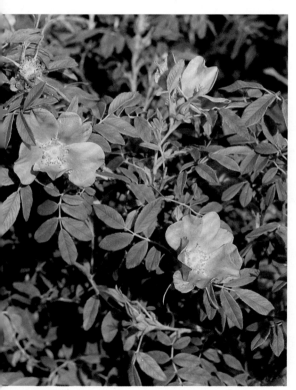

【药用】果实在将成熟时摘下，立刻晒干，干后除去花萼，或把新鲜果实切成两半，除去果核，再行干燥。有健脾消食、调经、敛肺止咳的功效。主治消化不良、食欲不振、脘腹胀痛、腹泻、月经不调、痛经、动脉粥样硬化。煎汤服，6～10g。

月季花

【科属】蔷薇科。

【识别】矮小直立灌木。小枝粗壮而略带钩状的皮刺或无刺。羽状复叶，小叶3～5，宽卵形或卵状长圆形，边缘有锐锯齿。花单生或数朵聚生成伞房状，花瓣红色或玫瑰色，重瓣。果卵圆形或梨形。花期4～9月，果期6～11月。我国各地普遍栽培。

【药用】花全年均可采收，花微开时采摘，阴干或低温干燥。有活血调经、疏肝解郁的功效。主治气滞血瘀、月经不调、痛经、闭经、胸胁胀痛。煎服，2～5g，不宜久煎。也可泡服。

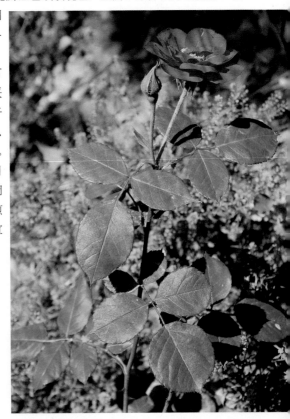

玫瑰花

【科属】蔷薇科。

【识别】直立灌木，高约2m。枝干粗壮，有皮刺和刺毛，小枝密生绒毛。羽状复叶，小叶5～9片，椭圆形或椭圆状倒卵形，边缘有钝锯齿，质厚，上面光亮，多皱，无毛，下面苍白色，被柔毛。花单生或3～6朵聚生；花梗有绒毛和刺毛；花瓣5或多数，紫红色或白色，芳香。果扁球形，红色，平滑，萼片宿存。花期5～6月，果期8～9月。全国各地均有栽培。

【药用】春末夏初花将开放时分批采摘花蕾，及时低温干燥。有行气解郁、和血、止痛的功效。主治肝胃气痛、食少呕恶、月经不调、跌扑伤痛。煎服，1.5～6g。

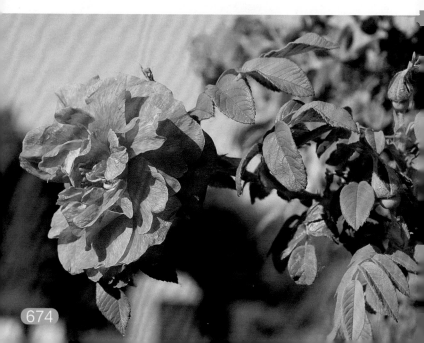

缫丝花

【科属】蔷薇科。

【识别】灌木，高1～2.5m；树皮灰褐色，成片状剥落；小枝常有成对皮刺。羽状复叶，小叶9～15，叶柄和叶轴疏生小皮刺；小叶片椭圆形或长圆形，边缘有细锐锯齿。花1～3朵生于短枝顶端；萼裂片5，通常宽卵形，两面有绒毛，密生针刺；花重瓣至半重瓣，外轮花瓣大，内轮较小，淡红色或粉红色。果扁球形，绿色，外面密生针刺。花期5～7月，果期8～10月。分布于西南及陕西、甘肃、安徽、浙江、江西、福建、湖北、湖南、西藏等地。

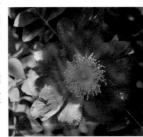

【药用】秋、冬季采果实（刺梨），晒干。有健胃、消食、止泻的功效。主治食积饱胀、肠炎腹泻。煎服，9～15g；或生食。

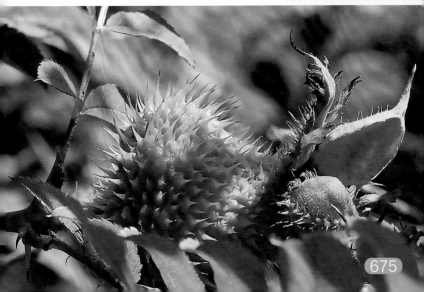

野蔷薇

【科属】蔷薇科。

【识别】攀援灌木，小枝有短、粗稍弯曲皮刺。奇数羽状复叶互生，小叶5～9，倒卵形、长圆形或卵形，边缘有锯齿。圆锥状花序，花瓣5，白色，宽倒卵形，先端微凹。果实近球形，红褐色或紫褐色。花期5～6月，果期9～10月。生于路旁、田边或丘陵地的灌木丛中。分布于山东、江苏、河南等地。

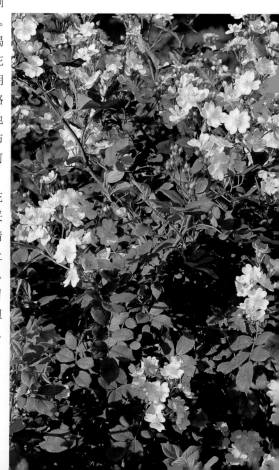

【药用】5～6月花盛开时，择晴天采集花，晒干。有清暑、和胃、活血止血、解毒的功效。主治暑热烦渴、胃脘胀闷、吐血、衄血、口疮、痈疖、月经不调。煎服，3～6g。

珍珠梅

【科属】蔷薇科。

【识别】灌木，高达2m。小枝红褐色或黄褐色，嫩枝绿色。单数羽状复叶互生，小叶通常11～19片，广披针形，边缘有重锯齿。复总状圆锥花序，花瓣5，白色，近圆形。蓇葖果。花期6～7月，果期8～9月。生于村边、山谷、溪旁、林隙地。分布东北、华北等地。

【药用】茎皮秋、冬采收，晒干。有活血祛瘀、消肿止痛的功效。主治跌打损伤、骨折、风湿痹痛。用量，0.6～1.2g。外用适量，研末调敷。

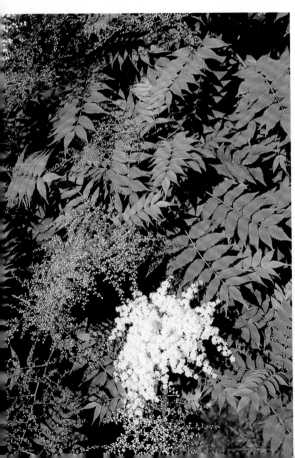

文冠果

【科属】无患子科。

【识别】落叶灌木或小乔木，高2～5m。小枝粗状，褐红色。奇数羽状复叶，互生；小叶9～17，披针形或近卵形，边缘有锐利锯齿，顶生小叶通常3深裂。花序先叶抽出或与叶同时抽出；花瓣5，白色，基部紫红色或黄色，脉纹显著。蒴果近球形或阔椭圆形，有三棱角，室背开裂为三果瓣。花期春季，果期秋初。分布于东北和华北及陕西、甘肃、宁夏、安徽、河南等地。

【药用】春、夏季采茎干，剥去外皮取木材，晒干。或取鲜枝叶，切碎熬膏。有祛风除湿、消肿止痛的功效。主治风湿热痹、筋骨疼痛。煎汤服，3～9g；外用适量，熬膏敷。

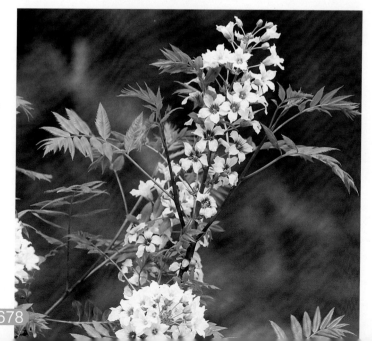

南天竹

【科属】小檗科。

【识别】常绿灌木，高约2m，茎直立，圆柱形，丛生，幼嫩部分常红色。叶互生，革质有光泽，叶柄基部膨大呈鞘状；叶通常为三回羽状复叶，小叶3～5片，小叶片椭圆状披针形，全缘，两面深绿色，冬季常变为红色。花成大型圆锥花序，萼片多数，每轮3片，内轮呈白色花瓣状。浆果球形，熟时红色或有时黄色，内含种子2颗，种子扁圆形。花期5～7月，果期8～10月。生长于疏林及灌木丛中，多栽培于庭院。分布陕西、江苏、浙江、安徽、江西、福建、湖北、广东、广西、云南、四川、贵州等地。

【药用】四季均可采叶，洗净，除去枝梗杂质，晒干。有清热利湿、泻火、解毒的功效。主治肺热咳嗽、百日咳、热淋、尿血、目赤肿痛、疮痈、瘰疬。煎服，9～15g。外用适量，捣烂涂敷。

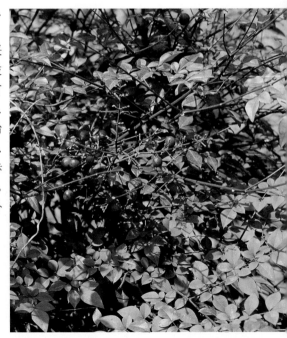

阳 桃

【科属】酢浆草科。

【识别】乔木，高5～12m。幼枝被柔毛及小皮孔。奇数羽状复叶，具小叶5～11枚，小叶卵形至椭圆形，全缘。圆锥花序生于叶腋或老枝上，花萼红紫色，覆瓦状排列；花冠近钟形，白色至淡紫色，花瓣倒卵形，旋转状排列。浆果具3～5翅状棱。花期7～8月，果期8～9月。多栽培于园林或村旁。分布于福建、台湾、广东、海南、广西、云南。

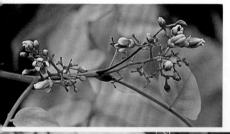

【药用】8～9月果呈黄绿色时采摘，鲜用。有清热、生津、利水、解毒的功效。主治风热咳嗽、咽痛、烦渴、石淋、口糜、牙痛、酒毒。煎汤，30～60g；鲜果生食。

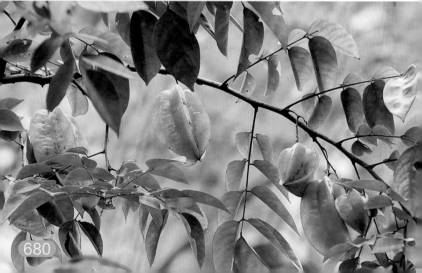

接骨木

【科属】忍冬科。

【识别】薄叶灌木或小乔木，高达6m。老枝有皮孔，淡黄棕色。奇数羽状复叶对生，小叶2～3对，侧生小叶片卵圆形、狭椭圆形至倒长圆状披针形，边缘具不整齐锯齿，顶生小叶卵形或倒卵形。圆锥聚伞花序顶生，花小而密；花白色或淡黄色，花冠辐状，裂片5。浆果状核果近球形，黑紫色或红色。花期4～5月，果期9～10月。分布于东北、中南、西南及河北、山西、陕西、甘肃、山东、江苏、安徽、浙江、福建、广东、广西等地。

【药用】茎枝全年可采，鲜用或切段晒干。有祛风利湿、活血、止血的功效。主治风湿痹痛、痛风、大骨节病、急慢性肾炎、风疹、跌打损伤、骨折肿痛、外伤出血。煎服，15～30g。外用适量，捣敷或煎汤熏洗。

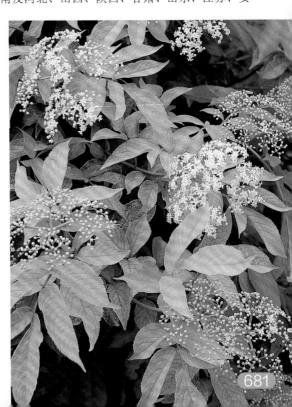

白 蜡

【科属】木犀科。

【识别】落叶乔木，高10m左右。树皮灰褐色，较平滑，老时浅裂。小枝黄褐色，粗糙。单数羽状复叶，对生，小叶通常5片，叶片卵形，边缘有浅粗锯齿。圆锥花序顶生或腋生，花雌雄异株；雄花密集，花萼小，钟状，无花冠；雌花疏离，花萼大，桶状，4浅裂。翅果匙形，上中部最宽，先端锐尖，常呈犁头状，基部渐狭，翅平展，下延至坚果中部，坚果圆柱形。花期5～6月，果期8～9月，多为栽培。产于南北各省区。

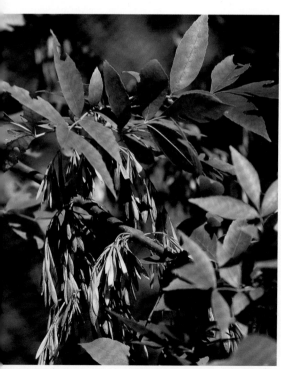

【药用】春、秋季剥取枝皮或干皮，晒干。切丝，干燥。有清热燥湿、收涩止痢、止带、明目的功效。主治湿热泻痢、赤白带下、目赤肿痛、目生翳膜。煎服，6～12g。外用适量，煎洗患处。

苦　楝

【科属】楝科。

【识别】落叶乔木，高达10余米；树皮灰褐色，纵裂。叶为2～3回奇数羽状复叶，小叶对生，卵形、椭圆形至披针形，边缘有钝锯齿。圆锥花序，花瓣淡紫色，倒卵状匙形。核果球形至椭圆形，内果皮木质，4～5室，每室有种子1颗；种子椭圆形。花期4～5月，果期10～12月。生于低海拔旷野、路旁或疏林中，广泛栽培。分布于我国黄河以南各省区。

【药用】春、秋季剥取树皮和根皮，晒干，或除去粗皮，晒干。有杀虫、疗癣的功效。主治蛔虫病，蛲虫病，虫积腹痛；外治疥癣瘙痒。煎服，3～6g。外用适量，研末，用猪脂调敷患处。

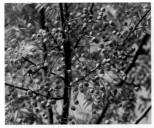
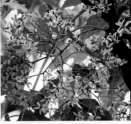
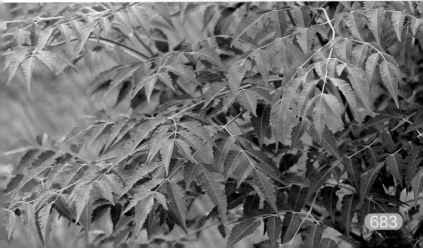

川 楝

【科属】楝科。

【识别】乔木，高达10m。二至三回奇数羽状复叶，羽片4～5对；小叶卵形或窄卵形，全缘或少有疏锯齿。圆锥花序腋生；花瓣5～6，淡紫色，狭长倒披针形。核果椭圆形或近球形，黄色或粟棕色，果皮为坚硬木质，有棱。花期3～4月，果期9～11月。我国南方各地均有分布，以四川产者为佳。

【药用】冬季果实成熟时采收果实（川楝子），除去杂质，干燥。

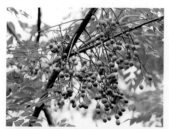

有疏肝泄热、行气止痛、杀虫的功效。主治肝郁化火、胸胁、脘腹胀痛、疝气疼痛、虫积腹痛。煎服，4.5～9g。外用适量。炒用寒性减低。

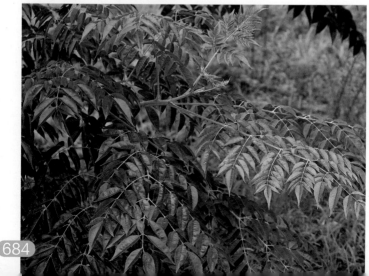

胡 桃

【科属】胡桃科。

【识别】落叶乔木，高20～25m。树皮灰白色，幼时平滑，老时浅纵裂。小枝具明显皮孔。奇数羽状复叶互生，小叶5～9枚，先端1片常较大，椭圆状卵形至长椭圆形，全缘。花与叶同时开放，雄葇荑花序腋生，下垂，花小而密集；雌花序穗状，直立，生于幼枝顶端；花被4裂，裂片线形。果实近球形，核果状，表面有斑点，内果皮骨质，表面凹凸不平，有2条纵棱。花期5～6月，果期9～10月。我国南北各地均有栽培。

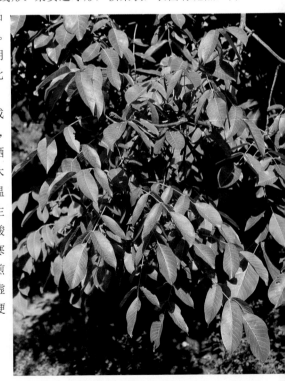

【药用】秋季果实成熟时采收成熟种子，除去肉质果皮，晒干，再除去核壳和木质隔膜。有补肾、温肺、润肠的功效。主治肾阳不足、腰膝酸软、阳痿遗精、虚寒喘嗽、肠燥便秘。煎服，10～30g。阴虚火旺、痰热咳嗽及便溏者不宜服用。

鸦胆子

【科属】苦木科。

【识别】灌木或小乔木；嫩枝、叶柄和花序均被黄色柔毛。单数羽状复叶，有小叶 3～15；小叶卵形或卵状披针形，先端渐尖，基部宽楔形至近圆形，通常略偏斜，边缘有粗齿，两面均被柔毛。圆锥花序，花细小，暗紫色。核果，长卵形。花期夏季，果期 8～10 月。分布于福建、台湾、广东、广西、海南和云南等地。

【药用】秋季果实成熟时采收果实，除去杂质，晒干。有清热解毒、截疟、止痢的功效。主治痢疾、疟疾；外治赘疣、鸡眼。0.5～2g，用龙眼肉包裹或装入胶囊吞服。外用适量。

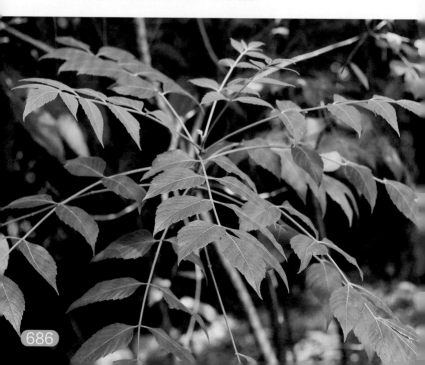

臭　椿

【科属】苦木科。

【识别】落叶乔木。树皮平滑有直的浅裂纹，嫩枝赤褐色。奇数羽状复叶互生，小叶 13 ～ 25，揉搓后有臭味，卵状披针形，全缘，仅在基部有 1 ～ 2 对粗锯齿。圆锥花序顶生，花小，绿色，花瓣 5。翅果长圆状椭圆形。花期 4 ～ 5 月，果熟期 8 ～ 9 月。分布几遍及全国各地。

【药用】干燥根皮或干皮全年均可剥取，晒干，或刮去粗皮晒干。有清热燥湿、收敛止带、止泻、止血的功效。主治赤白带下、湿热泻痢、久泻久痢、便血、崩漏。煎服，6 ～ 9g。外用适量。

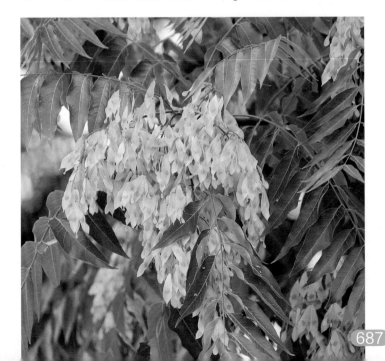

苦 木

【科属】苦木科。

【识别】落叶乔木，高达10余米；树皮紫褐色，平滑，有灰色斑纹。奇数羽状复叶互生，小叶9～15，卵状披针形或广卵形，边缘具不整齐的粗锯齿。复聚伞花序腋生，花序轴密被黄褐色微柔毛；萼片小，通常5，卵形或长卵形，覆瓦状排列；花瓣与萼片同数，卵形或阔卵形。核果成熟后蓝绿色，种皮薄，萼宿存。花期4～5月，果期6～9月。分布于黄河流域及其以南各省区。

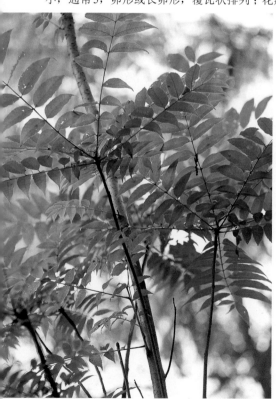

【药用】夏、秋季采收枝和叶，干燥。有清热解毒、祛湿的功效。主治风热感冒、咽喉肿痛、湿热泻痢、湿疹、疮疖、蛇虫咬伤。煎服，枝3～4.5g，叶1～3g。外用适量。

漆　树

【科属】漆树科。

【识别】落叶乔木，高达20m。树皮灰白色，粗糙，呈不规则纵裂。奇数羽状复叶螺旋状互生，小叶4～6对，卵形、卵状椭圆形或长圆形，全缘，膜质至薄纸质。圆锥花序，花黄绿色；花瓣5，长圆形，开花外卷。核果肾形或椭圆形，外果皮黄色。花期5～6月，果期7～10月。生于向阳山坡林内，也有栽培。全国除黑龙江、吉林、内蒙古、新疆以外，各地均有分布。

【药用】割伤漆树树皮，收集自行流出的树脂为生漆，干固后凝成的团块即为干漆。有破瘀通经、消积杀虫的功效。用于瘀血经闭、癥瘕积聚、虫积腹痛。用量2～5g。

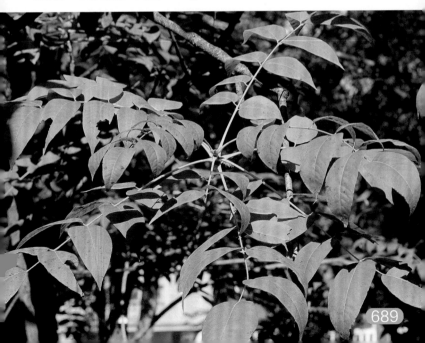

南酸枣

【科属】漆树科。

【识别】落叶乔木，高8～20m。树干挺直，树皮灰褐色，纵裂呈片状剥落，小枝粗壮，暗紫褐色，具皮孔。奇数羽状复叶互生，小叶7～15枚，对生，膜质至纸质，卵状椭圆形或长椭圆形，全缘。聚伞状圆锥花序顶生或腋生，雄花和假两性花淡紫红色。核果椭圆形或倒卵形，成熟时黄色，中果皮肉质浆状。花期4月，果期8～10月。分布于安徽、浙江、江西、福建、湖北、湖南、广东、海南、广西、贵州、云南、西藏等地。

【药用】秋季果实成熟时采收，除去杂质，干燥。有行气活血、养心、安神的功效。主治气滞血瘀、胸痹作痛、心悸气短、心神不安。煎服，1.5～2.5g。

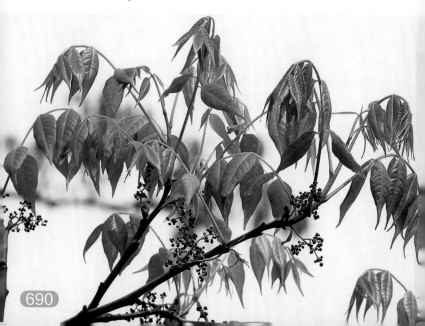

楤 木

【科属】五加科。

【识别】落叶灌木或乔木。茎直立，通常具针刺。2回或3回单数羽状复叶，羽片有小叶5～11，基部另有小叶1对，卵形至广卵形，边缘细锯齿，上面粗糙，下面绒毛状，沿脉上密被淡褐色细长毛。花序大，圆锥状，由多数小伞形花序组成，密被褐色短毛；花瓣5，白色，三角状卵形。浆果状核果，近球形。花期7～8月，果期9～10月。分布于河北、山东、河南、陕西、甘肃、安徽、江苏、浙江、湖南、湖北、江西、福建、四川、贵州、云南等地。

【药用】全年可采根皮和茎皮。有祛风除湿、利尿消肿、活血止痛的功效。主治肝炎、淋巴结肿大、肾炎水肿、糖尿病、白带、胃痛、风湿关节痛、腰腿痛、跌打损伤。煎服，30～50g。

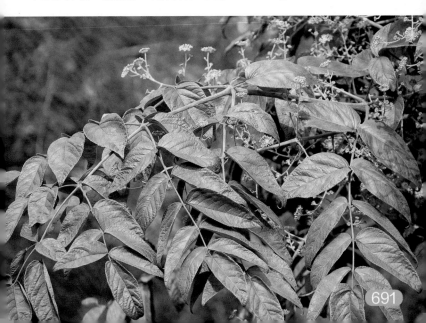

木蝴蝶

【科属】紫葳科。

【识别】乔木。小枝皮孔极多而突起，叶痕明显而大。叶对生，奇数二至四回羽状复叶，着生于茎干近顶端，小叶片三角状卵形，全缘。

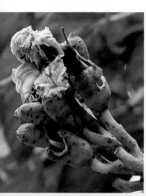

总状聚伞花序顶生，花萼钟状，紫色；花冠橙红色，肉质，钟形，先端5浅裂，裂片大小不等。蒴果木质，扁平，阔线形，下垂。种子多数，全被白色半透明的薄翅包围。花期7～10月，果期10～12月。分布于福建、台湾、广东、海南、广西、四川、贵州、云南等地。

【药用】秋、冬季采收成熟果实，暴晒至果实开裂，取出种子，晒干。有清肺利咽、疏肝和胃的功效。主治肺热咳嗽、喉痹、音哑、肝胃气痛。煎服，1～3g。

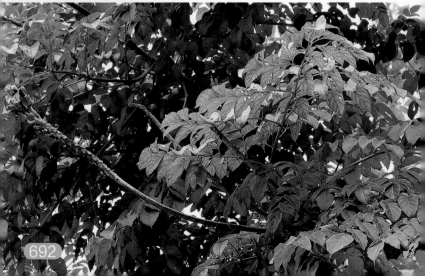

② 偶数羽状复叶

阔叶十大功劳

【科属】小檗科。

【识别】灌木或小乔木。羽状复叶，具4～10对小叶，小叶上面暗灰绿色，背面被白霜，两面叶脉不显；小叶厚革质，硬直，自叶下部往上小叶渐次变长而狭，最下一对小叶卵形，具1～2粗锯齿，往上小叶近圆形至卵形或长圆形，边缘每边具2～6粗锯齿，先端具硬尖，顶生小叶较大。总状花序直立，通常3～9个簇生；花瓣倒卵状椭圆形。浆果卵形，深蓝色，被白粉。花期9月至翌年1月，果期3～5月。分布于浙江、安徽、江西、福建、湖南、湖北、陕西、河南、广东、广西、四川。

【药用】全年均可采收茎，切块片，干燥。以断面色鲜黄者为佳。有清热燥湿、泻火解毒的功效。用于湿热泻痢、黄疸尿赤、目赤肿痛、胃火牙痛、疮疖痈肿。煎服，9～15g。外用适量。

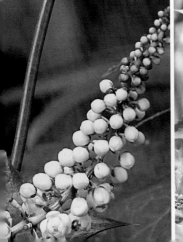
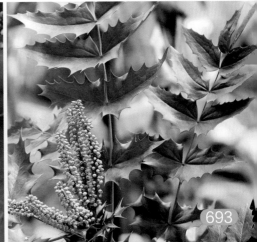

香 椿

【科属】楝科。

【识别】多年生落叶乔木。树皮暗褐色，成片状剥落。偶数羽状复叶互生，有特殊气味；叶柄红色，基部肥大；小叶8～10对，叶片长圆形至披针状长圆形，全缘或有疏锯齿。圆锥花序顶生，花瓣5，白色，卵状椭圆形。蒴果椭圆形或卵圆形。种子椭圆形，一端有翅。花期5～6月，果期9月。分布于华北、华东、中南、西南及台湾、西藏等地。

【药用】全年均可采树皮或根皮，干皮可从树上剥下，鲜用或晒干。有清热燥湿、涩肠、止血、止带、杀虫的功效。主治泄泻、痢疾、肠风便血、崩漏、带下、蛔虫病、丝虫病、疮癣。煎服，6～15g；外用适量，煎水洗。

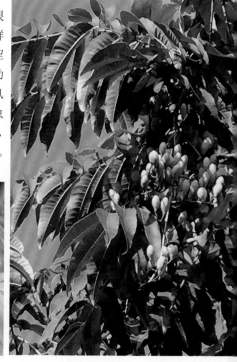

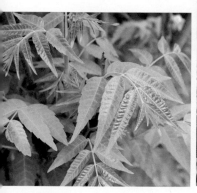

龙　眼

【科属】无患子科。

【识别】常绿乔木，高达10m以上。幼枝被锈色柔毛。偶数羽状复叶互生，小叶2～5对，互生，革质，椭圆形至卵状披针形，全缘或波浪形，暗绿色。圆锥花序顶生或腋生，花小，黄白色，花瓣5，匙形。核果球形，外皮黄褐色，粗糙。花期3～4月，果期7～9月。分布于福建、台湾、广东、广西、云南、贵州、四川等地。

【药用】夏、秋季采收成熟果实，干燥，除去壳、核，晒至干爽不黏。有补益心脾、养血安神的功效。主治气血不足、心悸怔忡、健忘失眠、血虚萎黄。煎服，10～25g；大剂量30～60g。

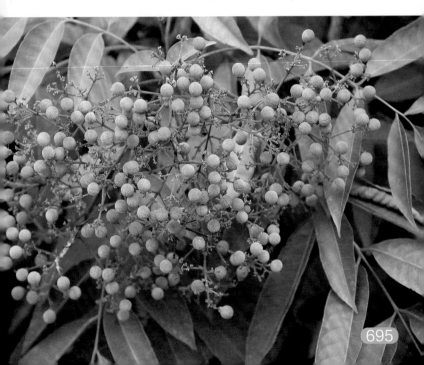

无患子

【科属】无患子科。

【识别】落叶大乔木，嫩枝绿色。偶数羽状复叶互生，小叶5～8对，长椭圆状披针形或稍呈镰形先端短尖。圆锥形花序顶生，花小，辐射对称，花瓣5，披针形，有长爪。核果肉质，果的发育分果爿近球形，橙黄色，干时变黑。花期春季，果期夏秋。分布于华东、中南至西南地区。各地常见栽培。

【药用】秋季采摘成熟果实，除去果肉和果皮，取种子晒干。有清热、祛痰、消积、杀虫的功效。主治喉痹肿痛、肺热咳喘、音哑、食滞、疳积、蛔虫腹痛、滴虫性阴道炎、癣疾、肿毒。煎服，3～6g；外用适量，煎汤洗。

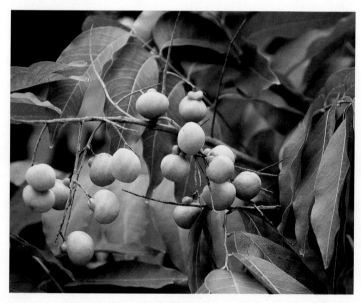

锦鸡儿

【科属】豆科。

【识别】小灌木，高达 1 ～ 2m。茎直立或多数丛生，小枝细长有棱，黄褐色或灰色。托叶2枚，狭锥形，常硬化而成针刺；双数羽状复叶，小叶4，倒卵形，先端圆或凹，上部一对小叶常较下方一对为大。花单生，黄色而带红，凋谢时褐红色；花冠蝶形，旗瓣狭倒卵形，基部带红色。荚果两侧稍压扁，无毛。花期4 ～ 6月。分布于河

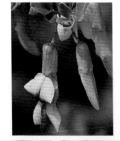

北、山东、陕西、江苏、浙江、安徽、江西、湖北、湖南、四川、贵州、云南等地。

【药用】根全年可采，洗净泥沙，除去须根及黑褐色栓皮，鲜用或晒干用。有补气、利尿、活血、止痛的功效。主治体虚乏力、水肿、跌打损伤、风湿痹痛、产后乳汁不下。煎服，15 ～ 30g。

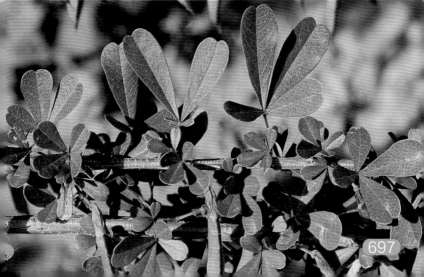

腊肠树

【科属】豆科。

【识别】落叶乔木或中等小乔木，高可达15m。树皮粗糙，暗褐色。叶互生，有柄，叶柄基部膨大；偶数羽状复叶，小叶3～4对，对生，叶片阔卵形、卵形或长圆形，全缘。总状花序疏松，下垂；花与叶同时开放；花瓣黄色，5片，倒卵形，近等大，脉明显。荚果圆柱形，黑褐色，不开裂，有3条槽纹。花期6～8月，果期10月。我国南部各地有栽培。

【药用】9～10月果实未成熟时采收，晒干。有清热通便、化滞止痛的功效。主治便秘、胃脘痛、疳积。煎服，4～8g。

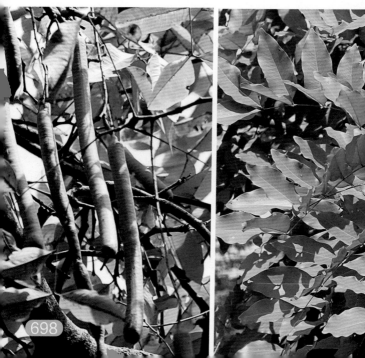
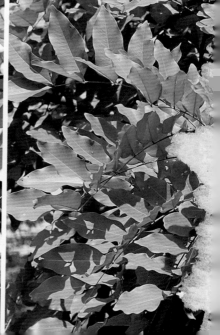

皂 荚

【科属】豆科。

【识别】落叶乔木，高达15m。棘刺粗壮，红褐色。双数羽状复叶，小叶4～7对，小叶片卵形、卵状披针形或长椭圆状卵形，边缘有细锯齿。总状花序腋生及顶生，花瓣4，淡黄白色，卵形或长椭圆形。荚果直而扁平，被白色粉霜。花期5月，果期10月。全国大部分地区有分布。

【药用】秋季果实成熟时采摘，晒干。有祛痰开窍、散结消肿的功效。用于中风口噤、昏迷不醒、癫痫痰盛、关窍不通、喉痹痰阻、顽痰喘咳、咳痰不爽、大便燥结，外治痈肿。研末服，1～1.5g；亦可入汤剂，1.5～5g。外用适量。

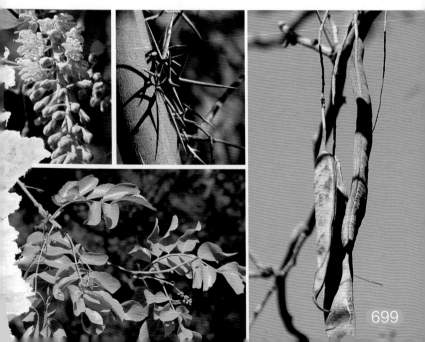

苏 木

【科属】豆科。

【识别】灌木或小乔木。树干有刺。小枝灰绿色，具圆形突出的皮孔。二回羽状复叶，羽片对生，9～13对；小叶9～17对，对生，长圆形至长圆状菱形，先端钝形微凹，基部歪斜，全缘，具锥刺状托叶。圆锥花序顶生或腋生；花瓣黄色，阔倒卵形。荚果木质、稍压扁，近长圆形至长圆状倒卵形，基部稍狭，先端斜向平截。花期5～10月，果期7月至翌年3月。分布广西、广东、台湾、贵州、云南、四川等地。

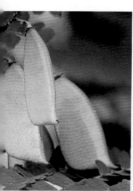

【药用】多于秋季采伐心材，除去白色边材，干燥。有活血祛瘀、消肿止痛的功效。主治跌打损伤、骨折筋伤、瘀滞肿痛、经闭痛经、产后瘀阻、胸腹刺痛、痈疽肿痛。煎服，3～9g。外用适量，研末撒敷。

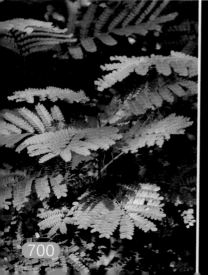

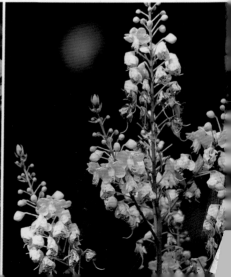

合 欢

【科属】豆科。

【识别】落叶乔木。二回羽状复叶，互生，总花柄近基部及最顶1对羽片着生处各有一枚腺体；羽片4～12对，小叶10～30对，线形至长圆形。头状花序生于枝端，花淡红色；花冠漏斗状，先端5裂，裂片三角状卵形。荚果扁平。花期6～8月，果期8～10月。分布于东北、华东、中南及西南各地。

【药用】夏季花开放时择晴天采收或花蕾形成时采收，及时晒干。前者习称"合欢花"，后者习称"合欢米"。有解郁安神的功效。主治心神不安、忧郁失眠。煎服，5～10g。

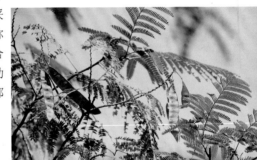

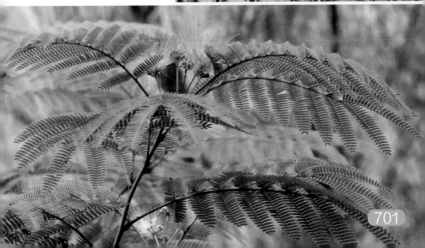

儿 茶

【科属】豆科。

【识别】落叶乔木。小枝细，有棘刺。二回双数羽状复叶互生；叶轴基部有棘针双生，扁平状；叶轴上着生羽片10～20对；每羽片上具小叶30～50对，小叶条形。总状花序腋生，花瓣5，长披针形，黄色或白色。荚果扁而薄。8～9月开花。主产于云南、广西等地。

【药用】冬季采收枝、干，除去外皮，砍成大块，加水煎煮，浓缩，干燥。有活血止痛、止血生肌、收湿敛疮、清肺化痰的功效。主治跌扑伤痛、外伤出血、吐血衄血、疮疡不敛、湿疹、湿疮、肺热咳嗽。1～3g，多入丸、散。外用适量，研末撒或调敷。

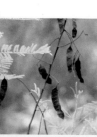
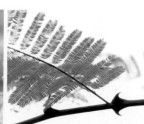

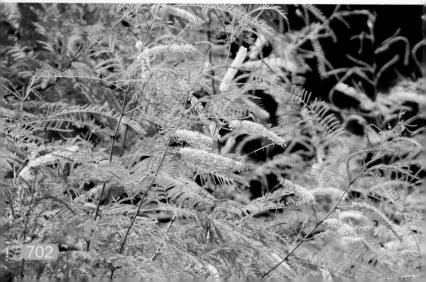

海红豆

【科属】豆科。

【识别】落叶乔木，高5～20m。二回羽状复叶，羽片3～5对，小叶4～7对互生，长圆形或卵形。总状花序单生于叶腋或在枝顶排成圆锥花序；花小，白色或淡黄色；花瓣5，披针形。荚果狭长圆形，盘旋，开裂后果瓣旋卷；种子近圆形至椭圆形，鲜红色，有光泽。花期4～7月，果期7～10月。多生于山沟、溪边、林中或栽培于庭园。分布于福建、台湾、广东、海南、广西、贵州、云南等地。

【药用】秋季果熟时采摘果实，打下种子，晒干。有疏风清热、燥湿止痒、润肤养颜的功效。主治面部黑斑、痤疮、皱鼻、头面游风、花斑癣。外用适量，研末涂。

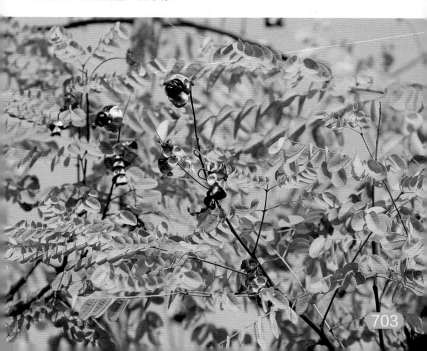

枫 杨

【科属】胡桃科。

【识别】落叶乔木，高18～30m。树皮黑灰色，深纵裂。叶互生，多为偶数羽状复叶，叶轴两侧有狭翅，小叶10～28枚，长圆形至长椭圆状披针形，边缘有细锯齿，表面有细小的疣状突起。葇荑花序，与叶同时开放，花单性，雌雄同株，雄花序单生于去年生的枝腋内，雌花序单生新枝顶端。果序长20～45cm，小坚果长椭圆形，常有纵脊，两侧有由小苞片发育增大的果翅，条形或阔条形。花期4～5月，果期8～9月。现广泛栽培于庭园或道旁。

【药用】夏、秋季剥取树皮，鲜用或晒干。有祛风止痛、杀虫、敛疮的功效。主治风湿麻木、寒湿骨痛、头颅伤痛、齿痛、疥癣、水肿、痔疮、烫伤、溃疡日久不敛。外用适量，煎水含漱或熏洗，或乙醇浸搽。

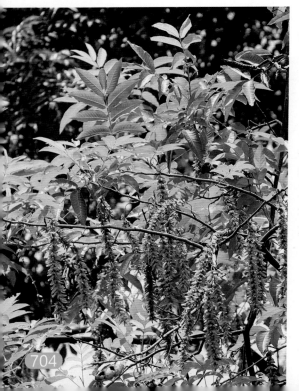

黄连木

【科属】漆树科。

【识别】落叶乔木，高达20m以上。树皮暗褐色，呈鳞片状剥落。偶数羽状复叶互生，小叶5～7对，小叶对生或近对生，纸质，披针形或卵状披针形或线状披针形，全缘。圆锥花序顶生；雄花排成密集总状花序，雌花排成疏散圆锥花序。核果倒卵状球形，成熟时紫红色。花期3～4月，果期9～11月。分布于华东、中南、西南及河北、陕西、甘肃、台湾等地。

【药用】春季采集叶芽，鲜用；夏、秋季采叶，鲜用或晒干；根及树皮全年可采，洗净，切片，晒干。有清暑、生津、解毒、利湿的功效。主治暑热口渴、咽喉肿痛、口舌糜烂、吐泻、痢疾、淋证、无名肿毒、疮疹。煎汤服，15～30g；外用适量，捣汁涂或煎水洗。

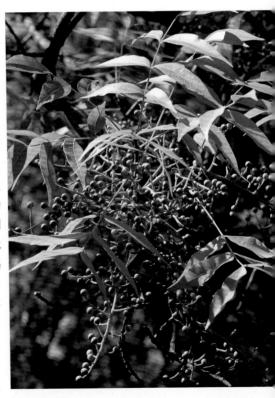

牡 荆

【科属】马鞭草科。

【识别】落叶灌木或小乔木，植株高1～5m。掌状复叶对生，小叶5，中间1枚最大；叶片披针形或椭圆状披针形，边缘具粗锯齿。圆锥花序顶生，花冠淡紫色，先端5裂，二唇形。果实球形，黑色。花、果期7～10月。分布于华东及河北、湖南、湖北、广东、广西、四川、贵州。

【药用】生长季节均可采收叶，鲜用或晒干。有解表化湿、祛痰平喘、解毒的功效。主治伤风感冒、咳嗽哮喘、胃痛、腹痛、暑湿泻痢、脚气肿胀、风疹瘙痒、脚癣、乳痈肿痛、蛇虫咬伤。煎服9～15g，鲜者可用至30～60g；外用适量，捣敷或煎水熏洗。

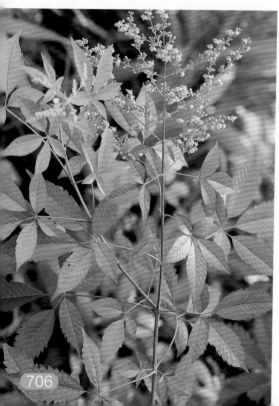

黄　荆

【科属】马鞭草科。

【识别】直立灌木，植株高1～3m。小枝四棱形，叶及花序通常被灰白色短柔毛。掌状复叶，小叶5，小叶片长圆状披针形至披针形，全缘或有少数粗锯齿。聚伞花序排列成圆锥花序顶生，花冠淡紫色，先端5裂，二唇形。核果褐色，近球形。花期4～6月，果期7～10月。分布于长江以南各地。

【药用】8～9月采摘果实（黄荆子），晾晒干燥。有祛风解表、止咳平喘、理气消食止痛的功效。主治伤风感冒、咳嗽、哮喘、胃痛吞酸、消化不良、食积泻痢、胆囊炎、胆结石、疝气。煎服，5～10g。

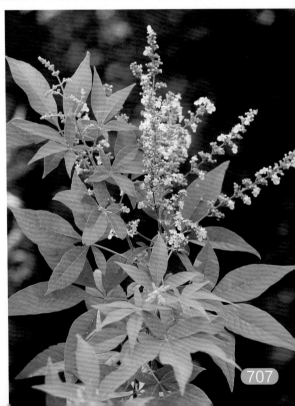

刺 桐

【科属】豆科。

【识别】大乔木。树皮灰褐色，枝有明显叶痕及短圆锥形的黑色直刺。羽状复叶具3小叶，常密集枝端；小叶阔卵形至斜方状卵形。总状花序顶生，长10～16cm，上有密集、成对着生的花；总花梗木质，粗壮；花萼佛焰苞状，萼口斜裂，由背开裂至基部；花冠蝶形，红色。荚果黑色，肥厚，种子间略缢缩。花期3月，果期8月。分布于台湾、福建、广东、广西等地。

【药用】夏、秋剥取干皮或根皮，晒干。有祛风湿、通络止痛、杀虫止痒的功效。主治风湿痹痛、四肢拘挛、腰膝酸痛或麻痹不仁、疥癣、湿疹瘙痒。煎服，5～15g。外用适量。

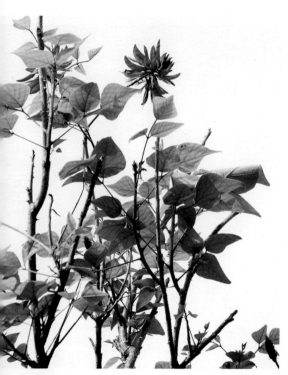

蔓 荆

【科属】马鞭草科。

【识别】落叶灌木，高1.5～5m，有香味；小枝四棱形，密生细柔毛。通常三出复叶，有时在侧枝上可有单叶，对生；小叶片卵形、倒卵形或倒卵状长圆形，全缘，表面无毛或被微柔毛，背面密被灰白色绒毛。圆锥花序顶生，花序梗密被灰白色绒毛；花冠淡紫色或蓝紫色，花冠管内有较密的长柔毛，顶端5裂，二唇。核果近圆形，成熟时黑色；果萼宿存，外被灰白色绒毛。花期7月，果期9～11月。分布于福建、台湾、广东、广西、云南。

【药用】同单叶蔓荆。

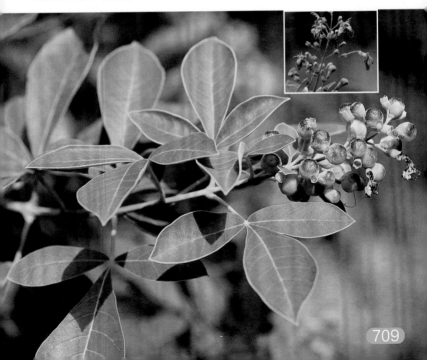

七叶树

【科属】七叶树科。

【识别】落叶乔木，高达20m。掌状复叶对生，小叶片5～7枚，长椭圆形或卵状披针形，边缘有细锯齿。圆锥花序顶生，尖塔形，花小，白色，花瓣4，椭圆形。蒴果圆球形，密生黄褐色的斑点，3瓣裂。花期5～7月，果期8～9月。分布甘肃、河北、河南、山西、江苏、浙江等地。

【药用】秋季果实成熟时采收，除去果皮，晒干或低温干燥。用时打碎。有疏肝理气、和胃止痛的功效。主治肝胃气滞、胸腹胀闷、胃脘疼痛。煎服，3～9g。

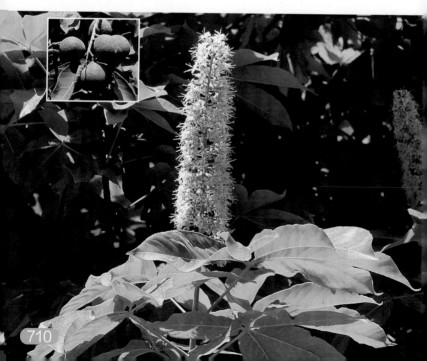

细柱五加

【科属】五加科。

【识别】灌木，高2～3m。枝灰棕色，软弱而下垂，蔓生状，节上通常疏生反曲扁刺。掌状复叶互生，小叶5，中央一片最大，倒卵形至倒披针形，边缘有细锯齿。伞形花序腋生或单生于短枝顶端，花黄绿色，花瓣5。核果浆果状，扁球形，成熟时黑色。花期4～7月，果期7～10月。分布于中南、西南及山西、陕西、江苏、安徽、浙江、江西、福建等地。

【药用】夏、秋季采挖根部，洗净，剥取根皮，晒干。有祛风除湿、补益肝肾、强筋壮骨、利水消肿的功效。主治风湿痹病、筋骨痿软、小儿行迟、体虚乏力、水肿、脚气。煎服，4.5～9g。

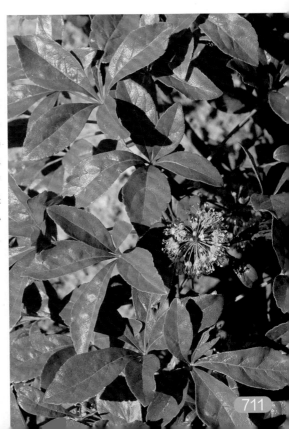

刺五加

【科属】五加科。

【识别】落叶灌木，高达2m。茎密生细长倒刺。掌状复叶互生，小叶5，叶片椭圆状倒卵形至长圆形，边缘具重锯齿或锯齿。伞形花序顶生，花瓣5，卵形，黄色带紫。核果浆果状，紫黑色，近球形。花期6～7月，果期7～9月。分布于东北及河北、山西等地。

【药用】春、秋季采收根和根茎或茎，洗净，干燥。有益气健脾、补肾安神的功效。主治脾肺气虚、体虚乏力、食欲不振、肺肾两虚、久咳虚喘、肾虚腰膝酸痛、心脾不足、失眠多梦。煎服，9～27g。

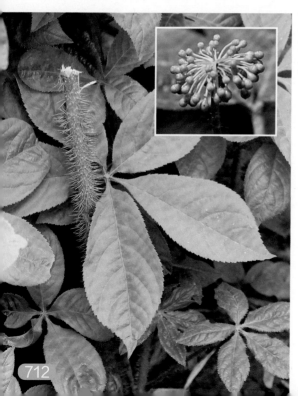

木 棉

【科属】木棉科。

【识别】落叶大乔木。树干常有圆锥状的粗刺。掌状复叶，小叶 5～7 枚，长圆形。花生于近枝顶叶腋，先叶开放，红色或橙红色；花瓣肉质，倒卵状长圆形，两面被星状柔毛。蒴果长圆形，木质，被灰白色长柔毛和星状毛，室背 5 瓣开裂，内有丝状绵毛。种子多数，倒卵形，黑色，藏于绵毛内。花期春季，果期夏季。生于干热河谷、稀树草原、次生林中及村边、路旁。分布于华南、西南等地。

【药用】春末采收花，阴干。有清热、利湿、解毒、止血的功效。主治泄泻、痢疾、咳血、吐血、血崩、金疮出血、疮毒、湿疹。煎汤，9～15g，或研末服。

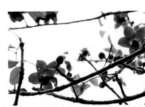

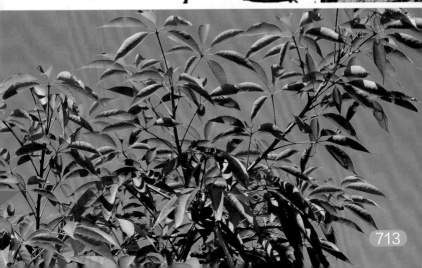

山蚂蟥

【科属】豆科。

【识别】小灌木，高达1m。3出复叶，顶端小叶片椭圆状菱形，侧生小叶较小，呈斜长椭圆形。花序顶生者圆锥状，腋生者总状；花小，粉红色；花冠蝶形，旗瓣圆形，先端微凹，翼瓣贴生于龙骨瓣。荚果通常具2节，背部弯，节深裂达腹缝线。花期7～9月。生长于山地草坡或林边。分布江苏、安徽、浙江、江西、陕西、四川、贵州、云南、福建、广东、广西等地。

【药用】夏秋季采全草，洗净晒干。有祛风活络、解毒消肿的功效。主治跌打损伤、风湿性关节炎、腰痛、乳腺炎、毒蛇咬伤。10～15g。

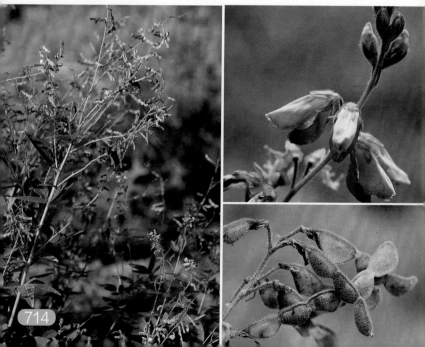

木 豆

【科属】豆科。

【识别】直立矮灌木，高1～3m。多分枝，小枝条弱。三出复叶互生，叶片卵状披针形，全缘。总状花序腋生，花蝶形；花冠红黄色，旗瓣背面有紫褐色条纹，基部有丝状短爪。荚果条形，两侧扁压，有长喙。花期2～11月，果期3～4月及9～10月。生于山坡、砂地、丛林中或林边。分布于浙江、福建、台湾、广东、广西、四川、贵州、云南等地。

【药用】春、秋季果实成熟时采收，剥取种子，晒干。有利湿、消肿、散瘀、止血的功效。主治风湿痹痛、跌打损伤、衄血、便血、疮疖肿毒、产后恶露不尽、水肿、黄疸型肝炎。煎服，10～15g。外用适量，研末调敷。

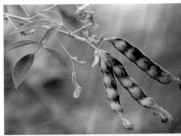

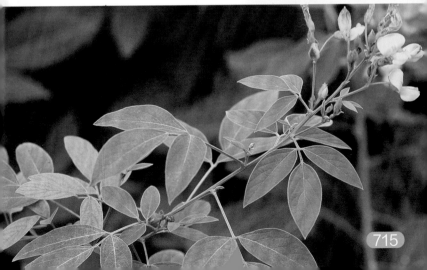

排钱树

【科属】豆科。

【识别】直立亚灌木，高0.5～1.5m。枝圆柱形，柔弱，被柔毛。三出复叶互生，革质，顶生小叶卵形、椭圆形或倒卵形，侧生小叶约比顶生小叶小1倍，侧生小叶基部偏斜，边缘稍呈浅波状。总状花序顶生或侧生，由多数伞形花序组成，每一伞形花序隐藏于2个圆形的叶状苞片内，形成排成串的铜钱样；花冠蝶形，白色，旗瓣椭圆形，翼瓣贴生于龙骨瓣。荚果长圆形，通常有2节，先端有喙。花期7～9月，果期9～11月。生于山坡、路旁、荒地或灌木丛中。分布于江西、福建、台湾、广东、海南、广西、贵州、云南等地。

【药用】地上部分夏、秋采收，鲜用或切片晒干。有清热解毒、祛风行水、活血消肿的功效。主治感冒发热、咽喉肿痛、风湿痹痛、水肿、跌打肿痛、毒虫咬伤。煎服，6～15g，鲜品60～120g。外用适量，捣敷。

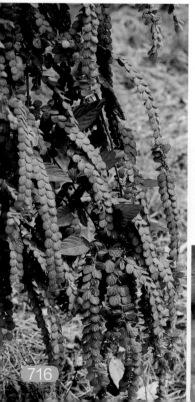

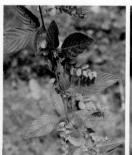

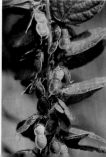

三桠苦

【科属】芸香科。

【识别】常绿灌木或小乔木，高可达3m。树皮灰白色或青灰色，光滑，有淡黄色的皮孔。3复叶对生，小叶纸质，矩圆状披针形，全缘或不规则浅波状，两面光滑无毛，小叶柄短。伞房状圆锥花序腋生，花黄白色。蓇葖果2～3，顶端无喙，外果皮暗黄褐色至红褐色，半透明，有腺点。生于村边、溪边及低山、丘陵灌丛中，或山沟疏林中。分布于我国南部各省区。

【药用】全年可采根及叶，根洗净，切片晒干备用；叶阴干备用。有清热解毒、散瘀止痛的功效。主治感冒高热、扁桃体炎、咽喉炎、肺脓疡、肺炎、疟疾、风湿性关节炎、坐骨神经痛、腰腿痛、胃痛、黄疸型肝炎、断肠草（钩吻）中毒。外用治跌打扭伤、虫蛇咬伤、痈疖肿毒、外伤感染、湿疹、皮炎。煎汤，10～15g。外用适量，鲜叶捣烂或煎汤洗患处。

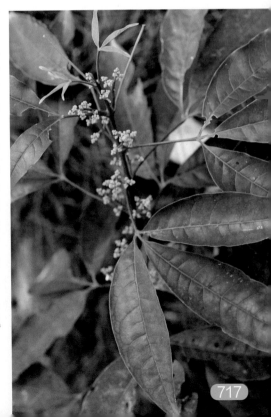

枸　橘

【科属】芸香科。

【识别】落叶灌木或小乔木。茎枝具腋生粗大的棘刺，长1～5cm，刺基部扁平。叶互生，三出复叶。花白色，花瓣5，倒卵状匙形。柑果球形，熟时橙黄色。花期4～5月，果期7～10月。多栽培于路旁、庭园作绿篱。陕西、甘肃、河北、山东、江苏、安徽、浙江、江西、福建、台湾、河南、湖北、湖南、广东、广西、四川、贵州、云南等地均有栽培。

【药用】5～6月拾取自然脱落在地上的幼小果实，晒干。有疏肝和胃、理气止痛、消积化滞的功效。主治胸胁胀满、脘腹胀痛、乳房结块、疝气疼痛、睾丸肿痛、跌打损伤、食积、便秘、子宫脱垂。煎服，9～15g。外用适量，煎水洗或熬膏涂。

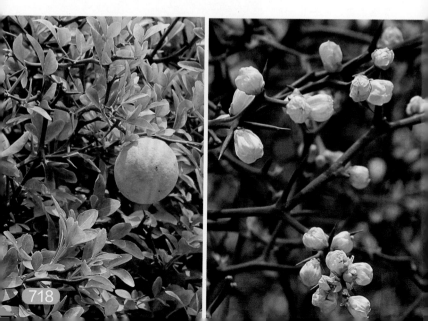

茅 莓

【科属】蔷薇科。

【识别】落叶小灌木，被短毛和倒生皮刺。羽状三出复叶互生，顶端小叶较大，阔倒卵形或近圆形，边缘有不规则锯齿，上面疏生长毛，下面密生白色绒毛；花萼5裂，被长柔毛或小刺；花瓣5，粉红色，倒卵形。聚合果球形，熟时红色。花期5～6月，果期7～8月。生于山坡、路旁、荒地灌丛中和草丛中。分布于华东、中南及四川、河北、山西、陕西。

【药用】秋、冬季挖根，洗净鲜用，或切片晒干。有清热解毒、祛风利湿、活血凉血的功效。主治感冒发热、咽喉肿痛、风湿痹痛、肝炎、肠炎、痢疾、肾炎水肿、尿路感染、结石、跌打损伤、咳血、吐血、崩漏、疔疮肿毒、腮腺炎。煎汤服，6～15g。外用适量，捣敷或煎汤熏洗。

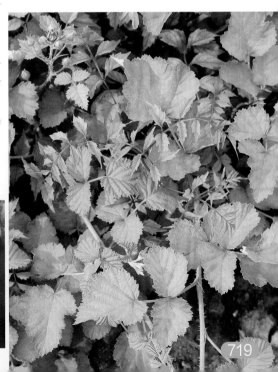

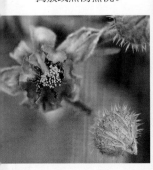

柽 柳

【科属】柽柳科。

【识别】灌木。树皮及枝条均为红褐色。茎多分枝，枝条柔弱，扩张或下垂；叶片细小，鳞片状，蓝绿色。圆锥状复总状花序顶生，花小，粉红色。蒴果狭小，先端具毛。花期6～7月。果期8～9月。生于河流冲积地、潮湿盐碱地和沙荒地。全国各地均有分布，野生或栽培。

【药用】5～6月花未开时割取细嫩枝叶，阴干。切段，生用。有发表透疹、祛风除湿的功效。主治麻疹不透、风湿痹痛。煎服，3～6g。外用适量，煎汤擦洗。

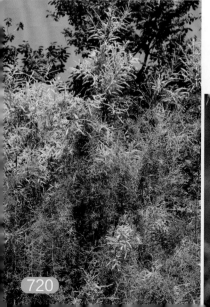
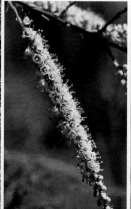
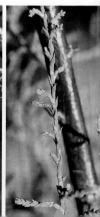

侧 柏

【科属】柏科。

【识别】常绿乔木，高达20m。树冠圆锥形，树皮红褐色，呈鳞片状剥落。小枝扁平，呈羽状排列。叶细小鳞片状，紧贴于小枝上，亮绿色，端尖。雄球花呈卵圆形，具短柄；雌球花球形，无柄。球果卵圆形，肉质，浅蓝色，后变为木质，深褐色而硬，裂开，果鳞的顶端有一钩状刺，向外方卷曲。花期4月，果期9～10月。全国大部分地区有分布。

【药用】多在夏、秋季采收枝梢和叶，阴干。有凉血止血、化痰止咳、生发乌发的功效。主治吐血、衄血、咯血、便血、崩漏下血、肺热咳嗽、血热脱发、须发早白。煎服，6～12g。外用适量。

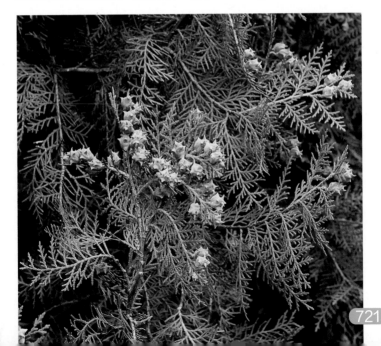

木贼麻黄

【科属】麻黄科。

【识别】直立小灌木，高达1m，木质茎粗长，直立；小枝细，节间短，纵槽纹细浅不明显，常被白粉呈蓝绿色或灰绿色。叶2裂，褐色，大部合生，上部约1/4分离，裂片短三角形，先端钝。雄球花单生或3～4个集生于节上，卵圆形或窄卵圆形。雌球花成熟时肉质红色，长卵圆形或卵圆形。花期6～7月，种子8～9月成熟。生于干山坡、平原、干燥荒地、河床、干草原、河滩附近。分布于华北及吉林、辽宁、陕西、新疆、河南西北部等地。

【药用】秋末采挖根，除去残茎、须根和泥沙，干燥。有发汗散寒、宣肺平喘、利水消肿的功效。主治风寒感冒、胸闷喘咳、风水水肿。煎服，2～9g。

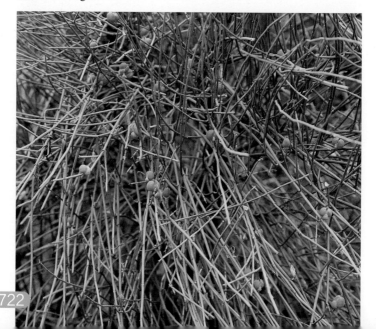

木麻黄

【科属】木麻黄科。

【识别】常绿乔木。幼树的树皮为赭红色，老树的树皮粗糙，深褐色。枝红褐色，有密集的节，下垂。叶鳞片状，淡褐色，常7枚紧贴轮生。雄花序穗状，雌花序为球形或头状。木质的宿存小苞片背面有微柔毛，内有一薄翅小坚果。花期4～5月，果期7～10月。我国福建、台湾、广东、海南、广西沿海地区有栽培。

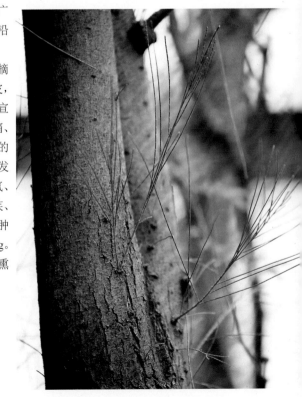

【药用】全年可采摘嫩枝，或剥取树皮，鲜用或晒干。有宣肺止咳、行气止痛、温中止泻、利湿的功效。主治感冒发热、咳嗽、疝气、腹痛、泄泻、痢疾、小便不利、脚气肿毒。煎汤，3～9g。外用适量，煎汤熏洗或捣烂敷。

光棍树

【科属】大戟科。

【识别】小乔木，高2～6m。小枝肉质，具丰富乳汁。叶互生，长圆状线形，全缘，无柄或近无柄；常生于当年生嫩枝上，稀疏且很快脱落。花序密集于枝顶，基部具柄；总苞陀螺状；腺体5枚，盾状卵形或近圆形。蒴果棱状三角形。花果期7～10月。广泛栽培于热带和亚热带。

【药用】以全草入药。有催乳、杀虫的功效。主治缺乳、癣。用量，6～10g，外用适量。

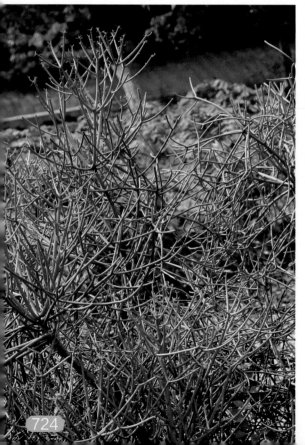

参考文献

[1] 中华本草编委会. 中华本草. 上海：上海科学技术出版社，1999.

[2] 南京中医药大学. 中药大辞典（第2版）. 上海：上海科学技术出版社，2014.

[3] 中国科学院中国植物志编辑委员会. 中国植物志. 北京：科学技术出版社，1961—1998.

[4] 中国科学院植物研究所. 中国高等植物图鉴. 北京：科学技术出版社，1972—1983.

索　引